U0320736

儿童肾脏病饮食指导与中西医疗法

主　编　曾海生

副主编　邹　贤　谢明玉

陕西新华出版传媒集团

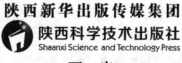

陕西科学技术出版社
Shaanxi Science and Technology Press

——西安——

图书在版编目（CIP）数据

儿童肾脏病饮食指导与中西医疗法 / 曾海生主编
—西安：陕西科学技术出版社，2021.1
　ISBN 978-7-5369-8001-3

　Ⅰ.①儿… Ⅱ.①曾… Ⅲ.①小儿疾病—肾疾病—食
物疗法②小儿疾病—肾疾病—中西医结合疗法 Ⅳ.
①R726.920.5

中国版本图书馆 CIP 数据核字（2020）第 251466 号

ERTONG SHENZANGBING YINSHI ZHIDAO YU ZHONGXIYI LIAOFA
儿童肾脏病饮食指导与中西医疗法
曾海生　主编

责任编辑	高　曼　孙雨来
封面设计	马　佳

出　版　者　陕西新华出版传媒集团　陕西科学技术出版社
　　　　　　　西安市曲江新区登高路 1388 号陕西新华出版传媒产业大厦 B 座
　　　　　　　电话（029）81205187　传真（029）81205155　邮编 710061
　　　　　　　http：//www.snstp.com

发　行　者　陕西新华出版传媒集团　陕西科学技术出版社
　　　　　　　电话（029）81205180　81206809

印　　　刷　天津雅泽印刷有限公司

规　　　格　710 mm×1000 mm　16 开

印　　　张　21.5

字　　　数　340 千字

版　　　次　2021 年 1 月第 1 版
　　　　　　　2021 年 1 月第 1 次印刷

书　　　号　ISBN 978-7-5369-8001-3

定　　　价　68.00 元

编 委 会

序 言

　　肾脏疾病是儿童时期较为常见的疾病种类之一，近年来，发病率有明显上升的趋势。随着医疗水平不断提高，治疗儿童肾脏病的方法也日益丰富，很多原先较难治愈的肾脏病的治愈率大幅度提高。但不可否认的是，儿童肾脏病终究属于慢性疾病，大多数都具有病程长和易复发两大特点。

　　俗话说，三分治七分养。科学的饮食对儿童肾脏病的预后尤为重要。虽然儿童肾脏病的治疗水平在迅猛提高，但相应的科学饮食指导和中西医疗法，以及家长对儿童肾脏病的认知方面仍存在不同程度的局限性。当得知孩子患了肾脏病后，家长往往会由于恐慌而感到无所适从。儿童毕竟是不同于成年人的特殊群体，处在快速生长的发育期，无论是生理，还是心理，变化都是比较活跃的。对于儿童肾脏病的饮食疗法和中西医诊疗都是一个长期的过程，如果能给予孩子科学的饮食指导及规范的中西医疗法，则对儿童肾脏病的预后和转归、减少家长和儿童的身心压力、减轻家庭及社会的经济负担大有益处。

　　儿童肾脏病的临床检测手段及诊断治疗方法日益丰富，医疗水平迅猛发展，对儿童肾脏病的饮食指导和中西医疗法也提出了更高的要求。《儿童肾脏病饮食指导与中西医疗法》一书正是为此而编写，是适用于广大儿童肾脏病工作者及家长的一本科学书籍，可供儿童肾脏病医护人员及家长学习和参考，对从事儿童肾脏病专业的医护人员有重要的指导意义。

于 力

广州市第一人民医院儿科

华南理工大学附属第二医院儿科

2020 年 9 月 29 日

自　序

唯有懂得疾病，方可心中有数

2020 年秋，这本书终于定稿了。

儿童肾脏病是治疗时间长、易复发，且用药副作用大的一组疾病，给儿童的身心发展带来较大影响，甚至会发生由于医师的不正当认识或不规范治疗，最终引起肾功能衰竭的情况。

笔者从事儿童临床工作 10 余年，不断跟随国内知名教授学习，如广东省肾内知名专家于力教授、曾华松教授，广东省营养知名专家朱惠莲教授等。笔者除拥有副主任医师职称外，还潜心研究中医 10 余年，考取国家执业药师与营养师执业资格证书，不断学习，用药精准，并配合营养中医治疗与调理，深得患者的认可。

在临床工作中，医生会遇到患者或其家属提出的很多问题，包括饮食、休息、睡眠、运动、药物、治疗效果等。通常情况下，我们会建议调整一下生活方式，或者通过食疗、按摩等方法来配合治疗，这是我着重推荐的理念，也是治疗肾脏病的基础。但很多时候，患者或其家属忽略了这些方法，最终导致疾病复发，或进一步发展。所以，懂得一些基本的肾病知识和相关疾病的治疗方法是非常有必要的。这样，在遇到问题时不慌，更有利于配合医生的治疗，更有利于恢复健康。

记得看过一些肾病患者在网上的留言，让我感慨良多。

在本命年里，查出尿常规有隐血与蛋白，开始还不知道是怎么回事，以为是炎症，消消炎就好了。住了一段时间医院，出院后上网一查，才发现根本没有那么简单，再一查，全国竟然有 1 亿多的肾病患者……对于这么普遍的疾病，居然没有什么治疗方法，只有靠激素，20 年前与现在用药几乎一样，是国家忘了这方面的医学发展吗……

我认识的一位女患者和男友坚持了七八年，终于有了结果，好让人羡慕。生病了，才知道什么最重要，钱不是最重要的……

我患肾病几年，隐血情况并不会特别麻烦，有很多患者一辈子都是小便隐血。但我是那种好了伤疤忘了疼的那一类人，好的时候得意忘形，一年后又复发，后悔莫及！每次复发都比上一次要厉害。现在遇到一些糟心的事情也都不去想了，自己的身体最重要。要是哪天国家攻克肾病就好了，真不知道肾脏病患者的福音什么时候到啊……

作为医生，我想说的是，全国肾病相关的专家与科研人员一直在努力，从未放弃。

此书，正是基于此想法而专门编著，希望能为苦难中的患者带去一束光，为有爱心的医师点亮一盏灯，为发展的医学贡献一份力量。

最后，感恩身边支持过我、帮助过我的各位领导、各位前辈、各位专家，特别是于力教授、骆庆明副院长对本书出版的大力相助。

曾海生

2020 年 8 月 17 日

前　言

　　肾脏是人体的重要器官之一，它的功能是否正常将直接影响人体的生命安全。它的基本功能是生成尿液，借以清除体内代谢产物及某些废物、毒物；通过肾小球的过滤，肾小管的重吸收及分泌功能排出体内多余的水分，调节酸碱平衡，维持内环境的稳定；它还具有内分泌功能，能生成肾素、促红细胞生成素、维生素 D_3、前列腺素等，又是部分激素的降解场所和肾外激素的靶器官。肾脏的这些功能，保障了机体内环境的稳定，使新陈代谢得以正常进行。宝宝出生后基本具备上述功能，但调节能力较弱，储备能力差，一般 1～2 岁时才接近成人的水平。

　　根据国内有关资料显示，在全国 3.6 亿儿童中，有肾脏病患儿 300 余万，而每年数千名儿童正发生成为慢性肾功能不全。这是一个不容忽视的问题。儿童的肾脏患上疾病时，可能无任何症状，或仅有乏力、食欲减退、腰酸等轻度不适，往往易被忽视。如果处理不当，或不及时，就有可能发展到肾功能丧失、无法维持正常的新陈代谢，将危及儿童的生命。这对于家庭和社会来说，都是一个很大的伤害。

　　中国传统医学早在千年以前就对肾脏进行了研究，认为肾脏的作用贯穿生命始终，肾脏是人的先天之本，不仅有助水液代谢，还能主骨、生髓，与人的生长发育、生殖有密切的关系。它主要起调节全身功能的作用，能为生命活动提供"原动力"。

　　现代医学与中国传统医学都十分重视对肾脏的研究，尽管理论方法有所差异，但二者的目标都是如何维护健康、如何促进肾病患者康复，而且在实践中均取得较好的效果。

　　东莞市儿童医院历年来十分关注儿童健康，在积极救治病患的同时，每年开展大量宣教活动，给广大家长提供科学合理的健康指导意见。该院小儿肾内科专家曾海生在此领域潜心研究多年，积累了大量经验和心得，为了帮助广大肾脏疾病患儿早日康复，他牵头组织了一批儿科专家编写此书。本专著吸取现代医学和中国传统医学的精髓，解读各类肾脏疾病的诊治指南和专家共识，介绍各种自然饮食疗法及中医治疗方法。全书内容丰富，文字通俗易懂，实用性强。相信此书的出版，能满足广大家长对肾脏病患儿营养膳食知识的需求，能对广大家长及儿科工作者有所帮助。

向所有关心儿童成长的医学工作者致敬！向所有参加编写本书的专家致以衷心的感谢！

骆庆明

东莞市儿童医院

2020 年 9 月 24 日

目 录

第一篇　饮食自然疗法

第二篇　西医现代疗法

第三篇　中医传统疗法

第一篇 饮食自然疗法

　　饮食自然疗法，是顺应自然规律、运用自然方式，特别是调整饮食结构，使人体能够自我修复免疫功能及自愈能力，进而达到健康的一种方法。

第一章

饮食对肾脏病的重要性

一、肾脏大小与功能作用

肾脏像蚕豆豆瓣，和成年人的拳头一样大小。它位于身体的后部，大约在腰部、脊柱的两侧。每个人出生时就有 2 个健全的肾脏。

正常肾脏具有形成尿液、排泄代谢废物，调节水、电解质、酸碱平衡，分泌促红素和合成活性维生素 D 等功能。当肾功能受损后，可能会出现蛋白尿、水肿、高血压、贫血、代谢性酸中毒、氮质血症、尿毒症等一系列症状、体征。而饮食自然疗法可以减少代谢废物的形成，减少有害物质的摄入；维持水、电解质、酸碱平衡；维持良好的营养，减轻肾脏排泄负担，减轻对幸存肾单位的进一步损害，延缓病情发展。这是治疗慢性肾功能不全所必不可少的一项基本措施。

二、合理饮食对肾脏病的重要性

国际肾脏病学会和国际肾脏基金联盟共同倡议，从 2005 年开始，每年 3 月的第二个星期四被定为"世界肾脏日"，目的是让人们知道肾脏这个器官的重要性，知道肾脏疾病是常见的、有害的，更是可以治疗的。

通过合理饮食，可以延缓慢性肾功能不全的发展速度，减少或减轻病人的某些症状，避免某些并发症的出现，同时改善营养状况，不发生营养不良，从而提高病人的生活质量。具体来说，饮食治疗的目的在于以下几点。

（1）延缓慢性肾功能不全的发展速度。

（2）减轻氮质等代谢产物在人体内的滞留。

（3）尽量纠正人体内各种氨基酸比例的失调现象，以期达到或接近正氮平衡，防止发生营养不良。

（4）针对病人的某些症状，纠正水和电解质紊乱情况。

（5）维持病人的营养需要，提高生活质量。

（曾海生）

第二章

肾脏病的非药物疗法

一、什么是非药物疗法

非药物疗法，是顺应自然规律，运用各种自然的方式，使人体能够自我修复免疫功能及自愈能力，从而达到健康的一种治疗疾病的方法。

我是西医科班出身，刚毕业时，我是一个唯西医是从的人，因为我觉得西医学药物的效果最明显。哪里痛了，打一针就不痛了；哪里晕了，口服一粒药，就不晕了；哪里肿了，西医干预，就不肿了。直到我参加工作的3年后，在临床中逐渐发现了与书本知识不相适应的治疗效果，了解到西药的局限性，特别是遇到高血压、糖尿病、高尿酸、肾功能衰竭等慢性病的人，我们几乎只能说：你的病治不好，你要坚持用药，不能停，只能控制。慢慢地，我才感觉到西医学的局限。同时，我也更多去思考：是否有更好的疗法，是否还有其他更好的方式让他们恢复健康。

二、自愈力的神奇作用

后来，我慢慢了解了自愈力——这个人体与生俱来的本能。比如，某天你的手指受伤流血了，血会在1分钟内自动止住，伤口会在3天内愈合结痂，2周内慢慢缩小，1个月内基本就看不出来了。医生有可能帮你清除泥沙、铁渣等杂质，同时包扎好伤口。在这个过程中，你觉得是医生治好了伤口，还是你的自愈能力修复好了伤口呢？毫无悬念，当然是你本身的自愈力，医生只是充当一个助手而已。举一反三，其他的疾病，医生又何尝不是充当了一个助手的角色呢？为什么那么多种疾病无法治愈，归根到底是我们把治病的主次颠倒过来了，认为：医生是主，患者是次。

什么是自愈力？自愈力是生物依靠自身的内在生命力修复身体缺损、摆脱疾病与亚健康状态、维持生命健康的能力。它最大的特征是遗传性与可变性，即自愈力是与生俱来的，可以增强也可以变弱，这取决于生命体与环境物质的交换状况，最直接的就是呼吸与饮食。

那什么是增强人体自愈力的行为呢？所有的正能量语言、洁净的空气、清洁的水、健康的饮食，都有助于提升人体的自愈力。在这里，需要强调的是正能量语言的重要性。比如说，某天你与别人大吵一架，心情十分低落，如果这时再吹了冷风或淋了大雨，可能过不了多久就感染风寒，可平时即便如此，也不会那么轻易生病。正如中医所说：忧伤脾，喜伤心，悲伤肺，恐伤肾。为什么会伤？根本原因是身体的能量级别下降了，自愈能力下降了。所以，我们也经常会听说，某某大悲一场后，出现胃痛加剧、脑中风或精神方面的疾病。

　　非药物疗法包括饮食、环境、语言、休息、运动等方面，对我们来说特别重要，尤其是对患有肾脏相关疾病的患者至关重要。作为肾脏专科的医生应该记住，在教会患者正确饮食与运动外，还要多点正能量的语言与行为，不能恐吓患者，同时要让患者相信自己是最好的医生。如果患者放弃了相信自己，一切都是空谈，所以，肾脏病的患者，也请您务必要有信心，与医生一同战胜病魔，恢复健康！

（曾海生）

第三章

肾病综合征的休息疗法

一、肾病综合征的分期与活动量

肾病综合征在不同阶段会有不同的具体表现，其活动量也是不同的。

（一）水肿期

临床表现为水肿伴大量蛋白尿，应卧床休息，这样有利于增加肾血流量及利尿。同时，应保持适度的床上、床边活动，以防止形成肢体血管的血栓。

（二）病情缓解期

临床上表现为水肿消退、蛋白尿转阴，活动量以不增加活动后尿蛋白为度，因为剧烈的运动会导致一过性蛋白尿。

（三）肾功能不全代偿期

肾功能虽有所减退，但其排泄代谢产物及调节水、电解质平衡能力仍可满足正常需要，临床上并不出现症状，肾功能化验也在正常范围或偶有稍高现象。此期患儿可适当进行一些轻体力活动，或短时间的中体力活动，不仅不会加重患儿病情，还可以增强机体的抗病能力，减少肾病的复发频率。

（四）肾功能不全氮质血症期

肾小球已有较多损害，达 60%～75%，肾脏排泄代谢废物时已有一定障碍，肌酐尿素氮可偏高或超出正常值。病人可能出现贫血、疲乏无力、体重减轻、精神不易集中等症状。此期可进行一些短时间的轻体力活动，避免中、重体力活动以防止病情加重或进展。

（五）肾功能衰竭期

肾脏功能的损害已相当严重，达 75%～95%，不能维持身体的内环境稳定，患者的疲劳、乏力、注意力不能集中等症状加剧，贫血明显，夜尿增多，血肌酐、尿素氮上升明显，并常有酸中毒。此期患儿要卧床休息，除了必要的日常活动外，无须额外增加活动量。

二、体力活动强度分级

在我国，体力活动强度分为 3 个等级，即轻体力活动、中体力活动和重体力活动。

轻体力活动：是以坐或站立为主的工作，如办公室工作、打扫卫生、看护小孩，以及售货、一般实验室操作、教师授课等。

中体力活动：包括行走（速度在 5.5～6.5km/h）、除草、负重行走、打网球、跳舞、滑雪、骑自行车等。

重体力活动：包括非机械化农业劳动、炼钢、负重爬山、伐木、采矿、打篮球、登山、踢足球等。

（曾海生）

第四章

肾病综合征的饮食疗法

一、肾病综合征与肠道功能

肾病综合征，最基本的特征是大量蛋白尿、低蛋白血症、（高度）水肿和高脂血症，即所谓的"三高一低"，及其他以代谢紊乱为特征的一组临床症候群。

由于患者常伴有胃肠道黏膜水肿及腹水，影响消化吸收，所以，在水肿期宜进易消化、清淡、半流质饮食。

二、蛋白质摄入

（一）优质蛋白饮食

肾病时，尿蛋白大量丢失，体内处于蛋白质营养不良状态。20世纪80年代末之前，主张高蛋白饮食 [1.2～1.5 g/(kg·d)]，企图缓解低蛋白血症及随之引起的一系列并发症。通过动物实验和人类肾脏病观察均证实：高蛋白饮食，虽然肝脏合成蛋白增加，但尿蛋白排出量也增加，并无助于纠正低蛋白血症，反使肾小球毛细血管高灌注、高压力及高滤过，加速肾小球非炎性硬化；限制蛋白质摄入量可减缓慢性肾功能损害的发展，故目前主张优质蛋白饮食，每天每公斤体重0.7～1.0 g；如果出现慢性肾功能损害时，则应低蛋白饮食 [0.65 g/(kg·d)]。

（二）蛋白计算方法

首先测量体重，如患者李某30 kg，按0.8 g/kg算，则每天共需24 g蛋白。猪瘦肉蛋白含量15％左右，则共需猪瘦肉每天160 g左右；鸡蛋蛋白含量约13％，即需要约200g鸡蛋，约4个鸡蛋。

（三）关于大豆制品的摄入

几乎所有的肾脏病患者都听过一句话：肾病患者不能吃豆制品。不只是网络上各种不靠谱的帖子，还包括一些并不太懂肾病营养的医护人员，也在传播这样的理念。

在以前，的确认为所有植物蛋白都属于非优质蛋白，肾病患者应该尽量避免食用豆制品，如豆浆、豆腐、豆腐花、豆腐丝等。对肾病患者而言，禁食豆制品已经不单纯是一个营养学问题，想吃又不敢吃，更成了他们的一块心病。但现在这一观点已经过时，也被大量的研究推翻了。这对于很多想吃又不敢吃的患者来说，是一个重大的好消息。

因为大多数人认为豆制品是植物蛋白，不能被身体很好地吸收利用，吃了会加重肾脏的负担，应该优先选择动物蛋白。但是事实是：许多临床研究都表明，豆制品中的大豆蛋白比动物蛋白更具优越性，不仅富含优质的必需氨基酸，且大豆中的一些成分，如大豆异黄酮对肾脏有保护作用。大豆异黄酮，它通过酚环与雌激素受体结合，发生类雌激素样作用，具有多种生物活性，能改善心血管功能、抗肿瘤、改善骨质疏松，对多种肾脏疾病，如多囊肾、糖尿病慢性肾病、慢性肾病综合征、肾功能不全等慢性肾病的转归起到很好的作用。近年来还发现，大豆异黄酮具有抗氧化作用，通过降低血脂、减轻脂质过氧化来减轻脂质性肾损害。大豆中的大豆蛋白酶抑制剂，还能改善肾小球肾炎或肾盂肾炎的一些炎性发展过程。

2017 年 11 月，全球排名第一的全科医学期刊《新英格兰医学期刊》系统讲述了目前最前沿的慢性肾脏病营养学进展，指出：红肉和加工肉会增加慢性肾脏病风险，饮食中富含豆类有助于降低慢性肾脏病的发生及恶化风险。肾脏病领域的权威期刊《美国肾脏疾病杂志》也刊文指出：大豆蛋白是动物蛋白的良好替代品，摄入大豆与血肌酐、尿蛋白水平下降有关。

2017 年，由国家卫计委颁发的《慢性肾脏病患者膳食指导》，再次为豆制品正名。也就是说，肾病患者在日常生活中，肉、蛋、奶、豆腐、豆浆都可以适量吃。因此，把豆制品中的大豆蛋白单纯定义为植物蛋白，产生废物多，而禁止肾病患者食用，这种营养观念是错误的。

那每天应该吃多少呢？虽然豆类对肾病患者有益处，但还是不能放开食用。研究发现，动物蛋白与植物蛋白摄入量比在 3：2 时，对肾病患者较好。

三、脂肪摄入

肾病患者几乎都有高脂血症，可引起动脉硬化及肾小球损伤、硬化等，因此，应限制动物内脏、肥肉、某些海产品等富含胆固醇及脂肪的食物摄入，饮食中应提供更为丰富的不饱和脂肪酸（如鱼油）及植物油（豆油、菜籽油、花生油）。

四、钠盐摄入

水肿时应低盐饮食，以免加重水肿，一般以每日食盐量不超过 2 g 为宜。禁用腌制食品，少用味精；水肿消退、血浆蛋白接近正常时，可恢复普通饮食。

五、微量元素的补充

由于肾病综合征患者肾小球基底膜的通透性增加，尿中除了丢失大量蛋白质外，同时还丢失了与蛋白结合的某些微量元素，致使人体钙、镁、锌、铁等元素缺乏，应给予适当补充。

六、蔬菜及水果的补充

推荐进食含维生素及微量元素丰富的蔬菜、水果、杂粮等予以补充。

推荐蔬菜：大白菜、大葱（调味）、甘蓝、蕨菜、榆钱、方瓜、佛手瓜、绿豆芽、红心甘薯、芸豆、葫芦、四季豆、丝瓜、茄子、卷心菜、洋葱、冬瓜、南瓜、西葫芦、黄瓜、小白菜、萝卜、苦菜、豆角、芋头、扁豆、胡萝卜、茼蒿、蒜黄、蒜薹、芹菜、韭菜、莴苣、菜花、西红柿、甜柿椒、豆芽、生菜、油菜、山药、藕、榨菜、大蒜（调味）、姜、苜蓿、苦瓜、菠菜、雪里蕻、干木耳、银耳、荠菜、土豆等。

七、饮食禁忌

忌腥、辣、煎炸、辣椒、狗肉。

忌水产品如海鱼、海蟹等。因为海产品是酸负荷最高的，不利于肾脏排泄过多的废物及毒素，如尿酸的排出，需要尿液 pH 值达到 6.5 以上才有利于解离，才有利于通过尿液排出体外。

综上，肾病综合征患者应多吃蔬菜、水果和杂粮，多喝水，适当吃点肉类，尽量少吃海鲜产品，这样有利于疾病的康复，减轻肾脏的负担，减少肾病的复发。

（曾海生）

第五章

慢性肾脏病膳食指导（WS/T 557‑2017）

一、慢性肾脏病分期（stage of CKD）

经肾活检或检测肾损伤标志物证实的肾脏损伤或 GFR 持续＜60 mL/(min·1.73m²)≥3 个月。肾损伤的指标阳性包括血、尿成分异常或影像学检查异常，临床上诊断慢性肾脏病（chronic kidney disease，简称CKD）是按照肾小球滤过率（GFR）值进行分期（见表1）。

表 1　慢性肾脏病的分期

分期	描述	GFR [mL/(min·1.73m²)]	说明
1	肾损伤指标（＋），GFR 正常	≥90	GFR 无异常，重点诊治原发病
2	肾损伤指标（＋），GFR 轻度降低	60～89	延缓 CKD 进展，降低心血管病风险
3	GFR 中度降低	30～59	延缓 CKD 进展，评估治疗并发症
4	GFR 重度降低	15～29	综合治疗，治疗并发症
5	肾功能衰竭	＜15 或透析	透析前准备及透析治疗

二、膳食指导原则

（一）平衡膳食

在适当限制蛋白质摄入的同时保证充足的能量摄入，以防止营养不良的发生。

（二）合理计划餐次及能量、蛋白质分配

定时定量进餐，早、中、晚三餐的能量分别占总能量的 20％～30％、30％～35％和 30％～35％。均匀分配三餐食物中的蛋白质。为保证摄取能量充足，可在三餐间增加点心，占总能量的 5％～10％。

（三）膳食计划个体化及营养教育

应根据患者的生活方式、CKD 分期及营养状况、经济条件等进行个体化膳食安排和相应的营养教育。

(四) 食物选择

1. 限制米类、面类等植物蛋白质的摄入量，采用小麦淀粉（或其他淀粉）作为主食部分代替普通米类、面类，将适量的奶类、蛋类或各种肉类、大豆蛋白等优质蛋白质作为蛋白质的主要来源。

2. 可选用的食品包括马铃薯、白薯、藕、荸荠、澄粉、山药、芋头、南瓜、粉条、菱角粉等富含淀粉的食物替代普通主食。也可选用低磷、低钾、低蛋白质的米类、面类食品替代普通主食。

3. 当病情需要限制含磷高的食品时，应慎选动物肝脏、坚果类、干豆类、各种含磷的加工食品等。

4. 当病情需要限制含钾高的食品时，应慎选水果、马铃薯及淀粉、绿叶蔬菜等。

注：如果患者能量摄入不足时，可在食物中增加部分碳水化合物及植物油的摄入量以达到所需能量。

三、能量和营养素推荐摄入量

(一) 能量

CKD 1～3 期患者，能量摄入以达到和维持目标体重为准。目标体重可以参考国际推荐适用于东方人的标准体重计算方法：成人（男性）标准体重＝[身高（cm）－100]×0.9（kg）；成人（女性）标准体重 ＝[身高（cm）－100]×0.9（kg）－2.5（kg）。小儿：1～6 个月体重＝出生体重（或 3 kg）＋月龄×0.6（kg）；7～12 个月体重＝出生体重（或 3 kg）＋月龄×0.5（kg）；2～10 岁体重＝年龄×2＋7（或 8）。当体重下降或出现其他营养不良表现时，还应增加能量供给。

对于 CKD 4～5 期患者，在限制蛋白质摄入量的同时，能量摄入需维持在 146 kJ（35 kcal）/(kg·d)（年龄≤60 岁）或 126～146 kJ（30～35 kcal）/(kg·d)（年龄＞60 岁）。婴儿每日约需 460 kJ/kg（110 kcal/kg），以后每增加 3 岁减少约 42 kJ/kg（10 kcal/kg）。之后，根据患者的身高、体重、性别、年龄、活动量、饮食史、合并疾病及应激状况进行调整。

(二) 蛋白质

CKD 1～2 期患者，不论是否患有糖尿病，蛋白质摄入推荐量为 0.8～1.0 g/(kg·d)。

对于 CKD 3～5 期没有进行透析治疗的患者，蛋白质摄入推荐量为 0.6～0.8 g/(kg·d)。

血液透析及腹膜透析患者，蛋白质摄入推荐量为 1.0～1.2 g/(kg·d)。

当合并高分解代谢急性疾病时，蛋白质摄入推荐量增加到 1.2～1.3 g/(kg·d)。

其中，至少 50％来自优质蛋白质，可同时补充复方 α-酮酸制剂 0.075～0.12 g/(kg·d)，再根据患者的体重、年龄、饮食史、合并疾病及应激状况进行调整。

（三）脂肪

CKD 患者每日脂肪供能比为 25％～35％，其中饱和脂肪酸不超过 10％，反式脂肪酸不超过 1％。可适当提高 n-3 脂肪酸和单不饱和脂肪酸摄入量。

（四）碳水化合物

在合理摄入总能量的基础上适当提高碳水化合物的摄入量，碳水化合物供能比应为 55％～65％。有糖代谢异常者应限制精制糖摄入量。

（五）矿物质

各期 CKD 患者的钠摄入量应低于 2000 mg/d，磷摄入量应低于 800 mg/d，钙摄入量不应超过 2000 mg/d。当 CKD 患者出现高钾血症时应限制钾的摄入。当出现贫血时，应补充含铁量高的食物。其他微量元素以维持血液中正常范围为宜，避免发生血液电解质异常。

（六）维生素

长期接受治疗的 CKD 患者需适量补充天然维生素 D，以改善矿物质和骨代谢紊乱。必要时，可选择推荐摄入量范围内的多种维生素制剂，以补充日常膳食之不足，防止维生素缺乏。

（七）膳食纤维

根据每日摄入能量，推荐膳食纤维摄入量为 14 g/4180 kJ（1000 kcal）。

（八）液体

CKD 患者出现少尿（每日尿液量小于 400 mL，新生儿尿量每小时＜1.0 mL/kg，学龄儿童每日排尿量＜400 mL、学龄前儿童＜300 mL、婴幼儿＜200 mL）或合并严重心血管疾病、水肿时需适当限制水的摄入量，以维持出入量平衡。

四、膳食处方的制订

采用五步法，根据患者身高、体重、活动强度、CKD 分期等，计算患者每日需要的总能量及蛋白质，并计算出以食物蛋白质为基础的交换份的份数，最终分配至全日各餐。示例参见附录 A。

慢性肾脏病患者每日饮食设计示例：张先生，67 岁（如小儿 5 岁），男，慢性肾脏病 CKD 4 期，身高 172 cm，现体重 60 kg（如小儿 15kg），无下肢浮肿，采用饮食治疗，未出现明显并发症。

制订膳食指导处方的步骤如下。

第一步：计算标准体重

成人：（172－100）×0.9＝64.8（kg），实际体重 60 kg，职业属轻体力劳动，低于标准体重 7.4%，BMI＝20.3 kg/m²，判断为正常。

小儿：标准体重＝2×5＋8＝18 kg，15 kg 低于标准体重 16.7%，属 I 度营养不良。

第二步：计算每日所需总能量

成人：每日应摄入能量标准为 126～146 kJ（30～35 kcal）/kg。此患者全天所需总能量约为 8134～9489 kJ（1944～2268 kcal）。

小儿：婴儿每日约需 460 kJ/kg（110 kcal/kg），以后每增加 3 岁减少约 42 kJ/kg（10 kcal/kg）。患儿 5 岁，每天能量需要 377～419 kJ（90～100 kcal），约需 5650～6280 kJ（1350～1500 kcal）。

第三步：计算每日蛋白质的摄入量

每日蛋白质推荐摄入 0.6～0.8 g/kg，要求 50%～70%来自优质蛋白质。张先生每日应摄入蛋白质标准为 39～52 g，小儿每天摄入蛋白质 9～12 g。

第四步：计算每日所需以食物蛋白质为基础的交换份数

成人：将蛋白质按照 0～1 g/份，4 g/份，7 g/份进行分配，其中谷薯类 2 份，瓜类蔬菜、叶类蔬菜、水果各 1 份，肉、蛋、奶、大豆类 4 份，总计约 42 g 蛋白质，能量合计 3642 kJ（870 kcal）（详见附录 A）。

小儿：优质蛋白占 4.5～9.6 g，本小儿取 7g。蛋白质 7g/份的肉、鱼、蛋选任意一份，含蛋白质 7 g，能量 377 kJ（90 kcal）；蛋白质 1 g/份的瓜果选任意一份，含蛋白质 1 g，能量 210 kJ（50 kcal）；蛋白质 4 g/份的绿叶蔬菜半份，含蛋白质 2 g，能量 105 kJ（25 kcal）；蛋白质 4 g/份的谷薯类半份，含蛋白质 2 g，能量 377 kJ（90 kcal）。蛋白共计 12 g，能量合计 1151 kJ（275 kcal）。

第五步：根据选择的食物能量相加，看是否达到充足总能量

注：根据目标蛋白质食物所提供的能量值，不足部分以植物油和淀粉类食物补充。

成人：能量欠缺 4496～5852 kJ（1074～1398 kcal），如增加油脂类 4 份（40 g 植物油），能量 1507 kJ（360 kcal）；淀粉 2 份（200 g），能量 3014 kJ（720 kcal）。合计 4604 kJ（1100 kcal）。

小儿：能量欠缺 4500～5337 kJ（1075～1275 kcal），可用淀粉代替，约需要 3 份，同时加上 1～2 份植物油。

根据上述标准结合患者的饮食习惯和嗜好，以及参考食物钾、钠、磷值选择（参考附录 B）并安排餐次及交换食物。

五、制订饮食方案时的注意事项

（一）个体化

饮食治疗方案因人而异，一定要个体化。制订饮食治疗方案时，应根据每位病人的具体情况，考虑病因（如急、慢性肾炎，糖尿病肾病、高血压病等）、肾功能水平、营养状况、摄食及消化能力、饮食习惯等多方面的情况和条件。

（二）长期坚持，及时调整

饮食治疗是综合治疗的一部分，要长期坚持，并且随着病情的变化及时调整，不能一成不变。既不能轻视饮食治疗，不调整饮食结构，也不能过分强调饮食治疗的效果，甚至停用药物等其他治疗措施，仅单纯进行饮食治疗。实际上，饮食治疗是综合治疗的一部分，绝不能代替药物等其他治疗措施。随着病人病情的变化，综合治疗方案进行调整，饮食治疗方案也要随之及时调整。

（三）防止发生营养不良

慢性肾功能不全病人在进行饮食治疗过程中，特别是在长期严格饮食治疗过程中，要注意防止营养不良的发生。慢性肾功能不全病人，若发生营养不良，对病人身体无益，对病情无益，还容易发生感染等一系列并发症。随着病情的变化，如病人出现体重下降，或反映营养状况的指标异常，就应及时与医生联系，调整饮食治疗方案，补充一些必要的营养要素。

（曾海生）

第六章

高血压的饮食疗法

一、高血压的地区差异

肾脏病患者合并高血压，是临床上常见的症状。俗话说"民以食为天"，特别是在我国，饮食文化源远流长，且中国地大物博，不同地区的饮食文化有很大的差异性，口味也不同，如北方口味要重于南方。这也造成我国高血压等一些慢性疾病的发病率存在地区差异，北方地区的高血压发病率大于南方，农村高于城市。所以针对高血压治疗，除遵医嘱给予正常药物控制外，应在日常生活饮食方面给予一定的建议和教育，可有效控制血压，预防并发症的发生，提升患者的生活质量和存活率。

二、高血压与饮食关系

高血压主要分为两种，一种称为原发性高血压，另一种称为继发性高血压。原发性高血压主要与遗传有关，继发性高血压主要与人体器质性病变有关，比如肾上腺、肾血管等，但高血压与饮食等其他相关因素的关系也很大，如高盐饮食、高油高脂饮食、抽烟喝酒、长期高强度压力、睡眠不足等。医学上会把这些相关因素说成是高血压的危险因素，属于诱因。

资料显示，中国人食盐量超标 75%！目前我国成人平均每天盐摄入量为 10.5 g。《中国居民膳食指南 2016》建议成人每天摄入盐不超过 6 g，现在已把 6g 的食盐量改为 5 g，而每天摄入 5 g 以下的盐已足够满足机体需要。

三、高血压饮食的禁忌

油炸食物：避免食用油炸食物，因为油炸食物所含的热量高、饱和脂肪多，对人体无太多益处，长时间食用还会导致肥胖，因而会加重高血压、高血脂患病的风险性。

肥肉：肥肉含有大量脂肪，会因为摄入过多而存储在体内引起肥胖。在挑选肉类食物时可选择瘦肉、禽类肉等，应去除动物皮。

腌制食物：腌制食物为了方便储存和口感，往往会添加大量盐以及其他调味品，盐的过多摄入会引起体内水分潴留，从而导致血液里水分加大，对血管壁压力大，最终导致高血压。

饮酒：酒精对于心血管系统的危害由来已久，饮酒会加速人的心率，使身体神经系统紧张，从而间接升高血压。且酒精主要通过肝脏进行代谢，长时间饮酒会引起内源性胆固醇合成，最终造成肝脏受损，常见的有肝硬化、肝癌等。

糕点：所有糕点、甜品食物里面的糖分都很大，且为了凸显食物甜度，往往还会加入食盐和其他调味品，这些都会加重患者身体负担，如胰腺负担、胃肠道负担。

四、高血压饮食的食物选择

食物有很多种，某些食物对于控制高血压有一定的作用，列举一些高血压患者适宜摄入的食物，主要有以下几种。

芹菜：推荐高血压患者食用芹菜主要是因为其含大量膳食纤维，可有效降低肠道对食物的摄入量，调节血脂、血压等，且芹菜水分多，具有渗水利湿的作用。

山楂：山楂可作为中药使用，其含有丰富的维生素 C，可有效保护血管，也可起到消食作用，间接辅助降脂降压。

香蕉：香蕉含有大量钾离子，可帮助缓冲钠从血管外进入血管内，降低人体血容量，从而帮助降压。

水果与绿色蔬菜：水果与蔬菜一般都含有丰富的膳食纤维和维生素、矿物质等，对人体很有好处，色彩丰富的水果会含更多人体所需营养素，可有效保护血管、防止动脉硬化和心血管疾病。

牛奶：奶制品有很好的补钙作用，如牛奶、酸奶、奶酪等均可补钙，钙可有效与钠结合，所以可帮助我们降低血压。但是不主张多食，过多食用，如果脾胃不好，多余消化不了的蛋白会转化成对人体有害的物质，如胺、吲哚等。

对于高血压患者而言，做好日常饮食管理，可有效降低血压数值，维持血压稳定，防止并发症的发生。

（张　林）

第七章

高尿酸与痛风的饮食疗法

一、高尿酸与痛风现状

我国高尿酸血症与痛风发病率逐年上升，高尿酸血症的发病率从 1998 年的 10.10％上升到 2008 年的 17.90％，而痛风的发病率从 1998 年的 0.34％上升到 2008 年的 2.0％。目前中国高尿酸血症患者达 1.2 亿人，痛风患者约 1700 万人。2014 年，风湿免疫科专家组通过对 11561 例广州地区人群高尿酸血症的患病情况调查发现，近 5 年来，广州地区人群的高尿酸血症患病率呈递增的趋势，从 20％上升到约 26％，这也是最新的来自广州本土的调查结果。

根据美国第三次国家营养与健康调查结果显示，高尿酸血症患者和痛风患者更容易发生心梗和心衰，并且高尿酸明显增加高血压、糖尿病、脑中风、心肌梗死和心衰等疾病的患病率。而一篇发表在风湿病顶尖杂志上的文章入选 7443 名正常对象，调查其尿酸水平和痛风发病，以及已知痛风患者和并发症发生率的关系，结果显示痛风患者血尿酸水平越高，其糖尿病、心衰、高血压、心梗以及肥胖的发生率也越高。

此外，肾功能不全和痛风都有着密切联系，肾衰竭可导致 25％的痛风患者死亡。根据美国肾脏数据系统一项对 259209 名重度肾病患者的调查显示，透析首年痛风发病率为 5％，5 年内为 15.4％；痛风能使肾病患者的死亡风险增加 1.49 倍，是最主要的危险因素。高尿酸血症与痛风危害重重，不得不引起我们的重视。

二、高尿酸与痛风的主要原因

造成痛风的本质原因是体内尿酸水平的升高，造成了尿酸盐在关节和肾脏部位的沉积。通常来说，造成痛风的主要原因包括以下几种。

1. 饮食原因

吃了太多的肉类和海鲜，畅饮了过多的啤酒，人体的尿酸水平升高，就可能造成尿酸盐沉积。

2. 肥胖

肥胖导致的后果是体内尿酸的增加，肾脏无法彻底清除多余的尿酸。

3. 服用了某些药物

某些药物会导致体内尿酸水平升高。

4. 家族史

如果家人患有痛风，那你患病的概率也会大大增加。

三、非药物治疗的主要方法

1. 改善生活方式

（1）健康饮食。已有痛风、高尿酸血症、心血管代谢性危险因素及中老年人群，饮食应以低嘌呤食物为主，严格控制肉类、海鲜和动物内脏等食物的摄入量。

（2）多饮水，戒烟酒。每日饮水量保证尿量在 1500 mL 以上，戒烟，禁啤酒和白酒。

（3）坚持运动，控制体重。每日中等强度运动 30 min 以上。

（4）肥胖者应减体重，使体重控制在正常范围。

2. 碱化尿液

使尿 pH 值维持在 6.2～6.9。

3. 避免使用导致血尿酸升高药

如利尿剂（尤其是噻嗪类）、皮质激素、胰岛素、环孢素、他克莫司、吡嗪酰胺、烟酸等。对于需服用利尿剂且合并高尿酸血症患者，首选非噻嗪类利尿剂，同时碱化尿液、多饮水，保持每日尿量在 2000 mL 以上。对于高血压合并高尿酸血症患者，首选噻嗪类利尿剂以外的降压药。有指征服用小剂量阿司匹林的高尿酸血症患者建议碱化尿液、多饮水。

四、碳酸氢钠碱性尿液的局限性

在治疗痛风与高尿酸的方法中，多吃碱性食物，多喝碱性水，可以让尿酸在碱性环境中容易转化为溶解度更高的尿酸盐，利于肾脏排泄，减少尿酸沉积造成的肾脏损害，所以在治疗痛风期间，饮碱性水十分重要。目前治疗高尿酸血症的主要方法就是通过饮用碱性水碱化尿液，可相关药物一直滞后，临床上多是使用碳酸氢钠片治疗，但碳酸氢钠片所含有的"钠"较多，易引起高碳酸血症与高钠血症，不利于高血压、肾功能不好及心功能不好的患者。

所以，很多患者不敢使用或中断使用。由于没有相应较好的碱性水替代治疗方案，一定程度上阻碍了高尿酸血症患者的康复。

五、高尿酸与痛风患者缺钙吗?

根据 2002 年"中国居民营养与健康"调查报告显示，中国人钙缺乏状况仍然很严重，居民钙的日摄入量为 391 mg，仅相当于推荐摄入量的 41%，对于高尿酸血症患者，缺钙则更为明显，所以补钙对高尿酸患者来说尤为重要。

六、何为低嘌呤饮食?

1. 嘌呤的产生与摄入

嘌呤是有机化合物，分子式 $C_5H_4N_4$，无色结晶，在人体内嘌呤氧化而变成尿酸。人体尿酸过高就会引起痛风，俗称富贵病。海鲜、动物内脏等食物的嘌呤含量都比较高，吃火锅时汤的表面那层白色的沫就含有很多嘌呤。

一般正常的饮食每日摄入的嘌呤含量为 800 mg 左右。为预防高尿酸血症，低嘌呤饮食强调的是控制食物中的嘌呤摄入量，每日不超过 400 mg。当痛风的急性发作期来临的时候，要求就更为严格，每日允许摄入的嘌呤含量应在 150 mg 以下。

2. 低嘌呤食物（指每 100 g 食物中含嘌呤小于 25 mg）

(1) 主食类：精制米面及其制品（面包、糕点、饼干等）、各种淀粉、杂粮、高粱、马铃薯、山芋、通心粉等。

(2) 奶蛋类：奶类及其制品（鲜奶、奶酪、酸奶、奶粉等）、蛋类及其制品（鸡蛋、鸭蛋、鹌鹑蛋等）。

(3) 蔬菜类：青菜类（鸡毛菜、白菜、卷心菜、莴笋、苋菜、芹菜、韭菜、韭黄、番茄、茄子等）、瓜类（黄瓜、冬瓜、南瓜、倭瓜、苦瓜、西葫芦等）、萝卜（白萝卜、胡萝卜等）、土豆、芋艿、甘薯、荸荠、甘蓝、橄榄菜、柿子椒、辣椒、洋葱、大蒜、蒜头、葱、姜、木耳等。

(4) 水果类：各种鲜果及干果、果汁、果酱等。

(5) 饮料：淡茶、碳酸饮料（苏打水、汽水、可乐等）、矿泉水、麦乳精、巧克力、果冻等。

3. 中等嘌呤食物（指每 100 g 食物中含嘌呤 50~150 mg）

(1) 肉类：鸡肉、猪肉、牛肉、羊肉、鱼、虾、螃蟹等。

(2) 豆类：黑豆、绿豆、红豆、花豆、豌豆、菜豆、豆干、豆腐以及笋干、金针菇、银耳、花生、腰果、芝麻等。

4. 高嘌呤食物（每 100 g 食物中含嘌呤 150～1000 mg）

（1）肉类和内脏：牛肝、牛肾、胰脏。

（2）肉汤：各种畜、禽肉制作的浓汤和清汤。

5. 总结

低嘌呤饮食其实并不难，只要您做到不喝酒，不喝肉汤，不吃动物内脏，少吃海鲜，多吃蔬菜和水果，并饮用充足的水分，即可达到，是痛风高尿酸血症患者的首选疗法。

（曾海生）

第八章

泌尿系结石的饮食方法

结石是泌尿系的常见病，可见于肾、膀胱、输尿管和尿道的任何部位，但以肾与输尿管结石为常见。肾与输尿管结石的典型表现为肾绞痛与血尿，在结石引起绞痛发作前，病人没有任何感觉，由于某种诱因，如剧烈运动、劳动、长途乘车等，突然出现一侧腰部剧烈的绞痛，并向下腹及会阴部放射，伴有腹胀、恶心、呕吐、程度不同的血尿等；膀胱结石的主要表现是排尿困难和排尿疼痛。

一、结石的分类

1. 原发性尿石

原因不明、机制不清的尿结石称为原发性尿石。

2. 代谢性尿石

这类结石最为多见，是由于体内或肾代谢紊乱而引起，如甲状腺功能亢进、特发性尿钙症引起尿钙增高、痛风的尿酸排泄增加、肾小管酸中毒时磷酸盐大量增加等，形成的结石多为尿酸盐、碳酸盐、胱氨酸、黄嘌呤结石。

3. 继发性或感染性结石

主要为泌尿系统的细菌感染，特别是能分解尿素的细菌和变形杆菌可将尿素分解为游离氨使尿液碱化，促使磷酸盐、碳酸盐以菌团或脓块为核心而形成结石。

已经查明，泌尿结石的成分有 32 种，按占比例高低为草酸盐、磷酸盐、尿酸盐、碳酸盐、胱氨酸。它们是：一水草酸钙，二水草酸钙，二水草酸铁，羟基磷灰石，碳酸磷灰石，磷酸三钙，磷酸八钙，磷酸氢钙，二水磷酸氢钙，磷酸二铵钙，六水磷酸镁铵（鸟粪石），一水磷酸镁铵，八水磷酸镁铵，八水磷酸镁，黄嘌呤，二羟腺嘌呤，二水硫酸钙，二氧化硅，二十二水磷酸镁，五水磷酸镁，碳酸钙，三水磷酸氢镁，六水磷酸锌，无水尿酸，二水尿酸，尿酸铵，尿酸钾，尿酸钙，一水尿酸钠，L-胱氨酸等。

二、结石与饮食

根据结石的成分调节饮食结构，是预防结石的基础。

（1）尿酸结石，应采用低嘌呤饮食。

（2）胱氨酸结石，应采用低蛋氨酸饮食。

（3）磷酸结石，采用低磷饮食，宜少食肉类、鱼类及骨头汤。

（4）感染性结石，因为是细菌分解尿素后而产生游离氨，尿液才呈碱性的，所以要减少尿素的排泄，即肉类的摄入，同时积极治疗感染灶。

三、结石与酸碱性尿

根据结石不容易生成的尿液的酸碱度调整饮食，目前普遍认为，尿酸盐结石与胱氨酸结石在酸性尿液中形成，磷酸钙结石与草酸盐结石在碱性尿液中形成。所以有些人就得出如下结论：水果、蔬菜能使尿液转为碱性，对防止尿酸盐结石和胱氨酸结石较好；肉类食物使尿液呈酸性，对防止磷酸钙结石与草酸盐结石较好。

这种观点正确吗？

首先，我们来看尿酸盐结石与胱氨酸结石，碱性饮食与尿液有利于尿酸排泄与减少胱氨酸生成，这是无可非议的。

其次，我们再来看看磷酸钙结石与草酸盐结石，酸化尿液有利于排泄，意思是多吃肉？肉类是酸负荷较高的食物，可以酸化尿液，在临床上也发现吃肉多的患者，尿液 pH 值多是 5.5 左右；但是尿液呈酸性，真的利于这些结石的化解吗？我看未必，因为尿液酸化后，提示人体可能有酸中毒现象，主要表现为亚健康状态，如乏力、四肢酸痛、失眠，甚至有胃炎、胃溃疡、高血压、高血糖等疾病，属不健康状态；笔者担心患者为了排出这些结石，大量食肉，最终顾此失彼，酿成大病，所以，建议还是多吃蔬菜、水果，少食肉为妙。

四、结石与缺钙

含钙结石应避免高盐、高草酸、高动物蛋白、高动物脂肪及高糖饮食，这是对的，但是，还要避免含钙饮食，笔者在这里表示不赞同。

那么，含钙结石是因为身体缺钙还是多钙？有些人马上就迷糊了。

我们知道在尿中形成含钙结石，主要是因为血中钙浓度高而沉积于肾所引起。那血钙为什么会高呢？维生素 D 可以提高血中钙的浓度，为什么提高？是因为血液中的钙浓度低了，所以补充维生素 D 可提高血中钙的浓度；钙从哪里来？2 个可能，一个是从骨库里提取，一个是从肠道吸收。从肠道吸收，但是你食物里（现代食物贫钙）又没钙，只补了维生素 D，钙含量十分少（根据调查，现代人普遍缺钙，约缺乏相当于营养学会推荐量的一半），人体只能从骨库里提取；所以沉在肾脏里的结石钙应该主要是来自骨库，久之，骨库空虚，骨质就肯定疏松了，所以从这个角度来说，含钙结石是因为人体缺钙引起的，这也与有结石的患者多数合并骨质疏松是一致的。那这种情况下，应该是补充还是不能吃钙，答案不说自明。

现代医学研究发现，患有肾结石的病人最好少吃盐和动物性蛋白，进行高纤维饮食，即多吃蔬菜、水果，并坚持大量饮水，保持尿量在 2000～3000 mL/d，这样不但起到预防肾结石复发的作用，还能保证钙的摄入量，对身体其他方面都有好处。

五、胱氨酸结石良方：低蛋氨酸饮食

蛋氨酸是 9 种人体自身不能生成的必需氨基酸之一。我们只能通过吃含蛋氨酸的食品获得它。

（1）肉类、鸡蛋清、鸡胸脯、火鸡和鱼所含的天然蛋氨酸最多。

（2）奶酪类、海藻、萝卜叶、菠菜、西葫芦、香菇、芦笋，以及南瓜叶、竹笋和芋头叶等食物中的含量次之。

（3）坚果、种子和豆类，如芝麻、葵花籽、亚麻籽、腰果、开心果、巴西坚果和南瓜子等食物中含有一定数量的蛋氨酸。

因为蛋氨酸在酶的作用下可转化为半胱氨酸，而半胱氨酸会损伤动脉管壁内皮细胞，易使胆固醇和甘油三酯沉积于动脉壁上，促使动脉硬化形成，所以千万不能过量。

日常饮食中，少食这些高蛋氨酸的食物，称低蛋氨酸饮食，这对预防结石，特别是胱氨酸结石有重要的意义。

（曾海生）

第九章

糖尿病的饮食疗法

糖尿病的诊断并不难，空腹血糖大于或等于 7.0 mmol/L，或餐后 2 h 血糖大于或等于 11.1 mmol/L，即可确诊。

一、糖尿病分型

（一）1 型糖尿病

发病年龄小，大多＜30 岁，小儿常见，起病突然，多饮、多尿、多食、消瘦症状明显，血糖水平高，不少患者以酮症酸中毒为首发症状，血清胰岛素和 C 肽水平低下，ICA、IAA 或 GAD 抗体可呈阳性。单用口服药无效，需用胰岛素治疗。

（二）2 型糖尿病

常见于中老年人，肥胖者发病率高，常可伴有高血压、血脂异常、动脉硬化等疾病。起病隐匿，早期无任何症状，或仅有轻度乏力、口渴，血糖增高不明显者需做糖耐量试验才能确诊。血清胰岛素水平早期正常或增高，晚期低下。

二、糖尿病饮食原则与要求

饮食治疗是各种类型糖尿病治疗的基础，一部分轻型糖尿病患者单用饮食调理就可控制病情，每一个糖尿病患者或家属都要清楚掌握，因为饮食是治病的基础。

（一）饮食原则

小儿处于生长发育阶段，必须有充足的蛋白质、脂肪、碳水化合物、维生素、微量元素（铁、锌等）和纤维素供给，儿童糖尿病饮食治疗原则如下。

（1）足够热量、蛋白质和纤维素，保证小儿的正常成长，尤其年龄幼小者更为重要。适当控制脂肪，较严格地控制碳水化合物。

（2）保证生长发育的前提下，血糖不能控制在正常范围内，可通过调整胰岛素剂量、注射时间和剂型加以调节。

（二）饮食治疗具体要求

1. 食量与餐次分配

（1）总热量。

儿童全日总热量（kcal）＝1000＋年龄×（100～70），括号中的系数100～70，即1～3岁儿童按100，3～6岁按90，7～10岁按80，大于10岁者按70分别计算。根据身高、体重、活动量适当增减（1 kcal≈4.185 kJ）。

（2）三大营养物质比例。

蛋白质提供的热量占总热量的20％左右，蛋白质食物中应以动物蛋白质为主，因动物蛋白质含有较丰富的必需氨基酸；脂肪提供的热量占总热量的25％左右，推荐摄入组成：饱和脂肪酸＋反式脂肪酸占每日总能量的比例<10％，单不饱和脂肪酸>10％，多不饱和脂肪酸<10％，余下全部热量由碳水化合物供给。

（3）餐次分配。

一般以少量多餐为宜，可避免由于一次集中进食引起血糖上升过高。正餐3次加2次点心，每次正餐占总热量的2/8，点心占总热量的1/8，上午加餐（早点心）在胰岛素注射后3 h，午餐在早晨注射胰岛素后5 h，下午点心应在早晨胰岛素注射后7～8 h，如加夜点心，应在晚餐前注射胰岛素后3 h，临睡前加点心最好用高蛋白质、低碳水化合物以便夜间从糖异生中得到碳水化合物。

2. 进食与食物选择技巧

（1）进食的顺序。

先喝100 mL的蔬菜汤或水，然后依照蔬菜、肉鱼类、主食、肉鱼类、蔬菜的顺序进行，先喝汤水可以湿润消化道，排空一部分胃酸，使食物消化的时间延长，胃排空延迟，主食包裹在蔬菜和肉类中间不易吸收，可以降低食物升糖指数，进而使餐后血糖下降，减少血糖波动，降低糖化血红蛋白水平，有利于患者长期的血糖控制，减轻并发症。

（2）增加饱腹感的方法。

食物烹饪方法不同，其消化吸收时间也不同。食物质地越坚硬，含水量越低，越不利于食物的糊精化，不利于消化液与食物的混匀和消化代谢，在胃里存在的时间必然延长，从而增加食物的饱腹感。因此，在条件允许的情况下，小儿主食选择烤制的火烧（不上火的情况下），好于蒸制馒头米饭，好于稀饭面条。另外，南瓜、土豆、藕、山药等薯类杂粮的膳食纤维含量较高，吸收较慢，热量密度较低，可以替代一部分主食，例如土豆、南瓜蒸饭：总重量 405 g，总热量 1344 kJ；大米饭：总重量 100 g，总热量 1436 kJ。

副食中也可以习惯地多选择一些热量低、外观看起来体积较大的食物，以增加饱腹感，例如 11 g 肥肉（拇指大小），相当于 19 g 腐竹（40 cm长），相当于 80 g 瘦牛肉（1 盒扑克牌大小），相当于 155 g 鲜海虾肉（约 14 只食指长），相当于 175g 罗非鱼（一小条 25 cm）。细嚼慢咽也可以减慢进食速度，减少能量的摄入，咀嚼次数增多可以刺激胃肠道激素胰高血糖素样肽－1（glucagons-like peptide-1，GLP-1）的释放，使人尽早达到饱腹感。

三、食物的七大营养素选择

蛋白质食物中应以动物蛋白质为主，因动物蛋白质含有较丰富的必需氨基酸。脂肪应限制在总热量的 25％左右，其中饱和脂肪酸占 1/3，余下为不饱和脂肪酸。前者胆固醇含量高，后者胆固醇含量低，现今很多人认为进食中含较多不饱和脂肪酸有益于健康，可减少今后心血管疾病并发症。

糖亦称碳水化合物，自然界存在的糖类化合物包括淀粉、糖原、蔗糖和葡萄糖等。糖不是必需营养素，它可通过糖异生作用从其他物质主要是从某些氨基酸合成所需要的糖。但低糖饮食常常造成代谢不平衡，如高蛋白质、低糖饮食可造成蛋白质代谢不平衡，从尿中排出的氮量高；增加糖的摄入，可防止氮的丢失。又如低糖、高脂肪饮食，可造成代谢性酸中毒等，所以糖尿病患儿的饮食中必须有一定量的糖的摄入。普通食物中粗粮优于精白米、面粉，米糠、麦麸中含有较丰富的 B 族维生素。水果中含葡萄糖、果糖和蔗糖，容易被人体吸收，对病情控制不利，因此不宜多吃。另外，一些含糖量丰富的蔬菜如蒜苗、扁豆亦应少吃，而含糖量少的（1％～3％）蔬菜如白菜、菠菜、油菜、黄瓜、西红柿等可以多吃。

纤维素食物对糖尿病患儿非常重要，每餐饮食中还需要有一定量的纤维素食物。纤维素是自然界中最丰富的有机物，它构成所有植物的细胞壁。植物种皮中含有很多纤维素，如玉米皮含纤维素达 92.1％，豆类皮含 86.7％，小麦麸皮中含 44.1％。蔬菜中含纤维素较高的有青菜、芹菜、南瓜等。纤维素在肠道内吸收水分后膨胀形成网络状，使食物与消化酶不能充分接触，使糖的吸收缓慢而均匀，从而改善糖的代谢。

四、食物升糖指数

(一) GI (glycemic index) 定义

GI 指吃下一定量的食物后，单位时间内血糖的升高速度。GI 大于 75 为高 GI 食物，GI 低于 55 为低 GI 食物。一般 GI 值在 55 以下的食物，是糖耐量异常与糖尿病患者可安心食用的食物。

(二) 低升糖食物 (GI<55)

(1) 五谷类：藜麦、全麦 (全谷) 面、荞麦面、粉丝、黑米、黑米粥、粟米、通心粉、藕粉。

(2) 蔬菜：魔芋、大白菜、黄瓜、苦瓜、芹菜、茄子、青椒、海带、鸡蛋、金针菇、香菇、菠菜、番茄、豆芽、芦笋、花椰菜、洋葱、生菜。

(3) 豆及豆制品类：黄豆、眉豆、鸡心豆、豆腐、豆角、绿豆、扁豆、四季豆。

(4) 生果：西梅、苹果、水梨、橙子、桃、提子、沙田柚、雪梨、车厘子、柚子、草莓、樱桃、金橘、葡萄、木瓜。

(5) 饮料类：牛奶、低脂奶、脱脂奶、低脂乳酪、红茶、酸奶、无糖豆浆。

(6) 糖及糖醇类：果糖、乳糖、木糖醇、艾素麦、麦芽糖醇、山梨醇。

(三) 中升糖食物 (GI 55~75)

(1) 五谷类：红米饭、糙米饭、西米、麦粉面条、麦包 (麦粉红糖)、麦片、燕麦片。

(2) 蔬菜：番薯、芋头、薯片、莲藕、牛蒡。

(3) 肉类：鱼肉、鸡肉、鸭肉、猪肉、羊肉、牛肉、虾子、蟹。

(4) 豆及豆制品类：焗豆、冬粉、奶油、炼乳、鲜奶精。

(5) 生果：木瓜、提子干、菠萝、香蕉、杧果、哈密瓜、奇异果、柳丁。

(6) 糖及糖醇类：蔗糖、蜂蜜、红酒、啤酒、可乐、咖啡。

(四) 高升糖食物 (GI>75)

(1) 五谷类：白饭、馒头、油条、糯米饭、白面包、拉面、炒饭、爆米花。

(2) 肉类：贡丸、肥肠、蛋饺。

(3) 蔬菜：薯蓉、南瓜、木薯。

(4) 生果：西瓜、荔枝、龙眼、凤梨、枣。

（5）糖及糖醇类：葡萄糖、砂糖、麦芽糖、汽水、柳橙汁。

搭配原则：糖尿病患者，食用中、高 GI 食物时，尽量与低 GI 食物同食，这样可以减少升糖指数，使血糖更稳定，如食用南瓜时，可与大白菜、豆芽、番茄一起食用。

（刘　静　谢明玉）

第十章

肾脏病术后护理及饮食方法

儿童相关肾脏病手术后的护理与饮食，关系到疾病的康复效果，必须十分重视。

一、卧床休息

（1）麻醉未清醒时予去枕平卧位，头偏向一侧，以防呕吐物引起呼吸道阻塞。麻醉清醒、生命体征平稳后可取半卧位，1～2 h协助病人翻身1次。

（2）术后需卧床2～3 d，如无腹胀，能进食，可以逐步下床活动，如实施肾部分切除、肾修补、肾固定等手术，术后必须绝对卧床10～12 d，以免影响手术效果。

二、病情观察

持续心电监护，低流量氧气吸入，记录24 h尿量、引流量。配合医生完成血常规、肾功、血气等化验。

（一）出血

多数出血发生在术后的3～5 d，密切观察生命体征的变化，观察伤口敷料渗血情况，及伤口引流液的颜色和量。如术后伤口渗血量多，应及时换药，如引流液颜色转为暗红色，并有血块堵塞引流管，患者出现面色苍白，四肢冰冷，血压进行性下降，脉搏细速等，应警惕出现休克症状，须马上进行处理。

（二）酸中毒

保持呼吸道通畅，观察患者呼吸频率、幅度，保持低流量吸氧促进二氧化碳排出，检测动脉血气，观察患者有无呼吸困难、发绀、胸痛等情况。

（三）皮下气肿

观察患者颜面及肩颈部是否有水肿现象及皮下捻发音。因 CO_2 弥散能力强，吸收快，可自行吸收。

（四）肾衰竭

（1）注意观察尿量、血压、血肌酐、尿素氮和电解质的变化，以及肾功能的变化、四肢有无水肿等情况，如有异常及时报告医生，遵医嘱予以利尿、保肾治疗。

（2）要注意单位时间的尿量及 24 h 总尿量。如果手术后 6 h 无尿或者 24 h 尿量减少提示可能健侧肾功能障碍。

（3）对肾功能不良的患者，需严格控制入水量和钠的摄取量，采用低蛋白、高热量、高维生素和低盐饮食。

三、引流管的护理

（1）应妥善固定伤口引流管、尿管，保持引流管引流通畅，注意观察引流液的颜色、量、性状，每 30 min 至 1 h 挤压 1 次，每天更换引流袋，注意预防感染，做好尿管和引流管的日常护理。

（2）如术中置肾盂造瘘管或输尿管内置支架引流管，应按泌尿系统引流管常规护理。

（3）如导管引流不畅，需用少量灭菌盐水灌注冲洗及抽吸，一直到通畅。

（4）一般导管留置 10～12 d，拔管前 1 d 夹管观察，证实尿路通畅后再拔管。

四、饮食护理

（1）术后禁食 1～2 d，如肠蠕动恢复良好，或有肛门排气，可进食，但注意不要进食易胀气食物。如发生腹胀，可应用新斯的明肌注，另肛管肛门排气处理，可缓解症状。

（2）可进流食，逐步改为半流食、普食。肾功能恢复，血肌酐正常后，鼓励患者进食高蛋白质、高热量、富含维生素的低脂饮食。尿量多时，可不限制盐的摄入。

五、感染的预防和护理

（1）密切观察患者的体温及血常规的变化。

（2）保证引流管通畅并低于身体引流口水平，以防反流。

（3）更换引流袋时应严格遵守无菌原则，每次更换前，以碘伏消毒引流袋与引流管接口处，防止细菌进入管内造成逆行感染。

（4）合理使用抗生素，选用广谱且肾脏毒性小的药物，在预防感染的同时减轻肾脏的负担。

六、疼痛护理

（1）观察患者疼痛主诉，通过疼痛评分评估患者的疼痛程度。

（2）除药物镇痛外，应结合其他辅助治疗方法减轻疼痛。如分散或转移患者注意力，指导呼吸训练进行放松，通过按摩增加血液循环，保持正确体位等减轻疼痛反应。

七、心理护理

由于术前准备不充分，术后躯体不适，对预后缺乏信心等因素，患者术后易出现焦虑情绪。护士应充分认识患者存在的心理问题，为患者提供有针对性的、有效的心理护理。如创造舒适的住院环境，保持病房安静、整洁，治疗护理集中完成。主动关心、体贴患者，理解患者的焦虑反应，耐心听取患者主诉，主动介绍疾病知识和治疗效果等，坚定其治疗信心。

八、出院指导

（一）定期复查

指导患者定期复查 B 超、肾功，注意观察尿液颜色、量，注意腰部有无不适症状，1 个月内避免激烈活动。注意保护健侧肾脏，避免外伤，避免服用对肾脏有损害的食物及药物。

（二）饮食护理

（1）肾脏手术后患者的饮食应清淡，忌油腻，不食用油炸食品，限制高胆固醇性食物，如动物内脏、蛋黄、蟹黄、鱼子、猪肥膘、无鳞鱼、软体鱼、鱿鱼、乌贼鱼等，同时须增加食物纤维的供给，做到粗、细粮的搭配。

（2）推荐使用鸡肉、鸽肉等，少食用牛、羊肉等。

（3）肾功能下降会引起钙质吸收的减少，免疫抑制剂的使用也会抑制钙质吸收，增加排出，时间长了就会导致骨质疏松，表现为腰痛、骨关节痛、手足抽搐等。因此需要注意补钙，钙的食物来源以奶制品为最好，不但含钙高，吸收率也高。其他含钙丰富的食品有：鱼松、虾皮、浓骨头汤、绿叶蔬菜等。在烹调鱼、排骨等食品时，可放些醋，有利于钙的溶解。补钙的同时还得注意补充维生素 D，多进行户外活动，必要时可口服钙剂。另外，补钙不可过量，否则会加重肾脏的负担。

（4）肾脏手术后患者应改变生活习惯，提倡少量多餐，多吃绿叶蔬菜，避免食用胃肠道刺激性食物如咖啡、茶等，并戒烟戒酒。应少食用高嘌呤类食品，如海鲜类、动物内脏等。注意不要过于劳累，注意休息。

（卢妙娟）

第十一章

过敏性紫癜的饮食疗法

过敏性紫癜（HSP），是儿童时期最常见的血管炎之一，多发于学龄期儿童，临床特征以非血小板减少性紫癜、关节炎/关节痛、腹痛、胃肠道出血及肾损害为主。属中医学"紫癜风""葡萄疫""斑毒"等范畴。过敏性紫癜的病因迄今尚未完全阐明，目前认为该病可能与感染、疫苗接种、食品药物及遗传等因素有关。

本病临床上易反复发作，迁延难愈，且过敏性紫癜频繁反复发作易导致肾脏损伤。肾损害是决定 HSP 远期预后的关键因素，有些儿童甚至有发展为终末期肾病、肾功能衰竭等的可能。在某项研究中，有研究人员对 385 例 HSP 儿童进行相关调查研究，发现这些儿童中有一部分人食用过特殊食物，其所占比例为 20.5％。临床上我们也观察到某些病人因为进食了某些食物后出现紫癜病情加重或者反复的情况。因此，对于过敏性紫癜的病人，饮食管理是很重要的。

一、病初期或者急性发作期

（一）饮食原则

本期需要限制饮食，忌食"发物"，进食清淡易消化的无渣或者低渣饮食，必要时补充维生素或者矿物质。

（二）禁忌

（1）海腥类，如蟹、贝、鱼虾、泥螺、各种海鲜等，在过敏状态下，进食海腥类异体蛋白质容易使人体中的组胺或卟啉（日光敏感物质）增加，从而引起过敏。

（2）辛辣刺激类，如各种酒、辣椒、葱、姜、蒜、韭菜等。

（3）食用菌类，如蘑菇、香菇、木耳等，过食这类食物易致动风升阳，触发肝阳头痛、肝风眩晕等宿疾，此外，还易诱发或加重皮肤疮疡肿毒。

（4）禽畜类：主要有公鸡、鸡头、猪头肉、鹅肉、鸡翅、鸡爪、驴肉、獐肉、牛肉、羊肉、狗肉、鹅蛋、鸭蛋等，这类食物主动而性升浮，食之易动风升阳，触发肝阳头痛、肝风脑晕等宿疾，此外，也易诱发或加重皮肤疮疡肿毒。

（5）禁止食用除植物油、盐以外的调料、零食，以及生冷坚硬、辛辣油腻、腌制的食物。

（6）禁食异地及海外进口的果蔬、具有刺激性气味或带有花蕾的蔬菜及热带水果（如菠萝、杧果、荔枝）。

笔者在临床过程中确实发现，在患感染性或过敏性皮肤病的患者当中，食用发物后引起病情加重的情况较多，如瘙痒明显、便血、皮疹扩散、局部渗出增多甚至红肿等。那么导致病情加重的机理是什么呢？因为这些"发物"中的一种蛋白常常会成为人体的"良好"抗原，当人体接触这些抗原后，机体的免疫系统会产生对抗这些抗原的物质——"抗体"，当机体再次接触抗原后，抗原与抗体会产生反应，而引起人体的组织或器官的各种功能障碍或器质性损伤。

（三）适宜食物

对于无严重腹痛或者严重便血的病人，可进食米汤、米糊、稀米粥、软饭、烂面条、平时经常食用的蔬菜的菜汁或者菜水、菜泥等流质、半流质或者软食。

（四）注意事项

对于严重消化道症状，比如严重腹痛或者严重便血的病人，只能短暂禁食，进行静脉营养了，待腹痛、便血症状缓解后再重新引入米汤等流质→半流质→软食。

在限制饮食期间，有条件的患儿可在营养医生的指导下合理应用深度水解配方奶粉或氨基酸配方粉补充营养，防止因为限制饮食引起患儿营养不良和（或）微量元素缺乏，并使过敏性紫癜儿童的全血微量元素的水平达到正常同龄儿童水平，保证患儿的正常生长发育。

二、疾病相对稳定期

（一）饮食原则

由一种到多种，由流质→半流质→软食，饮食平衡、清淡、易消化，富含维生素、纤维素，新鲜卫生，避免平时过敏的食物。

（二）添加时机

待紫癜消失之后且无新增紫癜，腹痛、关节痛以及便血等症状完全消失后 5～7 d，可以加少许猪肉碎或者猪肉泥及白煮蔬菜（可加盐），笔者认为最好是煮软的常见的绿叶蔬菜菜叶碎或者菜泥。

（三）食物添加顺序

谷物→猪肉泥/碎→蔬菜。蔬菜由一种开始，根据病情恢复情况逐渐增加蔬菜种类，但大豆、西红柿、小麦等食物晚一点添加。

（四）过敏性紫癜患儿食谱举例

（1）主食：

流质、半流质：米汤、米糊、米粥、精制烂面条。

软食：米饭、面食。

（2）蔬菜：各种青菜、白菜、黄瓜、去皮西葫芦、去皮茄子、去皮丝瓜、萝卜、绿豆芽。

（3）水果：苹果、香蕉、梨、西瓜等。

（4）肉类及蛋奶类：皮疹及腹部症状无反复，2～3周后可以食用小麦类食物及鸡鸭肉，每天蛋白质摄入量控制在 2.0～2.5 g/d，之后可以逐渐增加至 3.0～5.0 g/d。蛋、奶类食物及牛羊肉需病情稳定2～3个月后添加。饮食管理需要坚持少食多餐的原则，从一种辅食开始逐渐增加辅食数量，待2～3 d无不良反应之后可以再加一种辅食。增加食品种类的过程中若病情复发需要停止食用，保持在原来饮食的基础上待病情稳定之后再次慢慢添加新食物。正常饮食之后注意饮食平衡，多使用清淡、易消化、富含维生素的食物，同时注意食品卫生，尽量在医院食堂或自己家中加工食物，少食用外卖、路边摊上的食物。部分紫癜性肾炎的患儿需长期服用激素，应重视水钠控制及限制蛋白质摄入量，避免水钠潴留及增加肾脏负担，加重肾脏功能不全。

三、过敏性紫癜与益生菌

有研究表明，腹型 HSP 患儿存在肠黏膜屏障功能受损，纤维素和益生菌通过降低机体炎症反应、提高 IgA 水平、改善黏膜免疫功能，促进了黏膜屏障功能的恢复，达到了辅助治疗疾病的目的。因此，在腹型 HSP 的治疗中，我们应该注重调节肠道菌群和修复肠道黏膜屏障，可在专业营养医生的指导下合理饮食，应用合适的菌种、菌株，为 HSP 患儿提供帮助。

（李恩斯）

第十二章

儿童肾脏肿瘤的饮食策略

一、儿童肾脏肿瘤的发病率

儿童肾脏疾病，包括肾脏肿瘤、慢性肾脏病（CKD）等，在医学的研究中发现儿童的肾脏疾病对于患儿的健康会带来持续时间较长的、渐进的、不可逆转的变化。常见的肾脏肿瘤包括肾癌、肾盂癌、肾母细胞瘤和继发性肾肿瘤。其中，肾母细胞瘤是儿童时期最常见的肾脏恶性肿瘤，在所有儿童恶性肿瘤中约占6％；在15岁以下的儿童中，据调查在美国的发病率约为7.1/100 000，但亚洲人群中发病率略低；单侧肾母细胞瘤患儿中，男：女＝0.92：1，平均诊断年龄为44个月，大约10％的肾母细胞瘤伴有先天发育畸形。随着化疗、手术、放疗等多种治疗手段的综合应用，总体生存率已经达到85％以上。

二、肾脏肿瘤的临床症状

儿童肾脏肿瘤的早期症状一般以腹肿块最为常见，肿块的表面光滑，质地硬，没有压痛，另外有些患儿会出现肉眼血尿，有些患儿可能因为肿瘤巨大，压迫了肠管，甚至局部的肿瘤破裂出血，会导致腹痛以至于患儿哭闹不止，另外还伴有全身的症状，可能由于有些肿瘤的发展速度迅速，导致患儿的营养都被肿瘤吸收，所以有些患儿会出现面色苍白、消瘦、精神萎靡，甚至间断高热等症状。对于儿童肾脏肿瘤，只要做到早期发现、及时规范治疗，存活率非常高，只要积极配合治疗大多可以治愈。在治疗疾病的同时，合理的饮食也是促进疾病康复不可或缺的一部分。

三、饮食指导原则

2017年8月，国家卫健委第一次颁布《恶性肿瘤患者的膳食指导》，并于2018年2月正式实施。由于针对儿童肾脏肿瘤饮食管理的文献数据匮乏，所以根据这个指南以及国内外相关文献的支持，结合儿童营养健康指导，本章节将扩大关注到儿童肾脏肿瘤在内的儿童肾脏相关疾病的饮食干预措施，并总结出以下几项适用于肾脏肿瘤患儿的饮食指导原则。

(1) 合理膳食，适当运动。

(2) 保持适宜的，相当稳定的体重。

(3) 食物的选择应多样化。

(4) 适当多摄入富含蛋白质的食物。

(5) 多吃蔬菜、水果和其他植物性的食物。

(6) 多吃富含矿物质和维生素的食物。

(7) 限制精制糖摄入。

人体所需的营养素大致分为蛋白质、脂类、碳水化合物、矿物质、维生素和水，缺一不可。在食物的配比方面，专家建议每日应摄入 20～30 种食物，并且推荐 2/3 是植物性食物，1/3 是动物性食物。

植物性食物不仅提供机体丰富的碳水化合物，还富含多种防癌的维生素、微量元素及植物化学物，大多数具有肿瘤预防作用的膳食主要是由植物来源的食物组成的。动物性食物如肉蛋奶富含丰富的优质蛋白质，有利于肿瘤患儿的组织重建，免疫细胞更新。

四、蛋白质的选择

对于肾脏肿瘤的患儿提倡适量补充优质蛋白，注意不要食用过多，以免造成肾脏负担。

动物性蛋白质最常见的获得途径是从肉类中获取。在肉类的选择方面，尽量选择白肉代替红肉。专家建议每天食用白肉 50～100 g，每周吃 2～4 次。当选择红肉时，尽量选择瘦肉并且应该少量食用。各种肉类根据生肉（煮熟前）颜色的红白分为红肉与白肉，牛羊猪肉属于红肉，鱼肉、禽肉属于白肉。三文鱼肉虽然是红色的，但是属于白肉类。研究发现，红肉可以增加多种肿瘤的发病率，而白肉没有这种作用，经常吃红肉的人患肿瘤的风险增高。尽量少食用加工肉制品。腌制、熏制、晒烤或添加化学防腐剂的叫加工肉制品，如培根、火腿、香肠、熏肉、热狗等，这类食物有增加癌症的风险，应尽量少食用。不少家长都认为煲汤的汤才有营养，然而研究表明，肉汤中所含的蛋白质不足肉的 10%，并且多为脂肪及一些维生素和矿物质等，大部分营养素，特别是蛋白质仍在肉里。所以专家建议，煲汤时想多补充营养，应将汤和肉一起食用。

建议患儿每日可食用鸡蛋 25～50 g，坚果 30～50 g，奶类及奶制品 300 g。鸡蛋建议吃水煮蛋、鸡蛋羹或荷包蛋。

植物蛋白中豆制品是不错的选择。许多临床研究都表明，豆制品中的大豆蛋白比动物蛋白更具优越性，不仅富含优质的必需氨基酸，且大豆中的一些成分，如大豆异黄酮对肾脏有一定的保护作用。大豆中的大豆蛋白酶抑制剂还能改善肾小球肾炎或肾盂肾炎的一些炎性发展过程。但是对于豆制品的摄入还是需要适量。研究发现，动物蛋白与植物蛋白摄入量比在 3∶2 时，对肾病患儿身体的吸收较为有利。

五、脂肪摄入

肾脏疾病的患者易患高脂血症，从而可引起动脉硬化及肾小球损伤、硬化等，所以，应限制动物内脏、肥肉、海产品等富含胆固醇及脂肪的食物摄入，在患儿饮食中可供给丰富的多不饱和脂肪酸（如鱼油）及多种植物油，比如橄榄油、茶籽油、菜籽油、亚麻油、核桃油、大豆油、花生油、玉米油等。

六、矿物质的摄入——不可忽视的钙

钙是孩子生长发育不可缺少的营养素。缺钙，不仅仅耽误的是孩子的骨骼生长，还会影响到身体各个部位的机能。有国外的研究表明对于肾脏疾病的儿童应确保充足钙（Ca）的摄入，维生素 D 可以促进血钙进入骨组织，而血磷升高会影响钙的吸收。所以钙的补充对于肾脏疾病儿童的饮食管理至关重要。钙摄入量不足对于患有慢性肾病（CKD）的儿童有着非常不利的影响，处于发育期的他们需要足量的钙来促进骨骼生长发育，预防患儿骨折的发生，研究表明，90％的峰值骨量在 18 岁前积累。然而，过量的钙也可能导致冠状动脉钙化，从而增加心血管患病的风险。有权威机构研究表明，即使是早期 CKD 的儿童，其骨折发生率也要比健康同龄儿童高出 2～3 倍。国际上推荐的对于 CKD 儿童钙摄入量的建议是：除特殊情况外，饮食和药物的总钙摄入量应为正常需要量的 100％～200％。因此，不难看出，足量钙的摄入，对于肾脏疾病儿童的生长发育起到至关重要的作用。

不同年龄阶段的儿童每天需要摄取的钙的剂量都不相同。0～6 个月的孩子每天需要摄入 200 mg，6～12 个月的孩子每天需要摄入 260 mg，1～3 岁的孩子每天需要摄入 600～700 mg，4～6 岁的孩子每天需要摄入 800～1000 mg，7～10 岁的孩子每天需要摄入 1000 mg，10～18 岁的孩子每天需要摄入 1200 mg。

含钙多的食物，大致分类如下：奶制品、豆制品、海带和虾皮等。

《中国居民膳食指南》指出，牛奶是补钙的首选食品，别的食物难以替代。原因是牛奶含钙丰富，每 100 g 牛奶含钙量达 110 mg，并且人体对牛奶中的钙的吸收率可达 40%。

牛奶的营养优点很多，如奶中矿物质和微量元素都是溶解状态，而且各种矿物质的含量比例比较合适，易消化吸收，尤其是钙的含量和吸收率都较高；牛奶中蛋白质含量虽然不高，但却是优质蛋白，消化率高达 98%，这种优质蛋白适合肾脏疾病的儿童食用；牛奶中所含的 20 多种氨基酸中有 9 种是人体必需的；还含有丰富的维生素 A、维生素 B_2；奶中的碳水化合物是乳糖，容易消化吸收，并可促进钙的吸收；胆固醇含量低，每 100 g 中仅含 16 mg 胆固醇。但是牛奶也有缺点，那就是牛奶的脂肪是饱和脂肪，过多食用会导致肥胖、血脂升高，另外，牛奶中铁的含量低，婴幼儿如果以纯牛奶为主食，会产生"缺铁性贫血"。

在奶制品中，奶酪的含钙量可达鲜牛奶的 7~8 倍，平时也可以与蓝莓、梨、橙子搭配食用，效果更好。

豆腐是最好的植物类补钙食品，每 100 g 豆腐的含钙量能达到 164 mg，热量也比较低。这是因为凝固豆腐时要加入含钙的凝固剂，所以不喝牛奶的人应有意识地多吃豆腐，既补了钙，还获得大量优质蛋白以及大豆中的生物活性物质。然而，内酯豆腐却不是钙的好来源，因为其中没有添加含钙的凝固剂，而是使用葡萄糖酸内酯作为凝固剂。同时内酯豆腐水分太多，蛋白质和钙的含量都很低。

芝麻酱也是非常好的补钙食品。芝麻酱富含蛋白质、氨基酸及多种维生素和矿物质，含钙量不逊色于奶酪。芝麻本身有硬壳，营养素的消化率也低，但经过磨制成芝麻酱，消化率大大改善。芝麻酱美味可口，吃 1 大勺芝麻酱，大概相当于 25 g 的量，其中所含的钙可达 200 mg 左右，实在不可小视。除了大量的钙之外，芝麻酱还提供了十分丰富的钾、镁、铁、锌等矿物质以及大量的维生素 E、维生素 B_1、尼克酸，还有蛋白质和单不饱和脂肪酸。

七、矿物质选择——磷的摄入

补钙重要，预防钙的流失也同样重要。钙磷比例失衡是导致人们缺钙的元凶。正常情况下，人体内的钙磷比例是 2:1，然而，现实生活中，若食用过多的含磷食物，会加速钙的流失。

母乳是天然含磷量低的食物，对于患有 CKD 的婴儿是首选营养食物。如果没有母乳，应该使用低磷的"肾脏"配方奶粉。

避免食用天然高磷的食品和饮料，以及那些含有磷添加剂的食品和饮料，因为磷添加剂含有比有机磷更易被吸收的非有机磷。动物性食品所含的磷比植物性食品所含的磷更容易被人体所吸收，所以 CKD 儿童的低磷健康饮食可以多选择水果和蔬菜。

八、蔬菜的摄入

摄入的蔬菜应包括各种颜色和叶类蔬菜，尤其是深绿色、红色和橙色的蔬菜，非淀粉类蔬菜每日 300～500 g；十字花科蔬菜、姜、绿茶、草莓等均具有良好的抗肿瘤生化特性。

十字花科蔬菜包括：白菜类，如小白菜、菜心、大白菜、紫菜薹、红菜薹等；甘蓝类，如椰菜、椰菜花、芥蓝、青花菜、球茎甘蓝等；芥菜类，如叶芥菜、茎芥菜（头菜）、根芥菜（大头菜）、榨菜等；萝卜类；水生蔬菜类。深绿色及黄色果蔬植物的化学物含量最为丰富。

九、碳水化合物的选择

在碳水化合物的摄入方面建议每天谷、薯类（干重）250～400 g，包括米饭、馒头、面条及土豆、红薯等。薯类（紫薯、红薯、土豆、山药、芋头）每周可食用 5 次，每次 50～100 g，适量选取。

饮食方面要保证肾脏肿瘤患儿营养的全面摄入，饥饿只会导致营养不良，进而引起更多的健康问题，而且肿瘤是不会被"饿死的"。在注意饮食合理搭配的同时也应该注意培养儿童良好的习惯，比如：饭前便后认真洗手；认真清洗各种物品，保持良好的卫生习惯；将生食与熟食分开，任何接触了生肉如鱼、禽及鸡蛋的物品均须彻底清洗；以合理的温度煮食品，及时将食品低温（＜4℃）保存；在餐馆吃饭时要特别注意防止细菌污染，选择卫生条件好的餐馆；保证家庭饮用水的清洁，推荐使用过滤器；选择健康的食品加工方式，推荐家长可以多使用蒸的方式为患儿烹饪食物，最大限度地保存食材自身的营养。

（宋秀婵）

第十三章

常见肾脏疾病儿童的预防接种策略

一、肾脏病患儿接种的问题

肾脏病是儿童常见病。而肾脏结构或功能异常＞3 个月为慢性肾脏病（chronic kidney disease，CKD），部分 CKD 患儿可逐渐发展至终末期肾脏病，病死率高。国外有文献报道 0～19 岁儿童 CKD 患病率为 $15.0/10^6$ 至 $126.7/10^6$。CKD 患者感染风险是正常人的 3～4 倍，防治感染可有效减少 CKD 肾功能急剧恶化的风险，延缓 CKD 进展。疫苗接种是预防感染最有效的措施之一，而中国对此类患儿的预防接种缺乏统一标准，接种医生往往将此类儿童列为接种禁忌证，致使 CKD 儿童无法获得疫苗保护。

近年来，经 B 超检查结果显示为肾积水、肾盂扩张的新生儿数量明显增多，此类患儿的临床处置为观察、无须用药，3～6 个月后复查。对于此类情况，接种门诊医生一般建议暂缓接种，待 3～6 个月后视复查结果再决定是否开展疫苗接种，而临床医生往往认为可以接种，无须等待，接种建议的不同极易引发接种纠纷。

二、肾脏病接种的建议

为解决上述问题，北京市顺义区疾病预防控制中心通过多学科专家论证模式，形成对原发性 CKD、肾积水、肾盂扩张儿童的预防接种原则性建议，为接种医生提供参考，对于继发性 CKD 暂时不考虑接种，而原发性 CKD 儿童预防接种建议如下：

（一）原发性肾病综合征

建议在有替代疫苗的情况下，尽量使用灭活疫苗进行接种。注意对继发于自身免疫性疾病的肾病如狼疮性肾炎、紫癜性肾炎、乙型肝炎病毒相关性肾炎的患儿不接种疫苗。

（二）免疫抑制剂

未使用免疫抑制剂的患儿可接种疫苗。建议优先接种灭活疫苗，后接种减毒活疫苗。

（三）激素使用量

单独使用激素，激素用量≤0.5 mg/(kg·d)，且病情处于稳定期（无急性肾损伤、急性感染和严重水肿，部分患儿尿蛋白可能一段时间内难以恢复到正常，但经专科医生判断处于稳定期）的患儿推荐接种灭活疫苗，不适用减毒活疫苗。

停用免疫抑制剂 3 个月以上可以使用减毒活疫苗。接种减毒活疫苗后嘱家长 1 个月内注意监测患儿尿常规，如尿常规出现异常，需及时到医院就诊。临床诊断不明确或无法确定是否处于稳定期或激素使用剂量的，可建议家长前往专科医院咨询后再综合判定。疫苗说明书注明使用免疫抑制剂期间不得接种的，遵照疫苗说明书执行。

（四）激素＋免疫抑制剂

同时应用激素和其他免疫抑制剂如环磷酰胺、环孢素 A、霉酚酸酯等治疗的患儿，暂不接种疫苗。待停用其他免疫抑制剂，激素使用量及疾病恢复程度达到第三条标准后，按相关标准开展接种。

（五）患儿病情反复

暂停接种疫苗；在透析、肾移植前需要接种疫苗的儿童按临床医生接种建议执行。

（六）需要向家长特别说明情况

CKD 发病多与免疫因素相关，接种前需向家长说明，感染、自身免疫状态改变等多种因素均可造成疾病复发。虽然目前没有直接证据表明疫苗接种可诱发原有疾病复发，但疫苗接种主要依靠机体免疫系统产生保护性抗体，需要向家长明确说明并知情同意后再接种。

（七）肾积水、肾盂扩张儿童接种

建议部分新生儿腹部 B 超检查结果显示"肾积水"或"肾盂分离""肾盂扩张"，无明确诊断，未用药，临床处置为观察、定期复查的，可正常预防接种。

（曾海生）

第十四章

食物酸负荷与肾脏疾病的关系

一、酸负荷与肾功能

慢性肾脏病已经成为全球性的公共健康问题。

越来越多的研究表明，通过减少饮食中的酸负荷能降低对肾脏的负担和损害，是一项新的保护肾脏的措施。据复旦大学华山医院对慢性肾脏病 3～5 期患者的研究表明，年龄≥65 岁和饮食酸负荷较高，能量、脂肪摄入量越多，饮食酸负荷也越高。具体食物中肉类摄入越多，饮食酸负荷越高；蔬果摄入量越高，饮食酸负荷越低。饮食酸负荷与体重、BMI、腰围、臀围、小腿围、腰围身高比、血细胞比容、尿肌酐和尿素氮呈正相关。Kaplan-Meier 生存分析显示饮食酸负荷摄入越高，肾功能恶化越快。

结论：慢性肾脏病患者的饮食酸负荷与肉类等产酸食物摄入增多有关，与体重、BMI、腰围、臀围等呈正相关；饮食酸负荷加快了慢性肾脏病的进展。

二、食物酸负荷的数值

那什么是酸负荷呢？肾脏酸负荷值（PRAL）是食物在体内产酸从而对肾脏产生的排酸压力的定量评价指标，食物的 PRAL 值越大，对健康越不利。动物类蛋白，特别是鱼类（13）是酸负荷最高的，即最能酸化人体；其次是猪肉（11）、禽肉（9.7）、奶酪（8.5）与牛肉（6.1）、蛋（4）、乳制品（1.2）、大米（0.56）、意大利面（0.13）；豆类（－4）、水果（－8.5）、蔬菜（－9.9）则是呈碱性的，其中碱性最强的是蔬菜。

（曾海生）

第十五章

三聚氰胺与泌尿系结石

2008 年，国内发生了严重的三聚氰胺污染婴幼儿奶粉事件，同期婴幼儿泌尿系结石的发生明显增多，三聚氰胺污染奶粉与婴幼儿泌尿系结石的关系、婴幼儿泌尿系结石发生的其他危险因素、三聚氰胺相关泌尿系结石的临床表型等问题亟待阐明。北京大学第一医院管娜，对 36 个月以下的婴幼儿进行了前瞻性的单中心临床流行病学研究。

通过调查问卷收集患儿的奶粉服用史、结石的症状和与结石发生可能有关的危险因素信息。通过超声检查确定受试婴幼儿是否存在泌尿系结石。通过尿液常规、肾功能和肾脏早期损伤指标检测了解受试者是否存在肾损伤。通过肝功能检测了解受试者是否存在肝脏损害。对受试者尿钙分析了解有无高尿钙因素影响结石发生。采用 Epi data 软件进行数据管理。利用 logistic 模型对性别、年龄、三聚氰胺污染奶粉服用情况、是否同时母乳喂养、是否早产等因素对泌尿系结石的影响进行了多因素分析。在分析中，根据国家质检总局公布的奶粉中污染的三聚氰胺含量，将奶粉分为高三聚氰胺含量奶粉（三聚氰胺含量大于 500 ppm）、低三聚氰胺含量奶粉（三聚氰胺含量低于 150 ppm）和非问题奶粉（未检测出三聚氰胺）。

研究结果显示，589 例受试婴幼儿中，421 例服用了三聚氰胺污染的奶粉。50 例婴幼儿被确诊为泌尿系结石，包括 8 例未服用三聚氰胺污染奶粉的婴幼儿。112 例诊断为可疑泌尿系结石，427 例无泌尿系结石。在泌尿系结石患儿中，5.9％有血尿表现，2.9％有白细胞尿，结石患儿血尿和白细胞尿的发生率与可疑结石和无结石婴幼儿比较无显著差异。对 22 例结石患儿进行了血肌酐、尿素氮和谷丙转氨酶检测均正常。41 例泌尿系结石患儿进行了尿液肾脏早期损伤指标（微量白蛋白、转铁蛋白、$\alpha 1$ 微球蛋白和 NAG 酶）检测，4 例（9.8％）患儿存在微量白蛋白或转铁蛋白异常，所有患儿尿 $\alpha 1$ 微球蛋白和 NAG 酶正常。服用高三聚氰胺含量奶粉的婴幼儿存在泌尿系结石的风险是服用非问题奶粉婴幼儿的 7.0 倍。早产儿存在泌尿系结石的风险是足月儿的 4.5 倍。

本研究及时运用前瞻性的临床流行病学研究方法确定了三聚氰胺是此次婴幼儿泌尿系结石事件的重要危险因素，并确定了早产儿是三聚氰胺相关泌尿系结石发生的易感人群。

虽然这场风波已过去了 10 多年，但是作为医务工作者，我们当遇到有结石的小儿时，要时刻不忘记可能与奶粉有关这一重要因素。

（曾海生）

第十六章

养肾护肾药膳疗法

中医学认为，肾为先天之本，是身体的"老本"，如果只使用而不保养，肾就有可能出现各种虚证，这时就需要我们及时调补，补足肾气。下面介绍几款适合养肾调肾的食疗方法。

一、黑芝麻黑米糊

【材料】黑米、黑芝麻、大米各 50 g，清水、白糖或冰糖各适量。

【做法】

（1）将黑米、大米淘洗干净，略浸泡；黑芝麻用水冲洗，沥干。

（2）将黑米、大米、黑芝麻入炒锅中翻炒至变色、膨胀，盛出，晾凉。

（3）将黑芝麻、黑米、大米同适量清水一起放入豆浆机的杯体中，添加清水至上、下水位线之间，按下米糊按键，煮 20 min 至豆浆机提示黑芝麻黑米糊做好即可。

【食疗功效】

黑芝麻药食两用，具有补肝肾、滋五脏、益精血、润肠燥等功效；黑米具有滋阴补肾、健脾暖肝、补益脾胃、益气活血、养肝明目等功效。此款米糊可补肾固肾，补益精血，适用于肾病患者水肿期或中后期。

二、栗子黑芝麻糊

【材料】栗子、黑芝麻、黑米、少量的大米（可不放）、莲子各适量。

【做法】

（1）将栗子、黑芝麻、黑米、少量的大米、莲子用水冲洗，沥干。

（2）将栗子、黑芝麻、黑米、少量的大米、莲子同适量清水一起放入豆浆机的杯体中，添加清水至上、下水位线之间，按下米糊按键，煮 20 min 至豆浆机提示栗子黑芝麻糊做好即可。

【养生功效】

栗子：偏于补肾阳。黑芝麻：偏于补肾阴。大米：补脾胃润肺，性略偏寒。黑米：补肾。莲子：养心益肾、健脾止泻。这道米糊，阴阳双补，具有益肾补血健脾、养心安神的效果。

三、养肾米糊

【材料】黑芝麻、黑米、核桃、芡实、杏仁、茯苓、红糖。

【做法】

（1）将黑芝麻、黑米、核桃、芡实、杏仁、茯苓用水冲洗，沥干。

（2）将黑芝麻、黑米、核桃、芡实、杏仁、茯苓、红糖同适量清水一起放入豆浆机的杯体中，添加清水至上、下水位线之间，按下米糊按键，煮20 min 至豆浆机提示米糊做好即可。

【养生功效】

芡实具有益肾固精、补脾止泻的作用，茯苓同样具有利水渗湿、健脾、宁心的作用，配合核桃、黑米等食材，是非常适合肾病患者作为日常保养的米糊，特别是对于有蛋白尿的患者。

四、补肾全面杂粮粥或米糊

【材料】黑米、黑豆、黑芝麻、紫米、党参、南瓜子、山药、核桃、枸杞、桑葚、芡实。食材比例为黑米两成、黑豆两成、黑芝麻一成；其他 8 种食材根据个人喜好随意搭配，总共占五成即可。

【做法】

（1）将黑米、黑豆、黑芝麻、紫米、党参、南瓜子、山药、核桃、枸杞、桑葚、芡实用水洗净后煮熟成粥。

（2）将煮熟的食材放入豆浆机的杯体中，打成米糊即可。

【食疗功效】

（1）黑豆，性平，味甘，入肾经，具有调中下气、滋阴补肾、补血明目、利水消肿、活血美肤等功效。黑豆的营养价值很高，黑豆中含有丰富的优质蛋白质和脂肪以及碳水化合物，此外，还含有较多的钙、磷、铁等矿物质和胡萝卜素以及多种维生素 B_1、维生素 B_2、维生素 B_{12} 等人体所需的各种营养素。黑豆的营养成分与黄豆不相上下，而所含蛋白质却高于黄豆，是仅次于黄豆的豆类。经常食用黑豆，对肾虚体弱、腰痛膝软、身面浮肿、风湿痹病、关节不利、痈肿疮毒等症状有良好的防治作用。李时珍在《本草纲目》中说："久食黑豆，好颜色，变白不老。"可见黑豆还有长肌肤、益颜色、健体延年之功效，久食能使肌细肤白。

（2）黑米，性平，味甘，归脾胃经。中医认为黑米有显著的药用价值，古农医书记载，黑米有"滋阴补肾，健身暖胃，明目活血""清肝润肠""滑湿益精，补肺缓筋"等功效；可入药入膳，对头昏目眩、贫血白发、腰膝酸软、夜盲耳鸣等症状疗效尤佳。现代医学证实，黑米具有滋阴补肾、健脾暖肝、补益脾胃、益气活血、养肝明目等疗效。经常食用黑米，有利于防治头昏、目眩、贫血、白发、眼疾、腰膝酸软、肺燥咳嗽、大便秘结、小便不利、肾虚水肿、食欲不振、脾胃虚弱等症状。由于黑米所含营养成分多聚集在黑色皮层，故不宜精加工，以食用糙米或标准三等米为宜。

(3) 黑芝麻，含有大量的脂肪和蛋白质，还含有糖类、维生素 A、维生素 E、卵磷脂、钙、铁、铬等营养成分，有健胃、保肝、促进红细胞生长的作用及乌发、美容等功效。

(4) 紫米，《本草纲目》记载，紫米有滋阴补肾、健脾暖肝、明目活血等作用。紫米中含有丰富的蛋白质、脂肪、赖氨酸、核黄素、硫胺素、叶酸等多种营养成分，以及铁、锌、钙、磷等人体所需微量元素。

(5) 党参，性平，味甘。具有补中益气、和胃生津、祛痰止咳等功效。用于脾虚食少便溏、四肢无力、心悸、气短、口干、自汗等症状的治疗。

(6) 南瓜子，性平，味甘，归大肠胃经，有驱虫与消肿的功效。

(7) 山药，性平，味甘，归脾肺肾经。《本草纲目》认为山药能"益肾气、健脾胃、止泻痢、化痰涎、润毛皮"。近些年来的研究表明，山药具有诱导产生干扰素，增强人体免疫功能的作用。

(8) 核桃，味甘，性温，入肾、肺、大肠经。可补肾、固精强腰、温肺定喘、润肠通便。含丰富的脂肪油、多量蛋白质、钙、磷、铁、胡萝卜素、维生素 B_1、维生素 B_2、糖类、烟酸等成分。

(9) 枸杞子，味甘，性平，入肝肾经，具有补气强精、滋补肝肾、抗衰老、止消渴、暖身体等功效。枸杞子含有 β-胡萝卜素、叶黄素等，具有提高人体免疫功能、防止肿瘤形成及预防动脉粥样硬化等作用。

(10) 桑葚，味甘，性寒，入心肝、肾经，有滋阴补血作用，并能治阴虚津少、失眠等。桑葚中还含有人体必需氨基酸及易于吸收的多糖、丰富的维生素、红色素及人体缺乏的钙、铁、锌、硒等矿物质，具有增强免疫力、促进造血细胞的生长、促进新陈代谢等作用。

(11) 芡实，归脾肾经，具有益肾固精、补脾止泻、除湿止带等功效，对于尿蛋白有一定的辅助治疗效果。

此米糊营养全面，建议肾病患者可以每天服用 1 次以补充综合的营养。

五、西瓜黄瓜汁

【材料】西瓜 2 片，黄瓜 1 根，饮用水 200 mL。

【做法】

（1）将西瓜去皮去籽，切成块状。

（2）将黄瓜洗净，切成丁。

（3）将切好的西瓜、黄瓜和饮用水一起放入榨汁机榨汁。

【食疗功效】

西瓜有利尿的功能，能够增强肾脏的排毒功能。黄瓜中含有的葫芦素C具有提高人体免疫功能的作用，达到抗肿瘤的目的，此外，该物质还可治疗慢性肝炎和迁延性肝炎，对原发性肝癌患者有延长生存期作用。此款果汁适宜肾脏机能不佳者饮用，可增强肾脏功能。

六、芹菜芦笋葡萄汁

【材料】芹菜半根，芦笋1根，葡萄10颗，饮用水200 mL。

【做法】

（1）将芹菜、芦笋洗净，切成块状。

（2）将葡萄洗净去皮去籽，切成块状。

（3）将切好的芹菜、芦笋、葡萄和饮用水一起放入榨汁机榨汁。

【食疗功效】

芦笋对心血管病、动脉硬化、肾炎、肾结石、胆结石均有益。葡萄是一种滋补药品，具有补虚健胃的功效。常吃葡萄不仅能舒筋活血、开胃健脾、助消化，还能滋补肝肾、强筋壮骨。此款果汁能够排毒利尿，活化肾脏功能。

七、黄瓜木瓜柠檬汁

【材料】黄瓜100 g，木瓜300 g，柠檬30 g，饮用水200 mL。

【做法】

（1）将黄瓜、木瓜洗净，切成块状。

（2）将柠檬洗净去皮去籽，切成小片。

（3）将切好的黄瓜、木瓜、柠檬和饮用水一起放入榨汁机榨汁。

【食疗功效】

此果汁有利尿、排毒、清热养颜等多重功效，肾结石患者饮用可以辅助排出结石。

（曾海生）

第二篇　西医现代疗法

儿童肾脏相关疾病的发病率逐年增高，对其进行规范化治疗是保证患儿疾病康复与避免或减少复发的一个十分重要的手段之一，更是一个肾脏专科医师必备的技能。

第一章

儿童激素敏感、复发/依赖肾病综合征的诊治(2016)

一、肾病综合征的发病率与治疗现状

肾病综合征（nephrotic syndrome，NS）是由于肾小球滤过膜对血浆蛋白通透性增高、大量血浆蛋白自尿中丢失而导致一系列病理生理改变的一种临床综合征，大量蛋白尿、低蛋白血症、高脂血症和水肿为其主要临床特点，可分为原发性、继发性和先天性 NS 三种类型，而原发性 NS（primary nephrotic syndrome，PNS）约占小儿时期 NS 总数的 90%，是儿童常见的肾小球疾病之一。

国外报道儿童 PNS 年发病率为（2～4)/10 万，患病率为 16/10 万，我国 19 个省 27 个市 2 个自治区和 4 个直辖市的 37 所协作医院的统计资料显示，PNS 约占同期泌尿系统疾病住院患儿总数的 20%。自 20 世纪 50 年代以来，口服糖皮质激素（以下简称激素，glucocorticosteroid，GC）一直是 PNS 公认的一线治疗方法。临床上≥85% 的 PNS 患儿的肾脏病理改变为微小病变，对 GC 治疗敏感。我国儿童 PNS 的调查数据显示：77.6%～91.0% 的患儿初始激素治疗敏感，但有 80%～90% 的患儿复发，其中 25%～43% 为频复发或激素依赖。由于长期或反复使用激素，会导致机体出现肥胖、生长抑制、高血压、糖尿病、骨质疏松、白内障等不良反应，对这些频复发或激素依赖的患儿常需加用或改用免疫抑制剂，然而免疫抑制剂也可引起严重的不良反应。

二、PNS 的诊断

诊断标准如下。

（1）大量蛋白尿：1 周内 3 次尿蛋白定性（＋＋＋）～（＋＋＋＋），或随机或晨尿蛋白/肌酐（mg/mg)≥2.0；24 h 尿蛋白定量≥50 mg/kg。

（2）低蛋白血症：血浆白蛋白低于 25 g/L。

（3）高脂血症：血浆胆固醇高于 5.7 mmol/L。

（4）不同程度的水肿。

以上 4 项中以（1）和（2）为诊断的必要条件。

三、PNS 临床分型

（一）依据临床表现分型

依据临床表现可分为以下 2 型：

（1）单纯型 NS（simple type NS）：只有上述表现者。

（2）肾炎型 NS（nephritic type NS）：除以上表现外，尚具有以下 4 项中的 1 项或多项者：

①2 周内分别 3 次以上离心尿检查 RBC≥10 个/高倍镜视野（HPF），并证实为肾小球源性血尿者。

②反复或持续高血压（学龄儿童≥130/90 mm Hg，学龄前儿童≥120/80 mm Hg；1 mm Hg＝0.133 kPa），并除外使用 GC 等原因所致。

③肾功能不全。并排除由于血容量不足等所致。

④持续低补体血症。

（二）按糖皮质激素反应分型

按糖皮质激素（以下简称激素）反应可分为以下 3 型：

（1）激素敏感型 NS（steroid-sensitive NS，SSNS）：以泼尼松足量[2 mg/(kg·d) 或 60 mg/(m² · d)] 治疗≤4 周尿蛋白转阴者。

（2）激素耐药型 NS（steroid-resistant NS，SRNS）：以泼尼松足量治疗＞4 周尿蛋白仍阳性者。

（3）激素依赖型 NS（steroid-dependent NS，SDNS）：指对激素敏感，但连续 2 次减量或停药 2 周内复发者。

（三）NS 复发与频复发

（1）复发（relaps）：连续 3 d，晨尿蛋白由阴性转为（＋＋＋）或（＋＋＋＋），或 24 h 尿蛋白定量≥50 mg/kg 或尿蛋白/肌酐（mg/mg）≥2.0。

（2）频复发（frequently relaps，FR）：指肾病病程中半年内复发≥2 次，或 1 年内复发≥3 次。

（四）NS 的转归判定

（1）临床治愈：完全缓解，停止治疗＞3 年无复发。

（2）完全缓解（CR）：血生化及尿检查完全正常。

（3）部分缓解（PR）：尿蛋白阳性＜（＋＋＋）。

（4）未缓解：尿蛋白≥（＋＋＋）。

四、SSNS 的治疗

(一) 初发 NS 的治疗

1. 激素治疗

(1) 诱导缓解阶段：足量泼尼松（泼尼松龙）60 mg/(m² · d) 或 2 mg/(kg · d)（按身高的标准体重计算，见附录 C），最大剂量 60 mg/d，先分次口服，尿蛋白转阴后改为每晨顿服，疗程 4～6 周。

(2) 巩固维持阶段：泼尼松 2 mg/kg（按身高的标准体重计算，见附录 C），最大剂量 60 mg/d，隔日晨顿服，维持 4～6 周，然后逐渐减量，总疗程 9～12 个月。

2. 应用激素时的注意事项

(1) 初发 NS 的激素治疗须足量和足够疗程，足量和足够的疗程是初治的关键，可降低发病后 1～2 年的复发率。激素的疗程超过 2 个月，每增加 1 个月疗程，在停药的 12～24 个月内，复发的危险度降低 11%，可减少复发发生率 7.5%，此效应维持至 7 个月，同时不增加激素副作用。而延长激素治疗至 1 年并不能进一步降低复发率，因此不建议激素的疗程过长，国外研究建议不超过 7 个月，我国 2000 年 11 月珠海会议制定的《小儿肾小球疾病临床分类、诊断及治疗》主张 9～12 个月。

(2) 目前国外随机对照临床试验研究，建议激素用短疗程法，但实际应用后复发率较高，重复应用激素的累积剂量也较大。因此，基于我国临床应用实际情况及专家共识，仍建议采用中长程激素疗法。

(二) 非频复发 NS 的治疗

(1) 积极寻找复发诱因，积极控制感染，少数患儿控制感染后可自发缓解。

(2) 激素治疗。

①重新诱导缓解：泼尼松（泼尼松龙）每日 60 mg/m² 或 2 mg/(kg · d)（按身高的标准体重计算），最大剂量 60 mg/d，分次或晨顿服，直至尿蛋白连续转阴 3 d 后改为 40 mg/m² 或 1.5 mg/(kg · d)，隔日晨顿服 4 周，然后用 4 周以上的时间逐渐减量。

②在感染时增加激素维持量：患儿在巩固维持阶段患上呼吸道感染时改隔日口服激素治疗为同剂量每日口服，可降低复发率。

五、FRNS/SDNS 的治疗

(一) 激素的使用

(1) 拖尾疗法：同上诱导缓解后泼尼松每 4 周减量 0.25 mg/kg，给予能维持缓解的最小有效激素量（0.5～0.25 mg/kg），隔日口服，连用 9～18 个月。

（2）若隔日激素治疗出现反复，可用能维持缓解的最小有效激素量（0.5～0.25 mg/kg），每日口服。

（3）在感染时增加激素维持量：患儿在隔日口服泼尼松 0.5 mg/kg 时出现上呼吸道或胃肠道感染时改隔日口服激素治疗为同剂量每日口服，连用 7 d，可降低 2 年后的复发率。若未及时改隔日口服为每日口服，出现尿蛋白阳性，仍可改隔日激素为同剂量每日顿服，直到尿蛋白转阴 2 周再减量。如尿蛋白不转阴，重新开始诱导缓解或加用其他药物治疗。

（4）纠正肾上腺皮质功能不全：肾上腺皮质功能减退患儿复发率明显增高，对这部分患儿可静滴促肾上腺皮质激素（ACTH）来预防复发。对 SDNS 患儿可予 ACTH 0.4U/(kg·d)（总量不超过 25U）静滴 3～5 d，然后激素减量，同时再用 1 次 ACTH 以防复发。每次激素减量均按上述处理，直至停激素。近年国内报道的 ACTH 用法为：1 U/(kg·d)（最大剂量控制在 50U 以下），静滴 3～5 d 为 1 个疗程，每月 1 个疗程。用 2 个疗程后，激素每月减量 1.25～5 mg。一般 ACTH 用 6 个疗程或激素减停后继续用 ACTH 治疗 2 个疗程。

（二）免疫抑制剂治疗

1. 环磷酰胺（CTX）

（1）剂量：2～3 mg/(kg·d) 分次口服 8 周，或 8～12 mg/(kg·d) 静脉冲击疗法，每 2 周连用 2d，总剂量≤168 mg/kg，或每月 1 次静注，500 mg/(m²·次)，共 6 次。

（2）口服治疗 8 周，与单独应用激素治疗比较，可明显减少 6～12 个月时的复发率，但无证据表明进一步延长疗程 12 周能再减少 12～24 个月时的肾病复发。

（3）口服环磷酰胺 3 mg/(kg·d) 联合泼尼松治疗的效果较口服 2 mg/(kg·d) 联合泼尼松治疗的效果好。如患儿能耐受，建议口服剂量为 3 mg/(kg·d)。

（4）静脉每月 1 次冲击治疗，与口服治疗相比，两者有效率无差异，而 WBC 减少、脱发、感染等不良反应较口服法轻。

（5）环磷酰胺治疗 FRNS 患儿的疗效优于 SDNS，FRNS 2 年和 5 年的缓解率分别为 72% 和 36%，而 SDNS 2 年和 5 年的缓解率分别为 40% 和 24%。

（6）随年龄的增加，环磷酰胺治疗的缓解率增加。有文献显示，＜3.8岁的患儿2年缓解率为17.2%，3.8～7.5岁的缓解率为30%，＞7.5岁的缓解率可达45%。避免青春期前和青春期用药。

2. 环孢素A（CSA）

（1）剂量：4～6 mg/(kg·d)，每12 h口服1次，维持血药谷浓度（早晨空腹不服药）80～120 ng/mL，疗程12～24个月。

（2）应用环孢素A时需注意以下几方面。

①建议餐前1 h或餐后2 h服药。

②初次服药后1周查血药浓度，根据血药浓度调整剂量。用药期间需监测血药浓度。

③维持期口服较小剂量［1.5～2.0 mg/(kg·d)］时，单次服用可增加药物的峰浓度，对谷浓度无影响，既能达到同样的疗效，又可减少不良反应，增加患儿的依从性。

④环孢素A肾毒性（CSAN）发生的独立危险因素为：环孢素A治疗时间＞36个月、患儿接受环孢素A治疗时年龄＜5岁、大量蛋白尿的持续时间长（＞30 d）。有CSAN的患儿发生复发的风险明显高于无CSAN的患儿。临床上应对长期使用环孢素A的患儿进行监测，当患儿血肌酐水平较基础值增高30%，应减少环孢素A的用量。对使用2年以上的患儿应肾活检观察有无肾毒性的组织学证据。

3. 他克莫司（FK506）

（1）剂量：0.10～0.15 mg/(kg·d)，维持血药浓度5～10 µg/L，疗程12～24个月。

（2）应用他克莫司时需注意以下几方面：

①建议餐前1 h或餐后2 h服药。

②初次服药后1周查血药谷浓度，根据血药浓度调整剂量。用药期间需监测血药浓度。

③他克莫司的生物学效应是环孢素A的10～100倍，肾毒性较环孢素A小。

④对严重的SDNS或FRNS治疗的效果与环孢素A相似。

⑤对于有糖尿病家族史、糖耐量降低或肥胖的患儿应慎用。

⑥患儿及家人不能接受环孢素A对容貌的影响（如多毛、牙龈增生等）时，建议使用他克莫司代替环孢素A治疗。

⑦可加用五酯胶囊，有利于提高他克莫司的血药浓度。

4. 霉酚酸酯（MMF）

（1）剂量：$20\sim30$ mg/(kg·d) 或 $800\sim1200$ mg/m²，分 2 次口服（最大剂量 1 g，每天 2 次），疗程 $12\sim24$ 个月。

（2）应用霉酚酸酯时需注意以下几方面：

①长疗程（＞12 个月）霉酚酸酯治疗可减少激素用量、降低复发率，无明显的胃肠道反应和血液系统不良反应。

②对环孢素 A 抵抗、依赖或环孢素 A 治疗后频复发患儿，霉酚酸酯能有效减少激素用量和环孢素 A 的用量，可替代环孢素 A 作为激素的替代剂。

5. 利妥昔布（Rituximab）

剂量：375 mg/(m²·次)，每周 1 次，用 $1\sim4$ 次。对上述治疗无反应、副作用严重的 SDNS 患儿，可使用利妥昔布，其能有效地诱导缓解，减少复发次数，不良反应发生率低，与其他免疫抑制剂合用有更好的疗效。

6. 长春新碱（Vincristine）

用法：1 mg/m²，每周 1 次，连用 4 周，然后 1.5 mg/m²，每月 1 次，连用 4 个月。能诱导 80% 的 SDNS 缓解，对部分使用环磷酰胺后仍频复发的患儿可减少复发次数。

7. 其他免疫抑制剂

（1）咪唑立宾（Mizoribine）用法：5 mg/(kg·d)，分 2 次口服，疗程 $12\sim24$ 个月。近年研究表明，咪唑立宾能减少 SDNS 或 FRNS 患儿的尿蛋白，减少激素用量，提高缓解率。

（2）硫唑嘌呤（Azathioprine）：与单纯激素治疗和安慰剂治疗相比，其治疗在 6 个月时的复发率无差别，现已不建议临床应用。

（3）免疫调节剂［左旋咪唑（Levamisole）］用法：2.5 mg/kg，隔日口服，疗程 $12\sim24$ 个月。应用左旋咪唑时需注意以下几方面：

①一般作为激素辅助治疗，适用于常伴感染的 FRNS 和 SDNS。

②与单纯激素治疗相比，加用左旋咪唑可降低 SDNS 和 FRNS 的复发风险。

③左旋咪唑治疗 6 个月以上，其降复发效果与口服环磷酰胺治疗相似，可降低 6 个月、12 个月、24 个月复发风险。

④左旋咪唑在治疗期间和治疗后均可降低复发率，减少激素的用量，在某些患儿可诱导长期的缓解。

（曾海生　李建伟）

第二章

激素敏感、复发/依赖肾病综合征诊治解读 (2016)

一、诊断方面

有专家提出是否取消单纯型和肾炎型肾病综合征 (nephrotic syndrome, NS) 的分型。管娜等对其中心 20 年原发性 NS 患儿的回顾性研究分析显示：单纯型 NS 和肾炎型 NS 的患儿在糖皮质激素 (glucocorticosteroid, 以下简称激素) 耐药、预后和并发症等方面有明显差异，进行临床分型对早期评估预后、及时调整治疗方案有帮助，因此，继续保留该临床分型。对其中肾炎型 NS 的判断标准做如下解读。

(一) 有关血尿的标准

有专家提出"2009 版指南"血尿的标准与中华医学会儿科学分会肾脏病学组在 2004 年"全国儿童血尿暨慢性肾衰竭专题讨论会"上制订的我国儿童血尿的诊断标准不一致。"2009 版指南"定义为"2 周内≥3 次离心尿镜检红细胞≥10 个/高倍镜视野 (HP)，并证实为肾小球源性血尿"，2004 年会议标准是"离心尿尿红细胞>3 个/HP 或>8 个/μL，非离心尿尿红细胞 1～2 个/HP，若 2～3 周内重复 2～3 次尿检异常，考虑具有病理意义"。

由于 NS 患儿肾小球滤过膜的通透性增加，红细胞滤过或漏出的概率和数量增加，若直接套用 2004 年会议血尿的诊断标准，可能导致诊断肾炎型 NS 的病例数显著增加而失去了该分型的临床意义，因此"2016 版指南"保留了"2009 版指南"中血尿的诊断标准。国内很多医院采用尿沉渣全自动分析仪对尿液中的红细胞进行定量分析，对此，有专家建议在肾炎型 NS 血尿标准中增加尿沉渣全自动分析仪尿红细胞的定量标准。然而，不同医院的尿沉渣分析仪型号不一，各个型号之间的灵敏度和特异度也有区别，只能作为一种快速定量分析的过筛手段，得出的定量值只能做参考，在怀疑血尿时仍需做尿沉渣镜检红细胞计数才较为可靠。

(二) 有关高血压的标准

"2009 版指南"仅提供了学龄前和学龄期儿童的高血压诊断阈值，而未考虑年龄、性别及身高对患儿血压的影响。欧洲心脏学会（European Society of Cardiology）及欧洲高血压学会（European Society of Hypertension）最新"儿童青少年高血压管理指南"推荐使用美国儿童青少年血压控制工作组第 4 次报告制订的诊断标准。国内米杰等发表了"中国儿童青少年血压参照标准的研究制订"，初步建立适合中国儿童青少年生长发育特点的血压参照值，目前已在临床广泛使用。参照上述研究成果并结合临床实际情况，将高血压的标准修订为"≥3 次于不同时间点测量的收缩压和（或）舒张压值大于同性别、年龄和身高的儿童青少年血压的第 95 百分位数"。"2009 版指南"高血压的标准［学龄儿童≥130/90 mmHg（1 mmHg＝0.133 kPa），学龄前儿童≥120/80 mmHg］较为简单，方便易记，而"2016 版指南"高血压的标准更为精确和科学。

（三）有关肾功能不全的标准

"2009 版指南"只提及"肾功能不全"，未提供具体的数据指标。对应的指南解读中建议参考 2000 年珠海会议有关小儿肾功能诊断的指标，具体如下。

（1）肾功能正常期：血尿素氮（BUN）、血肌酐（SCr）及内生肌酐清除率（CCr）正常。

（2）肾功能不全代偿期：血 BUN、SCr 值正常，CCr 为 50～80 mL/（min·1.73 m^2）。

（3）肾功能不全失代偿期：血 BUN、SCr 值增高，CCr 为 30～50 mL/（min·1.73m^2）。

（4）肾功能衰竭期（尿毒症期）：CCr 为 10～30 mL/（min·1.73 m^2），SCr＞353.6 μmol/L，并出现临床症状，如疲乏、不安、胃肠道症状、贫血、酸中毒等。

（5）终末肾：CCr 为＜10 mL/（min·1.73m^2），如无肾功能替代治疗难以生存。国内同行和学组委员认为上述标准在临床应用实用性不强，也未具体标明哪一期适用。在研讨会上曾拟修改为"肾功能异常"，而"肾功能异常"既有肾小球功能异常，也有肾小管功能异常，也需对肾小管功能异常提供具体数值的界定，否则易将肾炎型 NS 的诊断泛化。第 8 版《诸福棠实用儿科学》则描述为"持续性氮质血症，BUN＞10.7 mmol/L，并排除由于血容量不足所致"。而尿 BUN 受多种因素影响，非一精确指标。由于目前缺乏相关临床证据支持，尚不能达成共识，建议参考上述肾功能诊断的指标。

(四) 有关激素敏感性的界定

"2009 版指南"将足量激素治疗 4 周尿蛋白转阴者定义为激素敏感型 NS（steroid-sensitive NS，SSNS），尿蛋白仍阳性者定义为激素耐药性 NS（steroid-resistant，SRNS）。2012 年改善全球肾脏疾病预后（Kidney Disease Improving Global Outcomes，KDIGO）协会指南将激素治疗 4 周尿蛋白转阴定义为 SSNS，激素治疗 8 周未完全缓解者定义为 SRNS，其间的 4 周由临床医生评估处理后再判断，充分体现临床医生在诊疗过程中的能动性和个体化处理。2014 年加拿大指南对 SSNS 和 SRNS 的定义同 2012 版 KDIGO 指南，2015 年日本指南对 SSNS 和 SRNS 的定义同我国"2009 版指南"。对全国 37 所协作医院参与的"我国儿童激素敏感、复发/依赖肾病综合征诊疗现状的多中心研究"显示：在初发 NS，足量激素应用 4 周内尿蛋白转阴占 96.1%，4~8 周转阴的仅占 3.6%，提示仅非常小部分患儿通过延长激素治疗可达到尿蛋白转阴，也提示若患儿对激素治疗敏感，96.1% 发生在治疗的 4 周内。初次激素治疗尿蛋白转阴时间与患儿的复发明显相关，达尿蛋白转阴时间越长，复发率越高。因此，如以"足量激素治疗 8 周"作为判断激素敏感与否的标准，不仅耗时太长，增加激素的不良反应，也不利于疾病的及时控制。专家组讨论后决定沿用"2009 版指南"的诊断标准，对激素是否敏感界定在足量激素治疗 4 周尿蛋白是否转阴。在判断时应注意：①初始激素的使用是否足量；②是否存在其他合并药物的影响如利福平、苯妥英钠等。

(五) 有关频复发 (frequent relapse，FR) 的界定

"2009 版指南"将病程中半年复发≥2 次，1 年复发≥3 次的 NS 定义为 FRNS。国外指南如 2012 年 KDIGO 指南、2015 年日本指南、2009 年美国指南等定义为初次治疗缓解 6 个月内复发 2 次及以上，或任何 12 个月内复发 4 次以上。为了更好与国际接轨，便于用相同的诊断标准与国外同行交流，"2016 版指南"将病程中半年内复发≥2 次，或 1 年内复发≥4 次的 NS 定义为 FRNS。

二、治疗方面

(一) 有关初发 NS 患儿的治疗

1. 关于初发 NS 激素使用的最大剂量

"2009 版指南"提及激素的用量有性别和年龄的差异，对＞4 岁的男童激素最大剂量可用到 80mg/d。但后续并无相关研究证据进一步支持该最大

剂量的益处。参考 2012 年 KDIGO 指南、日本 "2013 版慢性肾脏疾病循证医学指南"及国内专家意见后，考虑大剂量激素使用的安全性和不良反应等问题，"2016 版指南"将"2009 版指南"中 NS 前 6 周诱导缓解期激素最大剂量"80 mg/d"修订为"60 mg/d"。

2. 关于按身高的标准体重计算激素剂量

推荐参照 2009 年 "中国 0～18 岁儿童、青少年身高、体重的标准化生长曲线"来计算患儿身高的标准体重（参考附录 C）。

3. 关于 NS 诱导缓解期的激素疗程

"2009 版指南"强调"足量、足疗程（即 6 周）"原则，并且指出尽管 6 周的激素诱导治疗会增加不良反应的发生概率，但肾病的复发率下降。然而，Baek 等的研究表明：对于诱导期尿蛋白转阴时间<1 周的患者，采用足量激素诱导缓解 4 周的疗程与采用 6 周的疗程比较，二者的复发率并无差异。参考 2012 年 KDIGO 指南及学组委员的意见，建议足量激素诱导 2 周内尿蛋白就已完全缓解的患儿，诱导缓解期的疗程可为 4 周；若足量激素诱导治疗>2 周尿蛋白才完全缓解的患儿，诱导缓解的疗程为 6 周。

4. 关于维持缓解期的激素疗程

既往随机对照研究（random controlled trial，RCT）表明，将激素疗程延长至 7 个月能最大限度地减少复发的危险度，建议疗程控制在 7 个月左右。近年来 3 个 RCTs 和一项荟萃分析表明：激素疗程 6 个月和疗程 2～3 个月方案相比，二者 2 年内的复发率虽无差异，但其 6 个月及 2 年内的实际复发率都很高，而且重复的足量激素使用，激素的累积剂量也较高。因此，结合我国目前的医疗情况和诊治体会，经专家组讨论后，"2016 版指南"仍建议参照"2009 版指南"将激素总疗程维持在 9～12 个月。

5. 关于初发 NS 使用激素联合环孢素 A

"2009 版指南"建议对部分初发 NS 患儿使用该方案。目前，除一项 2006 年的 RCT 显示该方案较单用激素治疗有优势外，没有进一步的其他证据支持，且在实际临床中很少应用。经专家组讨论后，"2016 版指南"取消推荐该方案。

（二）有关上呼吸道或胃肠道感染时激素的使用

在巩固维持阶段发生上呼吸道或胃肠道感染时，改隔日口服激素治疗为同剂量每日口服，持续 5～7 d，可有效降低复发率。Abeyagunawardena 和 Trompeter 的研究纳入隔日激素用量<0.6 mg/kg 的 40 例 NS 患儿，随机

分为试验组和对照组，在上呼吸道感染期间，试验组改同剂量激素每日口服，对照组予同剂量激素隔日口服，试验组复发率为18%，对照组为48%，差异具有统计学意义。Gulati等的研究纳入隔日激素用量＜1 mg/kg的100例FRNS患儿，随机分为试验组和对照组，在上呼吸道或胃肠道感染时，试验组调整激素为同剂量每日口服，持续7d，对照组仍维持隔日同剂量激素治疗，试验组的感染相关平均复发的次数为（0.7±0.3）次，平均年复发人次为（0.9±0.4）人次，对照组分别为（1.4 ±0.5）次和（1.8±0.5）/（人次/年），差异有统计学意义。以上2个RCTs研究进一步表明了在巩固维持阶段发生上呼吸道感染或胃肠道感染史时改隔日激素口服为每日同剂量激素口服的有效性，故提升证据等级为A。

在指南研讨会上学组委员提出临床实际中常出现的另一种情况，即在呼吸道或胃肠道感染时未及时改隔日激素口服为每日口服，出现尿蛋白阳性。经专家组讨论后达成共识，建议：发生上述情况时，仍可改隔日激素为同剂量每日顿服，直到尿蛋白转阴2周后减为隔日剂量。如尿蛋白持续不转阴，重新开始诱导缓解或加用其他药物治疗。

（三）有关 FRNS/SDNS 的免疫抑制剂治疗

1. 关于环磷酰胺

"2016 版指南"更新环磷酰胺累积总剂量应≤168 mg/kg。计算如下：指南中建议环磷酰胺的剂量为2～3 mg/(kg·d)，疗程8周，即最大剂量为3 mg/d × 7d（1周）× 8 周 = 168 mg/kg。当环磷酰胺用量大于10 mg/(kg·d) 时，考虑到环磷酰胺引起的不良反应（肝功能损害、出血性膀胱炎等），需注意水化，并可用巯乙磺酸钠预防出血性膀胱炎。因此，推荐最好在患儿处于缓解期，尿量可且能耐受水化的情况下使用环磷酰胺治疗。

2. 关于环孢素 A

参照 2015 年日本指南和国内专家意见，建议诱导期即前 6 个月维持环孢素 A 的谷浓度为 80～120 ng/mL，之后逐渐减量，维持血药谷浓度为60～80 ng/mL，总疗程12～24 个月。来源于肾移植术后患者的临床观察研究表明：联合应用小剂量五酯片，可提高环孢素 A 的谷浓度 CO、峰浓度 Cmax 和药物-剂量时间曲线下面积 AUC 0～12 h，可减少环孢素 A 用量，减轻肾损害的发生率，并可降低治疗费用。但五酯片应用于 NS 患儿的疗效和安全性尚需相关的研究进一步证实。

3. 关于霉酚酸酯

有研究显示霉酚酸酯用药第 1 年的年平均复发次数较环孢素 A 多，前者年平均复发次数是 1.1 次/年，后者为 0.24 次/年；第 2 年年平均复发次数和不良事件的发生率二者无显著差异，但使用霉酚酸酯的患儿平均肾小球滤过率 [146 mL/(min·1.73m^2)] 高于环孢素 A [118 mL/(min·1.73m^2)]，进一步亚组分析显示：患儿的复发率与霉酚酸（MPA）的暴露剂量相关，MPA-AUC＞50 μg·h/mL 时年平均复发次数为 0.27 次，MPA-AUC＜50 μg·h/mL 时为 1.4 次，暴露剂量大患儿的复发次数少，差异具有统计学意义，因此建议有条件的单位进行霉酚酸酯浓度的监测。

4. 关于利妥昔单抗

国内外指南均建议当其他免疫抑制剂无效或引起不良反应严重时可考虑使用。近年来有新的证据进一步支持上述建议。多项 RCT 研究表明：利妥昔单抗能够有效降低复发率，维持缓解，减少激素和免疫抑制剂的使用。

（1）Iijima 等纳入 48 例 SDNS/FRNS 患儿，随机分为试验组和对照组，每组各 24 例，试验组予利妥昔单抗 375 mg/m^2，最大剂量≤500 mg，每周 1 次，连用 4 周，对照组予同剂量安慰剂静脉滴注，随访 1 年，试验组维持缓解的中位时间为 267 d，对照组仅为 101 d，差异具有统计学意义，且二者严重不良反应（如严重感染需住院治疗、急性肾功能损伤等）的发生率无明显差异。更多项研究也表明利妥昔单抗可明显降低 NS 复发，减少激素及免疫抑制剂的使用。

（2）Kemper 等观察了 37 例 SDNS 患儿，使用 1～2 剂利妥昔单抗治疗者平均维持缓解的时间为（10.3±3.5）个月，而 3～4 剂利妥昔单抗治疗者患儿的平均维持缓解的时间可达（23.3±18.7）个月，差异有统计学意义，提示对于 SDNS 患儿使用 3～4 剂利妥昔单抗治疗较使用 1～2 剂疗效好。目前就利妥昔单抗的安全性、远期疗效及使用疗程和剂量仍待进一步探究。

5. 关于咪唑立宾

2000 年 Yoshioka 等的 RCT 研究表明：服用咪唑立宾 [4 mg/(kg·d)，分 2 次口服，疗程 48 周] 与安慰剂治疗相比，二者复发率的差异没有统计学意义。因此，临床上不推荐 SSNS 患儿使用。但进一步经亚组分析后显示：对于≤10 岁的 FRNS 患儿，使用咪唑立宾治疗后能有效降低复发率。近年国内外研究也表明：咪唑立宾能有效减少 SDNS/FRNS 患儿的尿蛋白，减少激素用量，提高缓解率。对于咪唑立宾的剂量、疗效与血药浓度的关系及安全性仍需更多大样本多中心的 RCT 进一步证实。

6. 关于苯丁酸氮芥

目前国内无药，且其与环磷酰胺的疗效相似，但其致死率、感染率、诱发肿瘤、惊厥发生率均高于环磷酰胺。其性腺抑制剂量与治疗有效剂量十分相近，故已很少用于临床，故"2016 版指南"将其删除。

（曾海生）

第三章

激素耐药型肾病综合征诊治（2016）

激素耐药型肾病综合征（SRNS）是可进展至终末期肾病的儿童常见的肾脏疾病之一，由于其表现糖皮质激素耐药，治疗棘手，并发症多发，是威胁儿童生命健康的重要疾病之一。

一、SRNS 定义

SRNS 是指以泼尼松足量治疗＞4 周尿蛋白仍阳性，除外感染、遗传等因素所致者。又分为初始耐药（initial non-responder）和迟发耐药（late non-responder），后者指激素治疗 1 次或多次缓解后，再次足量激素治疗＞4 周尿蛋白仍阳性者。

SRNS 儿童可见各种病理类型，以非微小病变为主，包括局灶节段性肾小球硬化（FSGS）、系膜增生性肾小球肾炎（MSPGN）、膜增生性肾小球肾炎（MPGN）、膜性肾病（MN）。NS 初治时见有微小病变（MCD），少部分患儿出现激素耐药，但由于儿童 NS 大部分表现为 MCD，基数较大，部分重复肾活检结果显示 MCD 可能为 FSGS 的早期改变，故 MCD 在 SRNS 中约占 10％～20％。免疫荧光以 IgM 或 Clq 沉积为主的肾病患儿常出现激素耐药。

二、SRNS 治疗

SRNS 的治疗相对棘手，需要结合患儿临床表现及并发症、肾脏病理改变、药物治疗反应、药物毒副作用、患儿个体差异以及经济状况等多方面因素选择免疫抑制剂，严格掌握适应证，避免过度用药以及因药物治疗带来的不良反应。

（一）治疗原则

首先进行激素序贯疗法，即以泼尼松足量治疗＞4 周尿蛋白仍阳性时，可考虑以大剂量甲泼尼龙 [15～30 mg/(kg·d)] 冲击治疗，1 次/d，连用 3 d 为 1 个疗程，建议最大剂量不超过 1.0 g，冲击治疗结束后继续使用泼尼松 2 mg/(kg·d) 其 11d（大剂量甲泼尼龙冲击＋足量口服共 2 周），如果尿蛋白转阴，参照激素敏感型肾病综合征（SSNS）指南进行泼尼松减量；如尿蛋白仍阳性，建议行肾活检，再根据不同病理类型选择免疫抑制剂，同时泼尼松隔日晨顿服 2mg/kg（泼尼松最大剂量不超 60 mg），随后每 2～4 周减5～10 mg，再以一个较小剂量长期隔日顿服维持，少数可停用。

（二）根据不同病理类型的治疗方案

SRNS 由于病理类型不同，对各种免疫抑制剂的治疗反应不同，其预后及自然病程有很大差别。因此，明确 SRNS 患儿的病理类型非常必要。一旦临床诊断明确，强烈推荐在有条件的单位尽早进行肾组织活检以明确病理类型。

不同病理类型 SRNS 的免疫抑制剂选择：在需要联合免疫抑制剂治疗时，应考虑不同的药物作用机制，采用多药联合理念，力求增加疗效和避免严重不良反应。推荐方案如下。

1. 病理类型为 MCD

儿童 MCD 绝大部分为 SSNS，少部分表现耐药，预后较 SSNS 差，数年后部分也可进展至终末期肾病。目前认为病理类型为 MCD 的 SRNS 患儿可首选钙调神经磷酸酶抑制剂（CNIs）如他克莫司或环孢素 A 进行初始治疗。目前推荐可选择的药物治疗方法有：

（1）他克莫司：他克莫司是较环孢素 A 更为安全、有效的免疫抑制剂其作用前者比后者理论上强 10～100 倍，是有效的免疫抑制剂，他克莫司治疗 SRNS（MCD）的缓解率达 84％～95％。

（2）环孢素 A：环孢素 A 已被广泛应用于 SRNS 患儿的治疗，临床上不能耐受他克莫司治疗或者其他原因者，可选用环孢素 A，其缓解率也低于他克莫司，但优于环磷酰胺等其他的免疫制剂。由于其肾毒性的不良反应（肾小管间质纤维化、高血压等）达 17％，以及多毛、牙龈增生等，限制了其广泛应用。

（3）环磷酰胺：观察静脉环磷酰胺冲击的完全缓解率可达 82.4％；口服环磷酰胺 8～12 周的缓解率为 70％，结果表明静脉环磷酰胺冲击治疗较口服环磷酰胺效果更佳。

2. 病理类型为 FSGS

儿童 FSGS 预后差，数年后 25％～30％可进展至终末期肾病。蛋白尿是FSGS 进展的重要因素，由于 FSGS 患儿蛋白尿发生自发缓解率很小（＜6％），因此，药物治疗旨在控制蛋白尿。目前认为病理类型为 FSGS 的 SRNS 患儿可采用钙调神经磷酸酶抑制剂（CNIs）如他克莫司或环孢素 A 进行初始治疗。目前推荐可选择的药物治疗方法有：

（1）他克莫司：他克莫司是较环孢素更为安全、有效的免疫抑制剂，有 Meta 分析结果显示，他克莫司是安全有效的治疗 SRNS（FSGS）的药物，总体缓解率为 77%，仍有肾毒性的不良反应。

（2）环孢素 A：环孢素 A 应用于 SRNS 患儿的治疗，临床上可用于不能耐受他克莫司治疗者，其肾毒性的不良反应同前。

（3）激素联合环磷酰胺治疗：大剂量甲泼尼龙冲击 1~3 个疗程后，序贯泼尼松口服联合环磷酰胺静脉治疗（疗程 6 个月至 1 年），17% 的患儿获完全缓解；ISKDC（international study of kidney disease in children）的研究不推荐口服环磷酰胺用于 SRNS-FSGS 的治疗。

（4）利妥昔单抗（Rituximab）：利妥昔单抗是一种针对 CD20 阳性的前 B 细胞的单克隆抗体，有研究显示表现为 SRNS 的 FSGS 部分对利妥昔治疗有效，但其缓解率要次于激素敏感及激素依赖组。目前还需要大样本多中心的研究来观察其确切的疗效。

（5）其他：尚有以长春新碱冲击、吗替麦考酚酯（MMF）口服等治疗的报道，有一定的临床疗效，但目前尚无较好的临床证据，有待大样本多中心对照观察其确切疗效。

3. 病理类型为 MsPGN

目前国内外尚缺乏有效的治疗方案，可参考选用激素联合静脉环磷酰胺冲击、环孢素 A、他克莫司等治疗。

4. 病理类型为 MPGN

本型可进展为终末期肾病，随访 6~11 年中有 50% 的患者进入终末期肾病，20 年则有 90% 的患儿进入终末期肾病。可选用大剂量甲泼尼龙冲击序贯泼尼松和环磷酰胺冲击，也可以考虑选用其他免疫抑制剂如环孢素 A，或他克莫司，或 MMF，前述几种药物的选择是小样本且专家观点，有待于多中心研究。

5. 病理类型为 MN

儿童原发性 MN 很少，少量患儿可部分或完全自发缓解，随访 10 年后 20%~30% 的患儿可发展至肾功能衰竭。成人 MN 治疗建议首选 ACEI 和（或）ARB 类药物，若大量蛋白尿、肾功能不断恶化或经上述治疗无明显好转，可选用环孢素 A 和低剂量泼尼松治疗，至少 6 个月，或咪唑立宾或他克莫司。尚缺乏治疗儿童 MN 的经验。

（三）多药联合治疗

对于经上述治疗无效的患儿，经评估除外遗传性 SRNS、感染、血栓形成等并发症，可采用多药联合治疗。

（四）在缺乏肾脏病理检查的情况下的治疗

2010 年前国内外学者将环磷酰胺作为 SRNS 的首选治疗药物，Meta 分析结果表明大剂量环磷酰胺（500～750 mg/m²）与泼尼松 [1 mg/(kg·d)] 联合治疗效果最好。本指南推荐采用小剂量泼尼松与 CNIs 联合作为 SRNS 的首选治疗药物，疗程至少 6 个月，如无效则停止使用；另外可选择大剂量环磷酰胺冲击治疗。

（五）重视辅助治疗

ACEI 和（或）ARB 仍是重要的辅助治疗药物，不仅可以控制高血压，而且可以降低蛋白尿和维持或延缓肾功能进展；用于肾功能正常或者肾小球滤过率在慢性肾脏病临床分期 Ⅰ～Ⅲ期的患儿。

治疗 SRNS 同时要注意并发症的处理。注意改善高凝状态，防止深静脉血栓形成，可预防性使用抗凝药物如普通肝素或低分子肝素；有高胆固醇血症存在可考虑使用降脂药物如他汀类药物；有肾小管与间质病变的患儿可加用冬虫夏草制剂，其作用能改善肾功能，减轻毒性物质对肾脏的损害，同时可以降低血液中的胆固醇和甘油三酯，减轻动脉粥样硬化；伴有肾功能不全可应用大黄制剂。

（六）常用药物使用方法

1. 甲泼尼龙冲击

（1）剂量为 15～30 mg/(kg·次)（最大量≤1.0 g），置于 5% 葡萄糖注射液 100 mL 中静脉滴注，维持 1～2 h，连用 3 d 为 1 个疗程，间隔 1 周可重复使用，一般应用 1～3 个疗程。冲击后继续口服泼尼松。

（2）注意事项：短时间内静脉注射大剂量甲泼尼龙（10 min 内给予大于 500 mg），会引起心律失常与心脏停搏等，建议在使用过程中进行心电监护，使用时间至少 30 min 以上，每天最大剂量不超过 1.0 g。

（3）下列情况慎用甲泼尼龙治疗：伴活动性感染；高血压及高眼压；有胃肠道溃疡或活动性出血者。

2. 他克莫司

（1）他克莫司和环孢素 A 通过抑制钙调蛋白依赖的蛋白磷酸酶活性，

通过活化 T 细胞的核因子（NF-AT）进而抑制 T 辅助细胞 CD4 的活化及增殖，下调多种细胞因子的产生，特别是阻断 T 细胞产生 IL-2，因而发挥免疫抑制作用。另外，他克莫司可以通过非免疫作用稳定足细胞骨架（TRPC6、Sydnaptopodin），从而改善蛋白尿。

（2）剂量为 $0.05\sim0.15$ mg/(kg·d)，每 12 h 服 1 次，空腹，于服药后 1 周查他克莫司血药浓度，维持谷浓度在 $5\sim10$ $\mu g/L$。

（3）诱导期 6 个月，治疗 6 个月如未获得完全缓解则可停药，如获得部分缓解可继续使用 CNIs 药物至 12 个月；蛋白尿缓解后逐渐减量，每 3 个月减 25%，低剂量维持 $12\sim24$ 个月。

（4）改善全球肾脏病预后组织（KDIGO）肾小球肾炎指南建议他克莫司联合小剂量激素，疗效高于单独使用他克莫司。

3. 环孢素 A

诱导缓解阶段：

（1）初始剂量 $4\sim6$ mg/(kg·d)，每 12 h 服 1 次，空腹，于服药后 1 周查环孢素 A 血药浓度，维持谷浓度 $100\sim200$ $\mu g/L$，如 <100 $\mu g/L$ 时，可增加环孢素 A 剂量 1 mg/(kg·d)；如 >200 $\mu g/L$ 时则减少环孢素 A 剂量 $0.5\sim1$ mg/(kg·d)。

（2）诱导期 6 个月，治疗 6 个月如未获得部分或完全缓解则可停药，如获得部分缓解可继续使用 CNIs 药物至 12 个月；蛋白尿缓解后逐渐减量。

巩固维持阶段：

（1）环孢素 A 应缓慢减量，每月减少 0.5 mg/kg 或每 3 个月减少 25%，减至 1 mg/(kg·d) 时维持，总疗程 $1\sim2$ 年。

（2）KDIGO 肾小球肾炎指南建议环孢素 A 联合小剂量激素，疗效高于单独使用环孢素 A。

（3）注意事项：因 CNIs 如他克莫司或环孢素 A 可致肾小管间质的损伤，用药期间需监测药物浓度；同时建议每 3 个月监测肾功能（包括肾小管功能）1 次，如果血肌酐较基础值增高 $>30\%$（即便这种增加在正常范围内）或伴有肾小管功能异常时，应将 CNIs 剂量减少 $25\%\sim50\%$ 或停药；当肾功能迅速下降、血肌酐增加与尿蛋白减少相分离、接受 CNIs 治疗 2 年以上时应考虑肾活检以及时发现肾毒性的组织学依据。

4. 环磷酰胺

环磷酰胺作为细胞毒药物，有助于延长缓解期及减少复发，可改善激素耐药者对激素的效应。环磷酰胺定向作用于免疫细胞，抑制细胞分化、增殖，大剂量环磷酰胺能抑制 Ts 细胞（CD8）且作用持久。有条件时可在使用环磷酰胺前检查细胞亚群如 CD4 与 CD8，CD8 增高者选择大剂量环磷酰胺将会获得更理想的治疗效果。

（1）大剂量环磷酰胺静脉冲击疗法有 2 种：

第 1 种：环磷酰胺剂量 8～12 mg/(kg·d)，置于生理盐水 100 mL 中静脉滴注，维持 1～2 h，连用 2 d，每 2 周重复 1 次。

第 2 种：环磷酰胺剂量 500～750 mg/(m²·次)，置于生理盐水 100 mL 中缓慢静脉滴注，维持 1～2h，每月 1 次。

以上 2 种疗法达到累积量停药，用药期间需水化碱化治疗（用 1/5～1/4张力液 30～50 mL/kg，总液体量控制在 2000 mL/m²，以维持足够尿量，防止出血性膀胱炎，体表面积计算见附录 F），应注意多饮水。

（2）口服环磷酰胺：

剂量 2～3 mg/(kg·d)，分次口服，疗程 8～12 周，总体疗效较差。

注意事项：应用本药注意近期不良反应（如胃肠道反应、骨髓抑制、肝功能损害、出血性膀胱炎等），并严格掌握总累积量（累积量 168 mg/kg），以防止远期对性腺的损伤。

5. MMF

（1）剂量为 20～30 mg/(kg·d)，分 2 次口服，诱导期 4～6 个月，建议诱导剂量后每 3～6 个月减少 10 mg/(kg·d) 维持治疗，总疗程 12～24 个月。

（2）连续使用 MMF 4 个月无效者可列为 MMF 耐药。

（3）注意事项：MMF 不良反应主要有胃肠道反应和感染；少数患儿出现潜在的血液系统骨髓抑制（如：贫血、白细胞减少）；肝脏损害等。

6. 雷公藤中成药制剂

由于其对儿童性腺的抑制等不良反应，2012 年 10 月 18 日国家食品药品监督管理局要求修订雷公藤中成药制剂说明书，禁忌证包括儿童、育龄期有孕育要求者、孕妇及哺乳期妇女禁用。本指南儿童 SRNS 不再推荐使用。

（曾海生）

第四章

激素耐药型肾病综合征诊治解读（2016）

一、激素耐药型肾病综合征的诊断

（一）激素耐药型肾病综合征（SRNS）的定义

在 2010 年发布的中华医学会儿科学分会肾脏病学组诊治指南定义的基础上进行延伸，即以泼尼松足量治疗＞4 周尿蛋白仍阳性，除外感染、遗传等因素所致者。又分为初始耐药（initial non-responder）和迟发耐药（late non-responder），后者指激素治疗 1 次或多次缓解后，再次足量激素治疗＞4 周尿蛋白仍阳性者。该定义来源于尼尔逊儿科学教材、2008 年"全国儿科慢性肾脏病诊治指南专题研讨会"的专家共识与 2012 年改善全球肾脏病预后组织（KDIGO）指南，充分考虑了儿童肾病综合征对糖皮质激素（以下简称激素）治疗的反应性并尽可能减少激素的不良反应。

（二）关于病理与肾活检

2016 版指南强调，足量泼尼松治疗，是指每天、连续使用泼尼松或其他等效剂量的中效激素 2 mg/(kg·d)，诱导缓解期建议分次服用激素，最大剂量不超过 60 mg（按泼尼松计），4 周尿蛋白无缓解，但必须评估是否同时存在其他导致激素耐药的因素，如感染（尤其乙型肝炎、结核感染等）、深静脉血栓形成等。一旦去除影响因素，明确诊断为 SRNS 后，需尽早进行肾活检，明确病理类型，一方面了解病变程度，指导治疗的调整及预后的判断，同时可除外 Alport 综合征等遗传性疾病，避免过度使用免疫抑制剂。

在导致 SRNS 的各型病理分型中，局灶节段性肾小球硬化症（FSGS）、系膜增生性肾小球肾炎（MsPGN）、膜增生性肾小球肾炎（MPGN）、膜性肾病（MN）、微小病变（MCD）等均可见，但文献显示病理类型以 FSGS 占主要，此病理类型表现多药耐药的概率较高，可进展至终末期肾病。

另外，免疫荧光以 IgM 或 Clq 系膜区沉积为主的肾病患儿常出现激素耐药。2016 版指南建议，对于 SRNS 除尽早肾活检外，对于高度怀疑遗传性或先天性肾病综合征，应尽早送检基因检测，避免过度免疫抑制剂的使用。

二、关于治疗

(一) 激素的序贯疗法

给予大剂量甲泼尼龙 [15～30 mg/(kg·d)] 冲击治疗，1 次/d，连用 3 d 为 1 个疗程，建议最大剂量不超过 1.0 g，冲击治疗结束后继续使用泼尼松 2 mg/(kg·d) 共 11 d（即激素冲击＋足量口服共 2 周）。在实际操作中，由于大剂量甲泼尼龙冲击治疗可能造成严重后果，如感染、高血压、惊厥等，故建议严格控制剂量，建议不超过 500 mg，掌握适应证与禁忌证。

(二) 激素冲击无效处理

1. 首选他克莫司

如果经冲击甲泼尼龙治疗后 2 周尿蛋白无缓解，应加用免疫抑制剂，首选的免疫抑制剂为钙神经蛋白酶抑制剂（calcineurin inhibitor，CNIs），包括他克莫司或环孢素 A，2012 年之前的各国指南均建议首选环孢素 A，2012 年 KDIGO 指南建议起始治疗首选他克莫司，原因为如下。

（1）多个针对 SRNS 的研究显示，他克莫司在有效性和安全性方面均优于环孢素 A，而较少高血压、多毛、牙龈增生、肾毒性等不良反应。

（2）他克莫司治疗 SRNS 显示较高的缓解率，显著高于环磷酰胺、环孢素 A、霉酚酸酯等。

（3）部分国家（如加拿大）的指南（2013 年）将二者列为并列位置。他克莫司是一种新型高效的免疫抑制剂，其作用是环孢素 A 的 10～100 倍，2016 诊治解读也调整为起始治疗首选他克莫司。

2. 他克莫司剂量

2016 版诊治解读建议从小剂量开始，0.05 mg/(kg·d)，1 次/12 h，空腹，于服药后 1 周查他克莫司血药谷浓度，维持谷浓度在 5～10 μg/L，修订将监测血药浓度时间由 1～2 周改为 1 周，是由于根据药代动力学服药 3 d 即可达到稳态浓度，监测血药浓度时间改为 1 周时，既能达到血药浓度检测要求，又可以尽早实现必要的剂量调整，节省患儿等待调整药物的时间。

3. 他克莫司疗效

与服药时间、高脂血症、他克莫司代谢的基因型等密切相关。故要求服药时间为进食前 1h 或进食后 2～3 h，限制高脂肪饮食；同时可在用药前检测患儿的他克莫司代谢酶细胞色素 P450（CYP3A5）基因第三内含子

A6986G，突变型为 3/3 型（即 G/G），较 1/1 型（即 A/A）与 1/3 型（即 A/G）浓度更容易达到治疗浓度。

4. 他克莫司维持治疗

（1）治疗后尿蛋白缓解，诱导期 6 个月，维持巩固期推荐长程小剂量维持，病情稳定时，他克莫司小剂量维持期间不需要测浓度，最长报道使用时间为 80 个月，其不良反应包括腹泻、惊厥发作、严重感染、可逆性后白质脑病等。当发生上述不能耐受的不良反应时应停药。

（2）如果患儿尿蛋白已经转阴而他克莫司血药浓度未达治疗浓度，可以不增加剂量，他克莫司治疗至少 6 个月，6 个月获得部分缓解，可将疗程延长到 12 个月，而后减量。

（3）治疗过程中要注意监测肾功能（包括肾小管功能），诱导期 6 个月，如果血肌酐较基础值增高＞30％（即便这种增加在正常范围内）或伴有肾小管功能异常时，应将他克莫司剂量减少 25％～50％或停用；当肾功能迅速下降、血肌酐增加与尿蛋白减少相分离、接受他克莫司治疗 2 年以上时应考虑肾活检以及时发现肾毒性的组织学依据。

5. 不能耐受他克莫司治疗方案

建议环孢素 A 用于患儿，使用方法和注意事项同他克莫司。目前建议诱导期至少 6 个月，治疗 6 个月无效的应停用环孢素 A，此指南由 3 个月改为 6 个月，是由于既往针对环孢素 A 的指南推荐为 3～6 个月的时间，也有临床证据支持。

6. 他克莫司与激素联用

在选择他克莫司治疗时，泼尼松减到 2 mg/（kg·d）隔日 1 次与他克莫司同时使用，部分患儿疗效优于单用他克莫司。

（三）环磷酰胺作为后备

此次指南将环磷酰胺作为 CNIs 之后的选择，是根据近 6 年的多个 RCT 及回顾性分析的结论，环磷酰胺的缓解率低于 CNIs，具体用药方法及注意事项同前，但需严格掌握总累积量 168 mg/kg，主要是考虑性腺问题。

（四）利妥昔单抗

1. 目前研究效果

利妥昔单抗是一种针对 CD20 阳性前 B 细胞的单克隆抗体制剂，近年来治疗 SRNS 的研究显示，对其他免疫抑制剂无效的患儿，部分患儿可获得缓解，但缺乏随机大样本量的研究，其不良反应的观察也缺乏长时间的数据支持。其缓解率较 SSNS/FRNS 组低，因此有待于更大、更有说服力的研究。

2. 具体使用方法及疗程

无统一规范，专家共识建议使用方法如下。

（1）用量：375 mg/m²，静脉输注，每周 1 次，共 1～4 次。

（2）采用每半年 1 次静脉输注。

（3）监测 CD20 阳性细胞计数，初次检测低于 100 个/mL 暂不输注，治疗过程中注意过敏反应及生命体征监测，半年内监测继发少见细菌感染。

（五）霉酚酸酯

1. 诱导期 4～6 个月，指连续使用霉酚酸酯 4 个月尿蛋白减少者，需继续连续使用 6 个月。

2. 如连续使用霉酚酸酯 4 个月无效者可列为霉酚酸酯耐药。

（六）雷公藤中成药制剂

曾经被用于治疗儿童 SRNS，2012 年 10 月 18 日国家食品药品监督管理局要示修订雷公藤中成药说明书，禁忌项中禁用者包括儿童、育龄期有孕育要求者、孕妇及哺乳期妇女，因而雷公藤中成药制剂不再纳入治疗指南。

（七）SRNS 按上述流程治疗无效时

需考虑到基因的检测。SRNS 在治疗中如果有家族史的患儿或表现多药耐药，要注意遗传性 SRNS 的排查与基因检查，国外以检查 NPSH2 和 WT1 基因为主，而事实上多种基因异常可致 SRNS，随着技术的进步，我国可以进行相关的基因检查，如果证实为基因异常，可以避免使用较多的免疫抑制剂，造成严重感染等不良后果。

（八）多药联合治疗

对于经上述治疗无效的患儿，经评估除外遗传性 SRNS、感染、血栓形成等并发症，可采用多药联合治疗，如激素＋CNIs＋环磷酰胺，激素＋CNIs＋霉酚酸酯，激素＋CNIs＋利妥昔单抗，激素＋霉酚酸酯＋利妥昔单抗，但目前缺乏大样本的证据，有待进一步临床验证。

（曾海生）

第五章

原发性 IgA 肾病诊断治疗（2016）

IgA 肾病（IgA nephropathy，IgAN）是一组免疫病理特征以肾小球系膜区 IgA 沉积为主的临床综合征，是最常见的一种肾小球肾炎。原发性 IgA 肾病多见于年长儿和青年，男女比例约为 2：1，起病前多有上呼吸道感染等诱因。临床表现类型多样，以发作性肉眼血尿和持续性镜下血尿最为常见，可以伴有不同程度的蛋白尿；部分患儿表现为肾病综合征、急性肾炎综合征，甚至急进性肾炎综合征，可合并高血压及肾功能减退。本症临床呈现慢性进展，约 25%～30% 的患者 20～25 年后出现终末期肾脏病（ESRD），需要肾替代治疗，因此是导致 ESRD 的主要疾病之一。

本指南主要适用于具有一定儿童肾脏病专业基础以及接受过儿童肾脏专业培训或研修的临床儿科医师，尤其是为儿肾科专科医师提供临床参考。

一、儿童原发性 IgA 肾病的诊断与分型

1. 诊断标准

IgA 肾病是免疫病理诊断名称，其免疫荧光特征为在肾小球系膜区和（或）毛细血管襻有以 IgA 为主的免疫球蛋白沉积，并排除过敏性紫癜、系统性红斑狼疮、慢性肝病等疾病所致 IgA 在肾组织沉积者。

2. 临床分型

国际上没有明确的临床分型建议。鉴于本症临床表现的多样性，为便于临床实践中结合临床特点进行治疗和随访，参照中华医学会儿科学分会肾脏病学组 2000 年修订的小儿原发性肾小球疾病临床分类和 2007 年全国小儿原发性 IgA 肾病调查报告，本指南建议将我国儿童原发性 IgA 肾病临床表现分为以下 7 种类型：

（1）孤立性血尿型（包括复发性肉眼血尿型和孤立性镜下血尿型）。

（2）孤立性蛋白尿型（24 h 尿蛋白定量＜50 mg/kg）。

（3）血尿和蛋白尿型（24 h 尿蛋白定量＜50 mg/kg）。

（4）急性肾炎型。

（5）肾病综合征型。

（6）急进性肾炎型。

（7）慢性肾炎型。

3. 病理分型

目前国际上有多种版本的 IgA 肾病病理分级的标准：1982 年 Lee 等 H1 倡导的五型分级，1997 年 Haas 提出病理学分级以及 1997 年 WHO 公布的病理分级标准，其中以 1982 年 Lee 分级系统的采用最为普遍。1982 年 Lee 分级标准具有着重肾小球急性损伤程度、有利于选择治疗方法的特点，因此本指南推荐其为现阶段我国儿童原发性 IgA 肾病病理分级参照标准。

Ⅰ级：绝大多数肾小球正常，偶见轻度系膜增宽（节段）伴/不伴细胞增殖。

Ⅱ级：半数以下肾小球局灶阶段性系膜增殖或硬化，罕见小的新月体。

Ⅲ级：轻至中度弥漫性系膜细胞增殖和系膜基质增宽，偶见小新月体和球囊粘连。

Ⅳ级：重度弥漫性系膜细胞增殖和基质硬化，部分或全部肾小球硬化，可见新月体（<45%）。

Ⅴ级：病变性质类似Ⅳ级，但更严重，>45%肾小球伴新月体形成。

二、儿童原发性 IgA 肾病的治疗

（一）治疗面临的问题

1. 发病机制不十分清楚

目前，原发性 IgA 肾病的发病机理尚未完全清楚，尚无特异性治疗。由于本症临床表现呈现多样性、反复性、慢性进展性以及临床－病理的不平行性等特点，迄今理想的针对临床和肾脏病理特点完成的临床试验不多，高质量、多中心、随机对照的临床试验也显不足。

2. 治疗的方法

（1）目前本症的治疗多为针对临床主要表现以及肾脏病变轻重，采用多药联合（即"鸡尾酒式治疗"）、低毒性、长疗程（一般 1～2 年以上）的治疗原则。

（2）主要药物包括：肾上腺糖皮质激素和多种免疫抑制剂、血管紧张素转化酶抑制剂（ACEI）和血管紧张素受体拮抗剂（ARB）、鱼油以及抗凝药物等，旨在抑制异常的免疫反应、清除免疫复合物、修复肾脏损伤、延缓慢性进展以及对症处理（降压、利尿）。

（3）也有针对原发性 IgA 肾病出现的特殊病理改变的治疗以及扁桃体摘除、IVIG、血浆置换等的报道。

（二）以血尿为主要表现的原发性 IgA 肾病的治疗

1. 持续性镜下血尿

目前多数观点认为孤立性镜下血尿、肾脏病理Ⅰ级或Ⅱ级无须特殊治疗，但需定期随访，如随访中出现病情变化（如合并蛋白尿、持续性肉眼血尿、高血压等）应重新评价。针对此症国内临床见有中（成）药的实际应用，但有效性尚缺乏循证证据支持。

2. 肉眼血尿

对与扁桃体感染密切相关的反复发作性肉眼血尿，可酌情行扁桃体摘除术，但是否确能减少肉眼血尿的发生还有待于多中心、大样本的前瞻性研究证实。对临床持续 2～4 周以上的肉眼血尿者，专家建议可试用甲泼尼松龙（MP）冲击治疗 1～2 个疗程。

（三）合并蛋白尿时原发性 IgA 肾病的治疗

1. 轻度蛋白尿

（1）指 24 h 蛋白尿定量＜25 mg/kg，以及肾脏病理Ⅰ级、Ⅱ级是否需要药物治疗并未达成一致看法。可以考虑应用 ACEI［如赖诺普利 0.4 mg/(kg·d)，每日 1 次，最大剂量＜20 mg/d］治疗。

（2）抗氧化剂 VitE 有降尿蛋白的作用，尚缺少来自多中心的大样本临床试验的证实。

2. 中度蛋白尿

（1）指 24 h 尿蛋白定量 25～50 mg/(kg·d)，或肾脏病理仅显示中度以下系膜增生，建议应用 ACEI 类药物降低尿蛋白，也可以联合应用 ACEI 和 ARB 以增加降低蛋白尿的疗效。注意当内生肌酐清除率＜30 mL/(min·1.73 m²)时慎用。

（2）对于应用鱼油控制 IgA 肾病中度蛋白尿、延缓疾病进展的临床研究结果不一，但新近来自多中心、随机、对照临床试验的结果，每日 ω-3 脂肪酸（03FA）组和隔日泼尼松治疗组并没有显示出优于安慰剂组的疗效，因此专家并不推荐在临床治疗中为了控制蛋白尿、延缓肾脏病进展而单独应用 03FA。

3. 肾病综合征型或伴肾病水平蛋白尿

（1）指 24 h 尿蛋白定量＞50 mg/kg 体重，或肾脏病理显示中度以上系膜增生，在应用 ACEI 和（或）ARB 的基础上，采用长程激素联合免疫抑制剂治疗。

（2）关于免疫抑制剂的应用问题，首选环磷酰胺（CTX）；也可以采用多种药物联合治疗：硫唑嘌呤（AZA）或联合糖皮质激素、肝素、华法林、双嘧达莫，其疗效显著优于单独应用糖皮质激素的疗效。激素为泼尼松口服[$1.5\sim2$ mg/（kg·d）]，4 周后可改为隔日给药并逐渐减量，总疗程 $1\sim2$ 年。

（3）关于吗替麦考酚酯（MMF）、来氟米特、雷公藤多苷等药物的应用尚缺少多中心、大样本的随机对照临床试验的证据，需结合临床实际酌情应用。

（四）伴新月体形成的原发性 IgA 肾病的治疗

1. 缺乏大宗随机对照试验

这类 IgA 肾病并不少见，尤其是伴新月体形成者，但目前尚无来自大宗的临床随机对照试验的研究结果。

2. 治疗方案

专家认为当新月体肾炎或肾病理中新月体形成累及肾小球数大于 25%～30% 时，可以考虑首选大剂量甲泼尼龙冲击治疗，$15\sim30$ mg/（kg·d）连续 3 d，继之口服泼尼松（用法同上），并每月予以 0.5 g/m² CTX 冲击共 6 个月；也可使用 CTX（冲击治疗或每日口服 1.5 mg/kg）联合小剂量泼尼松龙（0.8 mg/kg）治疗。

此外，目前还关注到其他一些肾脏病理表现的治疗问题，如以弥漫性毛细血管内增生为主的 IgA 肾病等，但目前尚没有来自随机对照临床试验的结果，因此如何治疗此类 IgA 肾病有待于进一步探索；未见有关针对慢性肾小球肾炎/病理改变类型治疗的循证证据。

（曾海生）

第六章

原发性 IgA 肾病诊断治疗解读（2016）

一、关于病理分型

虽然 2010 年原发性 IgA 肾病诊断治疗指南中就病理分型推荐了应用较为普遍的 1982 年 Lee 分级系统，但同时指出此分型系统对判断临床预后，以及应用中可重复性均显不足。而愈来愈多的循证证据显示 2009 年发表的新的 IgA 肾病牛津分类（MEST 评分）中系膜细胞增生、节段性肾小球硬化、内皮细胞增生和肾小管萎缩或间质纤维化等指标不仅是预测肾脏结局的独立病理指标，且可预测临床预后。新近又有研究显示，IgA 肾病患者肾病理中新月体形成累及肾小球数＞25％时，不论治疗与否，与肾小球滤过率下降 50％或进展至终末期肾病相关，因此 2017 年发表的 IgA 肾病牛津分类 2016 强调了上述病理改变报告，即 MEST-C 评分（M. 系膜细胞增生；E. 内皮细胞增生；S. 节段性肾小球硬化；T. 肾小管萎缩/间质纤维化；C. 新月体）。鉴于此，在 2016 指南中推荐了国际 IgA 肾病协作网和肾脏病理学会工作组提出的 IgA 肾病牛津分类。

二、关于治疗

目前关于儿童 IgA 肾病的高质量临床试验研究并不多，改善全球肾脏病预后组织（KDIGO）2012 年 IgA 肾病指南涉及儿童部分亦不多，且依据新的 IgA 肾病牛津分类（MEST-C 评分）的治疗研究更少，因此 2016 指南关于治疗方面的更新甚少。这也提示我们针对儿童 IgA 肾病开展多中心前瞻性临床试验研究至关重要，以提供我国的临床研究证据进而补充制订新的循证指南。

蛋白尿是影响 IgA 肾病预后最强的因素。KDIGO 2012 年 IgA 肾病指南建议儿童患者尿蛋白 $0.5 \sim 1$ g/（d·1.73m²）时应用 ACEI 或 ARB 治疗。日本肾脏病学会 2013 年发表的慢性肾脏病临床循证指南建议尿蛋白 0.5 g/d 以上且慢性肾脏病Ⅰ～Ⅲb 期可以应用 ACEI 或 ARB 治疗；尿蛋白＜1 g/d 且慢性肾脏病Ⅰ～Ⅱ期可以口服或不口服醋酸泼尼松（龙），但若尿蛋白＞1 g/d

则建议口服醋酸泼尼松（龙）和激素冲击治疗。

虽然有研究显示硫唑嘌呤联合糖皮质激素、肝素、华法林、双嘧达莫可改善儿童 IgA 肾病长期预后，但是 KDIGO 2012 年 IgA 肾病指南考虑到硫唑嘌呤副作用大，不建议使用该药。尽管来自我国的初步研究显示，吗替麦考酚酯的疗效与 IgA 肾病牛津分类中肾小管萎缩/间质纤维化有关，但是仍需多中心随机对照试验证实。有来自成人 IgA 肾病的随机对照试验显示，钙调磷酸酶抑制剂可以降低蛋白尿。一项包括了 40 例轻型 IgA 肾病患者的研究表明，与安慰剂组相比，应用 16 周他克莫司组尿蛋白显著下降；一项包括 48 例 IgA 肾病患者的研究比较了单独口服甲泼尼龙和甲泼尼龙联合环孢素 A 治疗 12 个月的疗效，结果显示两种治疗方案均有效降低了尿蛋白，改善了肾功能。然而缺乏长期应用此类药物对肾功能的影响以及与其他免疫抑制剂疗效比较的研究。因此 2016 指南就蛋白尿方面免疫抑制剂应用没有更新。

一项包括了 14 个前瞻性和回顾性研究、涉及 1794 例成人 IgA 肾病患者（主要为亚裔）的荟萃分析显示，扁桃体切除术可以诱导该病临床缓解和降低终末期肾脏病发生率。而来自日本的一项随机对照试验研究并未证实扁桃体切除术有益于 IgA 肾病，欧洲的研究亦未证实扁桃体切除术有益于 IgA 肾病。KDIGO 2012 年 IgA 肾病指南建议该病不行扁桃体切除术。因而 2016 指南就扁桃体切除术持谨慎态度。

（曾海生）

第七章

紫癜性肾炎的诊治（2016）

　　紫癜性肾炎是儿科常见的继发性肾小球疾病之一，由于诊断标准不统一、观察随访时间差异，因而过敏性紫癜患者中发生肾损害的报告率差别较大，文献报道为 20%～100%。Brogan 和 Dillon 依据临床表现诊断，紫癜性肾炎发生率为 40%～50%。

一、紫癜性肾炎的诊断

（一）诊断标准

1. 定义

97% 患儿的肾损害发生在起病的 6 个月以内，为进一步规范临床诊断，现将诊断标准修改为：在过敏性紫癜病程 6 个月内，出现血尿和（或）蛋白尿。

2. 血尿和蛋白尿的诊断标准

血尿：肉眼血尿或镜下血尿。

蛋白尿：满足以下任何一项者：① 1 周内 3 次尿常规蛋白阳性；②24 h 尿蛋白定量＞150 mg；③ 1 周内 3 次尿微量白蛋白高于正常值。

3. 6 个月后出现症状

极少部分患儿在过敏性紫癜急性病程 6 个月后，再次出现紫癜复发，同时首次出现血尿和（或）蛋白尿者，应争取进行肾活检，如为 IgA 系膜沉积为主的系膜增生性肾小球肾炎，则亦应诊断为紫癜性肾炎。

（二）临床分型

（1）孤立性血尿型。

（2）孤立性蛋白尿型。

（3）血尿和蛋白尿型。

（4）急性肾炎型。

（5）肾病综合征型。

（6）急进性肾炎型。

（7）慢性肾炎型。

（三）病理分级

肾活检病理检查是判断肾脏损伤程度的金标准，目前常用的病理分级指标为 1974 年 ISKDC 和 2000 年中华医学会儿科学分会肾脏病学组制订。近年来对紫癜性肾炎的临床及病理研究发现，肾小管间质损伤与紫癜性肾炎的疗效及转归密切相关。

肾小球病理分级：

Ⅰ级：肾小球轻微异常。

Ⅱ级：单纯系膜增生，分为：①局灶/阶段；②弥漫性。

Ⅲ级：系膜增生，伴有＜50％肾小球新月体形成/阶段性病变（硬化、粘连、血栓、坏死），其系膜增生可为：①局灶/节段；②弥漫性。

Ⅳ级：病变同Ⅲ级，50％～75％的肾小球伴有上述病变，分为：①局灶/阶段；②弥漫性。

Ⅴ级：病变同Ⅲ级，＞75％的肾小球伴有上述病变，分为：①局灶/阶段；②弥漫性。

Ⅵ级：膜增生性肾小球肾炎。

（四）肾活检指征

对于无禁忌证的患儿，尤其是以蛋白尿为首发或主要表现的患儿（临床表现为肾病综合征、急性肾炎、急进性肾炎者），应尽可能早期行肾活检，根据病理分级选择治疗方案。

二、紫癜性肾炎的治疗

紫癜性肾炎患儿的临床表现与肾病理损伤程度并不完全一致，后者能更准确地反映病变程度。没有条件获得病理诊断时，可根据其临床分型选择相应的治疗方案。

（一）孤立性血尿或病理Ⅰ级

专家建议：仅对过敏性紫癜进行相应治疗，镜下血尿目前未见有确切疗效的文献报道。应密切监测患儿病情变化，建议至少随访 3～5 年。

（二）孤立性蛋白尿、血尿和蛋白尿或病理Ⅱ a 级

（1）国外研究报道较少。血管紧张素转换酶抑制剂（ACEI）和（或）血管紧张素受体拮抗剂（ARB）类药物有降蛋白尿的作用，建议可使用。

（2）国内也有用雷公藤多苷进行治疗，雷公藤多苷 1 mg/(kg·d)，分

3 次口服，每日剂量不超过 60 mg，疗程 3 个月，但应注意其胃肠道反应、肝功能损伤、骨髓抑制及可能的性腺损伤的副作用。

（三）非肾病水平蛋白尿或病理Ⅱb、Ⅲa级

（1）国外研究证据少，可参照前一级的用药。

（2）国内报道用雷公藤多苷 1 mg/(kg·d)，分 3 次口服，每日最大量不超过 60 mg，疗程 3～6 个月。

（3）也有激素联合免疫抑制剂治疗的报道，如激素联合环磷酰胺治疗、联合环孢素 A 治疗；对该类患儿积极治疗的远期疗效尚有待研究。

（四）肾病水平蛋白尿、肾病综合征或病理Ⅲb、Ⅳ级

（1）该组患儿临床症状及病理损伤均较重，现多倾向于采用激素联合免疫抑制剂治疗，其中疗效最为肯定的是糖皮质激素联合环磷酰胺治疗。

（2）若临床症状较重、病理呈弥漫性病变或伴有新月体形成者，可选用甲泼尼龙冲击治疗，15～30 mg/(kg·d) 或 1000 mg/(1.73m^2·d)，每日最大量不超过 1 g，每天或隔天冲击，3 次为 1 个疗程。

（3）此外有研究显示，其他免疫抑制剂如硫唑嘌呤、环孢素 A、吗替麦考酚酯（MMF）等亦有明显疗效。

（4）首选糖皮质激素联合环磷酰胺冲击治疗，当环磷酰胺治疗效果欠佳或患儿不能耐受环磷酰胺时，可更换其他免疫抑制剂。

（5）可供选择的治疗方案如下：

①糖皮质激素联合环磷酰胺冲击治疗：

泼尼松 1.5～2 mg/(kg·d)，口服 4 周后逐渐减量，同时应用环磷酰胺 8～12 mg/(kg·d)，静脉滴注，连续应用 2 d，间隔 2 周为 1 个疗程，共 6～8 个疗程，环磷酰胺累积量≤150 mg/kg。

②糖皮质激素联合其他免疫抑制剂治疗：

A. 糖皮质激素＋硫唑嘌呤：以泼尼松 2 mg/(kg·d) 分次口服，加用硫唑嘌呤 2 mg/(kg·d) 时，泼尼松改为隔日 2 mg/(kg·d) 顿服，2 个月后逐渐减量；硫唑嘌呤总疗程 8 个月。

B. 糖皮质激素＋环孢素 A：环孢素 A 口服 5 mg/(kg·d)，监测血药浓度，维持谷浓度在 100～200 ng/mL，疗程 8～12 个月；同时口服泼尼松 1～2 mg/(kg·d)，并逐渐减量停药。

C. 糖皮质激素＋吗替麦考酚酯（MMF）：MMF 15～20 mg/(kg·d)，最大剂量 1 g/d，分为 2～3 次口服，3～4 个月后逐渐减量至 0.25～0.5 mg/(kg·d)，疗程 3～6 个月；联合泼尼松 0.5～1 mg/(kg·d)，并逐渐减量。

D. 除以上免疫抑制剂外，国内尚有关于激素联合长春新碱或来氟米特治疗的临床报道，但其临床分型与疗效关系评定欠佳，且缺乏病理学依据，仍有待进一步研究。

（五）急进性肾炎或病理Ⅳ、Ⅴ级

（1）这类患儿临床症状严重、病情进展较快，现多采用三至四联疗法，常用方案为：甲泼尼龙冲击治疗1～2个疗程后口服泼尼松＋环磷酰胺（或其他免疫抑制剂）＋肝素＋双嘧达莫。

（2）已有甲泼尼龙联合尿激酶冲击治疗＋口服泼尼松＋环磷酰胺＋华法林＋双嘧达莫治疗的文献报道。

（3）除药物治疗外，近年来有报道显示，血浆置换治疗可有效去除患者血浆中抗体、补体及免疫反应介质等，从而缓解患儿病情进展，但其为小样本非随机研究，确切疗效仍有待进一步证实。

（六）辅助治疗

（1）在以上分级治疗的同时，可加用抗凝剂和（或）抗血小板聚集药，多为双嘧达莫 5 mg/(kg·d)，肝素 1～2 mg/(kg·d)。

（2）ACEI 和（或）ARB 类药物有降蛋白尿的作用，对于有蛋白尿的患儿，无论是否合并高血压，建议可以使用。ACEI 常用制剂为贝那普利，5～10 mg/d 口服；ARB 制剂为氯沙坦，25～50 mg/d 口服。

三、紫癜性肾炎的预防

糖皮质激素对过敏性紫癜患儿肾损害的预防作用仍存有争议。激素预防治疗的前瞻性研究显示，早期激素治疗不能预防肾损害的发生，甚至回顾性研究发现接受激素治疗的过敏性紫癜患儿更易复发。关于激素预防性治疗的Meta 分析结果却相反，一项 Meta 分析显示过敏性紫癜患儿早期接受激素治疗可显著减少肾损害的发生，且无不良反应；另 2 项系统综述或 Meta 分析均提示早期应用激素有减少肾损害发生的趋势，但差异无统计学意义。因此，有关激素预防用药是否有效仍有待临床研究。

四、紫癜性肾炎的随访

紫癜性肾炎虽有一定的自限性，但仍有部分患儿病程迁延，甚至进展为慢性肾功能不全。需要临床医生在重视治疗的同时，进一步加强随访。对病程中出现尿检异常的患儿则应延长随访时间，建议至少随访3～5年。

（曾海生）

第八章

紫癜性肾炎的诊治解读（2016）

一、关于诊断方面

（一）紫癜性肾炎的修正

2012 年中华医学会儿科学分会肾脏学组牵头对全国 40 家医院儿童紫癜性肾炎诊治现状进行调研，其中入选调查共 4863 例患儿，96.7％的患儿于过敏性紫癜起病 6 个月内确诊肾损害，因此 2016 指南沿用 2009 年版指南定义，在过敏性紫癜 6 个月内，出现尿检异常，包括血尿和（或）蛋白尿，诊断为"紫癜性肾炎"。为避免对紫癜性肾炎发病机制的误解，不建议使用"过敏性紫癜性肾炎"。

（二）紫癜性肾炎的诊断

虽然定义为过敏性紫癜起病 6 个月内诊断为紫癜性肾炎，但极少部分患儿在过敏性紫癜急性病程 6 个月后，再次出现紫癜复发，同时首次出现血尿和（或）蛋白尿者，应争取进行肾活检，如为 IgA 系膜区沉积为主的系膜增生性肾小球肾炎，仍可诊断为紫癜性肾炎。对这类肾损害发生时间相对较久的患儿在缺少病理资料时，临床诊断需慎重，以免对其他肾脏疾病的漏诊、误诊。

（三）蛋白尿方面

2016 指南加入了尿蛋白/肌酐（mg/mg）作为蛋白尿诊断标准之一，该项目快捷简便，目前国内外均已广泛开展。此外，目前越来越多的单位开展尿微量蛋白检测，尿微量白蛋白是早期肾损害的敏感指标，但随机尿中微量白蛋白可能受尿液稀释等多种因素的影响引发误差。近年来在糖尿病肾病早期诊断中，尿微量白蛋白/肌酐和尿蛋白排泄率逐渐成为重要指标。紫癜性肾炎中，尚缺乏相关研究，这有待临床开展尿微量白蛋白/肌酐与蛋白尿相关性研究，以逐渐完善蛋白尿诊断标准。此外，少数实验研究发现，尿 N-乙酰-β-氨基葡萄糖苷酶（NAG）、尿微球蛋白、尿单核细胞趋化蛋白-1（MCP-1）等作为肾脏早期损伤的指标对临床诊断亦有一定的价值，在实际工作中可结合实际工作予以参考。

（四）紫癜性肾炎临床表现方面

临床表现不一，病理分型多样，目前尚没有统一的肾活检指征。2012年中华医学会儿科学分会肾脏学组牵头对全国 40 家医院儿童紫癜性肾炎诊治现状进行调研，结果显示出不同医院之间肾活检的指征不同。部分医院镜下血尿即行肾活检明确病理类型，而部分医院对一些大量蛋白尿患儿也未行肾活检。大家对紫癜性肾炎的肾活检指征讨论建议，对于以蛋白尿为首发或主要表现的患儿，仍应早期行肾活检，以根据病理分级选择合适的治疗方案。暂未开展肾活检时，应转诊至有条件的医院进行肾活检明确病理诊断；转诊有困难时可依据临床表现选择相应治疗。

（五）病理分级的更新

较 2009 年版紫癜性肾炎指南，2016 指南更新建议：肾活检病理分级时加入肾小管病理分级。为了更准确地评估紫癜性肾炎肾损害程度、评估疗效及预后，建议今后的临床实践中可在现有病理分级的基础上，参照 Bohle 等学者建议的肾小管间质病理分级如下：

（＋）级：轻度小管变形扩张。

（＋＋）级：间质纤维化、小管萎缩＜20％，散在炎性细胞浸润。

（＋＋＋）级：间质纤维化、小管萎缩占 20％～50％，散在和（或）弥漫性炎性细胞浸润。

（＋＋＋＋）级：间质纤维化、小管萎缩＞50％，散在和（或）弥漫性炎性细胞浸润。

二、治疗方面

（一）治疗现状

近年在儿童紫癜性肾炎免疫抑制剂应用指征及选择方面仍缺乏较好证据，尽管依据病理分级进行治疗已成为临床重视，但依据肾组织病理分级治疗的文献报道依然很少。2012 年全国 40 家医院儿童紫癜性肾炎诊治现状调研结果显示，单纯血尿型患儿多未予特殊治疗，合并蛋白尿患儿多予激素及免疫抑制剂治疗；肾组织病理Ⅰ级和Ⅱ级以单用激素或联合雷公藤多苷治疗为主，病理Ⅲ级以上多采用激素联合其他免疫抑制剂治疗。而在其他免疫抑制剂的选择方面，各家医院相差较大，环磷酰胺、环孢素 A、他克莫司、霉酚酸酯等均有使用。

（二）治疗方案

（1）2016 本指南更新内容中同时加入了改善全球肾脏病预后组织（KDI-

GO）指南中有关儿童紫癜性肾炎的治疗意见，以供参考。

（2）对于不同临床分型和病理分级的紫癜性肾炎患儿，治疗方面仍缺乏循证医学证据的治疗方案，故仍基本沿用原指南的治疗方案。

（三）免疫抑制剂

1. 雷公藤多苷

既往有多篇关于雷公藤多苷治疗紫癜性肾炎的文献报道，2010年周添标等学者对雷公藤多苷和糖皮质激素治疗紫癜性肾炎进行了Meta分析，结果显示，单用雷公藤多苷或联合糖皮质激素比单用糖皮质激素疗效佳。2013年Wu等学者通过前瞻性对照研究发现，对于肾病水平蛋白尿患儿且病理为国际儿童肾脏病研究（ISKDC）分级Ⅰ～Ⅲ的紫癜性肾炎患儿，短期内（＜3个月）雷公藤多苷联合泼尼松治疗组较单用泼尼松组临床好转显著，但随访6个月以上两组间血尿、蛋白尿、肾功能等多方面均无明显差异。雷公藤多苷在紫癜性肾炎中的作用也一直为国内学者所关注。但在雷公藤多苷药品使用说明书更新中，明确注明该药在儿童禁用，因此2016诊治解读对雷公藤多苷不再推荐使用。

2. 环磷酰胺

环磷酰胺是目前国内儿童肾脏病中应用相对较多的免疫抑制剂之一，且多为静脉用药。国内2项关于环磷酰胺的Meta分析显示，激素联合环磷酰胺冲击治疗儿童紫癜性肾炎疗效确定。近年来国外关于环磷酰胺治疗儿童紫癜性肾炎的报道越来越少，少数报道认为环磷酰胺无明显疗效，但样本量相对较小，多为环磷酰胺口服治疗。因此，尽管环磷酰胺用于治疗紫癜性肾炎多年，但确切疗效仍有待临床多中心、大样本的随机对照试验提供循证证据。

3. 钙调蛋白抑制剂

（1）环孢素A：目前钙调蛋白抑制剂治疗紫癜性肾炎的报道较多的仍是环孢素A，文献仍以回顾性分析和病例报道为主。2011年Park等对29例临床表现为肾病综合征的紫癜性肾炎采用激素联合环孢素A治疗，所有患儿于环孢素A使用后均能逐渐撤减激素至停用，平均随访3.7年（1.2～12.9年），其中23例临床持续缓解，仅6例表现为环孢素A依赖。Jauhola等将24例肾病水平蛋白尿或新月体肾炎患儿，部分随机分为2组，与甲泼尼龙冲击治疗相比，环孢素A疗效更佳。个案报道显示，对于难治性重症紫癜性肾炎患儿，或对多种免疫抑制剂耐药患儿，加用环孢素A可有效缓解蛋白尿。因此，2016 指南建议对于重症紫癜性肾炎患儿可联用环孢素，期待临床随机对照试验以进一步提供循证医学证据。

（2）他克莫司：在 2012 年中华医学会儿科学分会肾脏学组牵头对全国 40 家医院儿童紫癜性肾炎诊治现状进行调研中发现，部分单位应用他克莫司治疗中重度蛋白尿的紫癜性肾炎患儿，但目前少有文献报道，有待进一步研究。

4. 霉酚酸酯

重症紫癜性肾炎患儿可选免疫抑制剂之一，近年来可见回顾性分析和病例报道的文献。Nikibakhsh 等报道，3 例重症紫癜性肾炎患儿（2 例临床呈快速进展性肾炎，1 例呈肾炎型肾病综合征），均对激素治疗无效，加用霉酚酸酯后能显著减少蛋白尿、保护肾功能。Du 等报道了 12 例肾病蛋白尿水平的紫癜性肾炎患儿，因激素耐药并拒绝使用环磷酰胺，应用霉酚酸酯能有效缓解临床症状。因缺乏高级别循证医学证据，在本指南中霉酚酸酯列为可选方案之一，也期待开展临床随机对照试验以验证其疗效。

5. 硫唑嘌呤

近年国内临床应用逐渐减少，多为国外应用报道，部分紫癜性肾炎患儿，联用硫唑嘌呤可有效缓解临床蛋白尿，有待多中心、RCT 研究验证。

6. 咪唑立宾、来氟米特

日本及国内近年有激素联合咪唑立宾或来氟米特的文献报道，均为小样本临床试验，确切疗效仍有待临床多中心、RCT 研究验证。

（四）ACEI/ARB 治疗

2009 年版指南中建议对于合并蛋白尿患儿加用 ACEI/ARB 药物治疗，2016 指南仍推荐。2012 年对全国 40 家医院儿童紫癜性肾炎诊治现状调研分析时，约半数患儿同时使用 ACEI/ARB 药物治疗，但药物选择多样。不同药物选择之间疗效是否存在差异也有待临床进一步观察。

（五）抗凝治疗

目前国内外报道倾向于抗凝药物有助于重症紫癜性肾炎病情缓解，但用药指征及用药方式、临床凝血指标监测等方面仍缺乏循证证据。2012 年全国 40 家医院儿童紫癜性肾炎诊治现状调研分析显示，在抗凝药物选择方面各家医院差异很大，本指南建议可加用抗血小板聚集药物口服双嘧达莫 3～5 mg/（kg·d），对抗凝药物的应用及疗效仍有待观察。国外有重症紫癜性肾炎患儿应用尿激酶治疗的报道。

（六）其他辅助治疗

较 2009 年版指南，本指南提及了血浆置换、扁桃体切除等辅助治疗方案。由于目前多为病例报道，缺乏循证证据支持，2016 指南不做推广，但对于临床特殊病例可选择个体化治疗方案，并加以总结。

三、预防和随访

（一）预防

糖皮质激素对过敏性紫癜患儿肾损害是否具有预防作用一直存有争议。早期系统综述显示，过敏性紫癜患儿早期接受糖皮质激素可减少肾损害的发生。但随着大样本随机对照试验研究的开展，越来越多的证据显示糖皮质激素对于过敏性紫癜患儿肾损害无预防作用。2012 年 Jauhola 等将 171 例过敏性紫癜患儿随机分为泼尼松治疗组和安慰剂治疗组，随访近 8 年，结果显示泼尼松并不能有效预防紫癜肾损害的发生。2013 年 Dudley 等完成了迄今为止最大样本量的随机对照双盲试验研究（双盲、安慰剂对照），共纳入新发过敏性紫癜患儿 352 例，随机分为泼尼松组（口服泼尼松 2 周）、安慰剂组，随访 12 个月，结果显示两组患儿肾损害的发生率无明显差异。近年 Meta分析和系统综述均提示，目前证据均不支持泼尼松对肾损害有预防作用。基于目前的证据，2016 指南不建议将泼尼松常规用于预防过敏性紫癜的肾损害。

此外，对于抗凝剂和（或）抗血小板聚集药物对过敏性紫癜患儿肾损害的预防作用也存有争议。目前少数研究显示双嘧达莫、阿司匹林等不能有效预防过敏性紫癜肾损害，但早期应用抗凝剂可减少或延缓肾损害的发生、缓解肾脏受累症状。抗凝剂对于过敏性紫癜肾损害是否有预防作用仍有待临床进一步研究。

（二）随访

较 2009 年版紫癜性肾炎指南，本指南建议对于部分紫癜性肾炎患儿应延长随访年限。Wakaki 等学者随访研究［随访时间 6.2（0.6～22.0）年］显示，在肾病水平性蛋白尿的紫癜性肾炎患儿中，约 20% 最终发展为慢性肾功能不全。尽管紫癜性肾炎有一定自限性，但 2016 指南仍建议对于紫癜性肾炎患儿应延长随访时间，尤其是对于起病年龄晚、临床表现为肾病水平蛋白尿或肾组织病理损伤严重的患儿应长期随访。

（曾海生）

第九章

狼疮性肾炎诊断治疗（2016）

系统性红斑狼疮（systemic lupus erythematosus，SLE）有肾损害表现，即为狼疮性肾炎（lupus nephritis，LN）。LN 是我国儿童常见的继发性肾小球疾病之一，也是影响 SLE 生存的重要因素之一。儿童 LN 损害发生率高于成人，SLE 起病早期可有 60%～80% 肾脏受累，2 年内可有 90% 出现肾脏损害。LN 临床表现类型多样，肾病综合征最为常见，其次为急性肾炎综合征、孤立性蛋白尿和（或）血尿，也可表现为急进性肾炎、慢性肾炎及终末期肾病。

一、狼疮性肾炎的诊断与分型

（一）诊断标准

在确诊为 SLE 的基础上，患儿有下列任一项肾受累表现者即可诊断为狼疮性肾炎：

（1）尿蛋白检查满足以下任何一项者：1 周内 3 次尿蛋白定性检查阳性；或 24 h 尿蛋白定量＞150 mg；或 1 周内 3 次尿微量白蛋白高于正常值。

（2）离心尿每高倍镜视野（HPF）RBC＞5 个。

（3）肾功能异常，包括肾小球和（或）肾小管功能。

（4）肾活检异常，符合狼疮性肾炎病理改变。

（二）临床分型

儿童 LN 临床表现分为以下 7 种类型。

（1）孤立性血尿和（或）蛋白尿型。

（2）急性肾炎型。

（3）肾病综合征型。

（4）急进性肾炎型。

（5）慢性肾炎型。

（6）肾小管间质损害型。

（7）亚临床型：SLE 患者无肾损害临床表现，但存在轻重不一的肾病理损害。

(三) 病理分型

1. 肾小球损害

狼疮性肾炎的病理分型标准着重肾小球的病理损害，但在临床应注意，肾小球损害的同时往往合并有肾小管间质及血管病变，甚至是与肾小球病变程度不对应的严重病变。

Ⅰ型：轻微系膜性狼疮性肾炎。光镜下肾小球正常，但免疫荧光和（或）电镜可见系膜区免疫复合物沉积。

Ⅱ型：系膜增生性狼疮性肾炎。光镜下可见单纯系膜细胞不同程度增生或伴有系膜基质增多，伴系膜区免疫复合物沉积；免疫荧光和电镜下可见少量上皮下或内皮下免疫复合物沉积。

Ⅲ型：局灶性狼疮性肾炎。分活动性（A）或非活动性（C）病变，呈局灶性（受累肾小球＜50％）阶段性或球性的肾小球内增生、膜增生和中重度系膜增生或伴有新月体形成，典型的局灶性的内皮下免疫复合物沉积，伴或不伴有系膜改变。

Ⅲ（A）：活动性病变。局灶增生性狼疮性肾炎。

Ⅲ（A/C）：活动性和慢性病变。局灶增生和硬化性狼疮性肾炎。

Ⅲ（C）：慢性非活动性病变伴有肾小球硬化。局灶硬化性狼疮性肾炎。应注明活动性和硬化性病变的肾小球的比例。

Ⅳ型：弥漫性狼疮性肾炎。活动性或非活动性病变。呈弥漫性（受累肾小球≥50％）节段性或球性的肾小球毛细血管内增生、膜增生和中重度系膜增生，或呈新月体性肾小球肾炎，典型的弥漫性内皮下免疫复合物沉积，伴或不伴有系膜病变。

Ⅳ型狼疮性肾炎又分2种亚型：Ⅳ-S狼疮性肾炎，即超过50％肾小球的节段性病变；Ⅳ-G狼疮性肾炎，即超过50％肾小球的球性病变。若出现弥漫性"白金耳样"病变时，即使轻度或无细胞增生的狼疮性肾炎，也归入Ⅳ型弥漫性狼疮性肾炎。

Ⅳ-S（A）：活动性病变。弥漫性节段性增生性狼疮性肾炎。

Ⅳ-G（A）：活动性病变。弥漫性球性增生性狼疮性肾炎。

Ⅳ-S（A/C）：活动性和慢性病变。弥漫性节段性增生和硬化性狼疮性肾炎。

Ⅳ-G（A/C）：活动性和慢性病变。弥漫性球性增生和硬化性狼疮性肾炎。

Ⅳ-S（C）：慢性非活动性病变伴有硬化。弥漫性节段性硬化性狼疮性肾炎。

Ⅳ-G（C）：慢性非活动性病变伴有硬化。弥漫性球性硬化性狼疮性肾炎。

应注明活动性和硬化性病变的肾小球比例。

Ⅴ型：膜性狼疮性肾炎。肾小球基底膜弥漫增厚，可见弥漫性或节段性上皮下免疫复合物沉积，伴或不伴系膜病变。Ⅴ型膜性狼疮性肾炎可合并Ⅲ型或Ⅳ型病变，这时应做出复合性诊断，如Ⅴ型＋Ⅲ型、Ⅴ型＋Ⅳ型等，并可进展为Ⅵ型硬化性狼疮性肾炎。

Ⅵ型：严重硬化性狼疮性肾炎。超过90％的肾小球呈现球性硬化，不再有活动性病变。

2. 肾小管损害

肾小管损害的病理表现包括肾小管上皮细胞核固缩、肾小管细胞坏死、肾小管细胞扁平、肾小管腔内有巨噬细胞或上皮细胞、肾小管萎缩、肾间质炎症和肾间质纤维化，在进行病理诊断时应注明肾小管萎缩、肾间质细胞浸润和纤维化的程度和比例。肾小管间质损害型：此型为孤立的肾小管间质改变，以肾小管损伤为主要表现，肾小球病变轻微，肾小球病变与肾小管间质病变不平行。

3. 血管损伤表现

①血管损伤表现包括狼疮性血管病变、血栓性微血管病、血管炎和微动脉纤维化。狼疮性血管病变：表现为免疫复合物（玻璃样血栓、透明血栓）沉积在微动脉腔内或叶间动脉，也称为非炎症坏死性血管病。

②血栓性微血管病：与狼疮性血管病变在病理及临床表现上相似，其鉴别要点为存在纤维素样血栓。

③坏死性血管炎：动脉壁有炎症细胞浸润，常伴有纤维样坏死。

④微动脉纤维化：微动脉内膜纤维样增厚不伴坏死、增殖或血栓形成。

二、增生性狼疮性肾炎的活动指数（AI）和慢性指数（CI）

对增生性狼疮性肾炎在区分病理类型的同时，还应评价其肾组织的活动指数和慢性指数（见表2-1），以指导临床治疗和判断预后。如果活动指数值≥11/24分，是积极使用激素冲击和免疫抑制剂治疗的指征，慢性指数值≥3/12分，则预示着预后不良，容易进展为终末期肾脏病。目前多推荐参照美国国立卫生研究院的半定量评分方法对狼疮性肾炎的活动性指数和慢性指数进行评价。

表 2-1 AI 和 CI 量化表

病变	积分		
	1	2	3
活动性病变			
肾小球			
毛细血管内细胞增生/(细胞数/肾小球)	120～150	151～230	＞230
白细胞浸润/(个/肾小球)	＜2	2～5	＞5
核碎裂/%*	＜25	25～50	＞50
纤维素样坏死/%*	＜25	25～50	＞50
内皮下透明沉积物（白金耳）/%	＜25	25～50	＞50
微血栓/%	＜25	25～50	＞50
细胞性新月体/%*	＜25	25～50	＞50
间质炎性细胞浸润/%	＜25	25～50	＞50
动脉壁坏死或细胞浸润	如有记 2 分		
慢性化病变			
肾小球球性硬化/%	＜25	25～50	＞50
纤维性新月体/%	＜25	25～50	＞50
肾小管萎缩/%	＜25	25～50	＞50
间质纤维化/%	＜25	25～50	＞50
小动脉内膜纤维化/%	如有记 2 分		

注：凡标记"*"号者积分×2 计算。

三、狼疮性肾炎的治疗

（一）治疗原则

（1）伴有肾损害症状者，应尽早行肾活检，以利于依据不同肾脏病理特点制订治疗方案。

（2）积极控制 SLE/LN 的活动性。

（3）坚持长期、正规、合理的药物治疗，并加强随访。

（4）尽可能减少药物毒副作用，切记不要以生命的代价去追求疾病的完全缓解。

（二）治疗目标

（1）长期保护肾功能，预防疾病复发，避免治疗相关的损害，提高生活质量和生存率。

（2）完全缓解：尿蛋白/肌酐比值＜0.2 mg/mg，或 24 h 尿蛋白定量＜150 mg，镜检尿红细胞不明显，肾功能正常。

（3）部分缓解：尿蛋白降低≥50%，非肾病范围；血肌酐稳定（±25%）或改善，但未达到正常水平。

（4）治疗目标最好在起始治疗后 6 个月达到，最迟不能超过 12 个月。

（三）治疗策略

1. 一般性治疗：羟氯喹

（1）推荐作为全程用药，近年发表的有关狼疮性肾炎治疗指南推荐所有狼疮性肾炎患者均加用羟氯喹作为基础治疗。

（2）羟氯喹推荐剂量为 4~6 mg/(kg·d)，其安全性好，不良反应少，但由于有视网膜毒性作用，建议用药前及用药后每 3 个月行眼科检查（包括视敏度、眼底及视野等）。羟氯喹剂量超过 6.5 mg/(kg·d) 时，其毒性作用明显增大。

（3）对于肾小球滤过率（GFR）＜30 mL/(min·1.73 m²) 的患者有必要调整剂量。有研究发现，应用羟氯喹可提高肾脏对治疗的反应性，减少复发，减轻肾脏受损程度。

2. 控制高血压和尿蛋白

（1）治疗用药。

对于合并有蛋白尿伴或不伴高血压的患儿，肾素-血管紧张素系统阻滞剂［血管紧张素转换酶抑制剂（ACEI）或血管紧张素 II 受体阻滞剂］均应作为首选药物。

（2）用法用量。

有证据表明，该类药物有抗高血压、降尿蛋白、保护肾脏的作用。儿童患者常选用：

①依那普利，起始剂量 0.1 mg/(kg·d)，最大剂量 0.75 mg/(kg·d)，每日 1 次或分 2 次服用。

②贝那普利，起始剂量 0.1 mg/(kg·d)，最大剂量 0.3 mg/(kg·d)，每日 1 次或分 2 次服用。

③福辛普利，起始剂量 0.3 mg/(kg·d)，最大剂量 1 mg/(kg·d)，每日 1 次。

④氯沙坦，起始剂量 1 mg/(kg·d)，最大剂量 2 mg/(kg·d)，每日

1次。

（3）用后监测。

肾素-血管紧张素系统阻滞剂的使用剂量应在监测血压（目标值控制在正常血压范围）、血钾和GFR水平的基础上进行调整，尽可能达到最佳的降尿蛋白效果。

（四）不同病理类型的针对性治疗方案

1. Ⅰ型和Ⅱ型狼疮性肾炎的治疗

目前尚无大规模的RCT结果。一般认为，糖皮质激素和免疫抑制剂的使用取决于肾外狼疮的临床表现（未分级），伴有肾外症状者，予SLE常规治疗；患儿只要存在蛋白尿，应加用泼尼松治疗，并按临床活动程度调整剂量和疗程；尽管缺乏表现为肾病范围蛋白尿的Ⅱ型狼疮性肾炎的前瞻性研究，但如果用肾素-血管紧张素系统阻滞剂及泼尼松均不能有效控制尿蛋白时，大部分学者推荐加用钙调神经磷酸酶抑制剂。

2. 增殖性（Ⅲ型和Ⅳ型）狼疮性肾炎的治疗

增殖性狼疮性肾炎是一种进展性疾病。1970年以前，弥漫增殖性狼疮性肾炎的肾脏生存和整体生存率非常低，仅在20%～25%。经过强化免疫抑制治疗，Ⅲ型和Ⅳ型狼疮性肾炎患者的生存和肾脏生存率显著提高。2003年ISN/RPS在狼疮性肾炎分型中定义了Ⅲ型和Ⅳ型狼疮性肾炎的活动性病变和慢性病变。本指南建议主要针对活动性病变、慢性病变基础上合并活动性病变。对于Ⅲ型和Ⅳ型狼疮性肾炎的治疗传统分为诱导缓解治疗和维持治疗2个阶段，治疗目标是经过初始强化治疗快速控制肾脏炎症，随后进入较长时间的维持巩固治疗。诱导缓解治疗疗程一般为6个月，个别更长，若病情稳定且达到部分缓解或完全缓解，则进入维持治疗；若治疗反应差，则选择其他诱导缓解治疗的替代方案。维持治疗疗程为不少于3年，对于达到部分缓解的患儿可能需继续维持治疗更长时间。本指南推荐Ⅲ型和Ⅳ型狼疮性肾炎应用糖皮质激素加用免疫抑制剂联合治疗。

（1）诱导缓解治疗阶段。

①一般6个月，首选糖皮质激素＋环磷酰胺冲击治疗。

②泼尼松1.5～2.0 mg/(kg·d)，6～8周，依据治疗效果缓慢减量。

③肾脏增生病变显著时需给予甲泼尼龙冲击联合环磷酰胺冲击治疗。甲泼尼龙冲击剂量15～30 ms/(kg·d)，最大不超过1 g/d，3 d为1个疗程，根据病情可间隔3～5 d重复1～2个疗程。

④环磷酰胺静脉冲击有 2 种方法可选择：

500～750 mg/（m² · 次），每月 1 次，共 6 次。

8～12 mg/（kg · d），每 2 周连用 2 d 为 1 次，总计 6～8 次。环磷酰胺累计使用剂量 150～250 mg/kg。

⑤吗替麦考酚酯（MMF）可作为诱导缓解治疗时环磷酰胺的替代药物，在不能耐受环磷酰胺治疗、病情反复或环磷酰胺治疗 6 个月无效的情况下，可改用 MMF 0.5～3.0 g/d（成人剂量），小剂量开始，逐渐加量，持续1～3 年。尚无大规模儿童 RCT 的证据。本指南推荐儿童 MMF 剂量为 20～30mg/（kg · d）。

（2）维持治疗阶段。

维持治疗的目的是维持缓解，防止复发，减少发展为肾衰竭的概率。最佳药物和最佳维持治疗的时间尚无定论。有 8 个 RCT 结果显示平均维持治疗疗程为 3 年，因此，本指南建议维持治疗时间不少于 3 年。

①糖皮质激素减量：目的是以合适的最小剂量维持患儿稳定的缓解状态。糖皮质激素减量不能过快，以免病情复发。糖皮质激素减量要强调个体化，要因患儿、因病情而异，减量过程中要监测临床表现、糖皮质激素不良反应及实验室指标。为了避免糖皮质激素的不良反应，除了在诱导缓解期激素分次服用外（一般经过 2～3 个月），此后将糖皮质激素一日量早餐前空腹顿服，待病情稳定后以最小维持量（如 5～10 mg/d）长期服用。

②免疫抑制剂的选择和疗程：在完成 6 个月的诱导缓解治疗后呈完全反应者，停用环磷酰胺，口服泼尼松逐渐减量至 5～10 mg/d 维持数年；在最后一次使用环磷酰胺后 2 周加用其他免疫抑制剂序贯治疗，首推 MMF，其次可选用硫唑嘌呤 1.5～2 mg/（kg · d），每日 1 次或分次服用。MMF 可用于不能耐受硫唑嘌呤的患儿，或治疗中肾损害反复者。此外，来氟米特有可能成为狼疮性肾炎维持治疗的选择，但目前尚无针对儿童的 RCT 研究结果。

3. Ⅴ型狼疮性肾炎的治疗

表现为非肾病范围蛋白尿且肾功能稳定的单纯 Ⅴ 型狼疮性肾炎，使用羟氯喹、ACEI 及控制肾外狼疮治疗。表现为大量蛋白尿的单纯 Ⅴ 型狼疮性肾炎，除使用 ACEI 外，尚需加用糖皮质激素及以下列任意一种免疫抑制剂，即 MMF、硫唑嘌呤、环磷酰胺或钙调神经磷酸酶抑制剂。对于经肾活检确诊为 Ⅴ＋Ⅲ型及 Ⅴ＋Ⅳ型的狼疮性肾炎，治疗方案均同增殖性狼疮性肾炎（Ⅲ型和Ⅳ型狼疮性肾炎）。有报道 Ⅴ＋Ⅳ型的狼疮性肾炎采用泼尼松＋MMF＋他克莫司或泼尼松＋环磷酰胺＋他克莫司的多药联合治疗，但其疗效尚需进一步的 RCT 研究证实。肾功能恶化的患儿应该行重复肾活检，如果合并增殖性肾小球肾炎，按增殖性狼疮性肾炎治疗方案进行治疗。

4. Ⅵ型狼疮性肾炎的治疗

具明显肾衰竭者，予以肾替代治疗（透析或肾移植），其生存率与非狼疮性肾炎的终末期肾脏病患者无差异。如果同时伴有 SLE 活动性病变，仍应当给予泼尼松和免疫抑制剂（如 MMF、硫唑嘌呤或环磷酰胺）治疗，注意剂量调整与不良反应监测。有研究认为狼疮性肾炎所致终末期肾脏病肾移植优于腹膜透析和血液透析。

5. 狼疮性肾炎复发的治疗

及早发现和治疗复发的狼疮性肾炎至关重要，因为每次复发都可能促进狼疮性肾炎的进展和恶化，甚至进展为终末期肾脏病。狼疮性肾炎复发的治疗方案选择：急性加重时先甲泼尼龙冲击，随后口服泼尼松及逐渐减量；对完全缓解或部分缓解后复发的狼疮性肾炎患儿，建议使用原来治疗有效的诱导缓解及维持治疗方案；如重复使用原环磷酰胺冲击治疗方案将导致环磷酰胺过量，可能造成性腺损伤等不良反应，推荐使用不含环磷酰胺的初始治疗方案。

6. 难治性狼疮性肾炎的治疗

目前对于难治性狼疮性肾炎尚无统一定义，若患儿经常规环磷酰胺治疗后无反应，且采用无环磷酰胺的方案治疗亦无效，那么可认为该患儿为难治性。治疗方案：

（1）如仍为狼疮性肾炎导致的肌酐升高和（或）尿蛋白增加，建议换用其他诱导缓解治疗方案重新治疗。

（2）经多种方案治疗（如糖皮质激素加环磷酰胺冲击，或糖皮质激素加 MMF 等治疗 3 个月）后仍无效的狼疮性肾炎患儿，建议在继续使用糖皮质激素的基础上，将 MMF＋他克莫司联用，或使用利妥昔单抗，每次剂量 $375 \, mg/m^2$，采用每周静脉注射 1 次，可用 2~4 次，为预防发生过敏反应，静脉注射前给予抗组胺药，如苯海拉明、扑热息痛或氢化可的松静脉注射等。

（3）血液净化（包括持续免疫吸附和血浆置换）也是治疗选项之一。值得指出的是，肾脏病变的分类只是一个相对的概念，患儿可以几种病变合并存在，治疗中要分清主次，同时兼顾。许多新的药物和治疗方法不断出现，但其对肾脏远期预后的影响尚有待进一步的 RCT 验证。

（五）狼疮性肾炎重复肾活检指征

（1）狼疮性肾炎维持治疗 12 个月仍未达到完全缓解者，在更换治疗方案前应先重复肾活检。

（2）如怀疑患儿的肾脏病理类型发生变化，或不明原因蛋白尿加重时，可考虑重复肾活检。

（3）对肾功能恶化的患儿应该重复肾活检。

（六）狼疮性肾炎随访与预后

不定期随诊、不遵循医嘱、不规范治疗和严重感染是儿童 LN 致死的重要原因。LN 患儿在治疗的诱导缓解阶段，应每月 1 次到专科门诊复查；维持治疗阶段，2～3 个月复查 1 次。复查血常规、尿常规、肝功能、肾功能、红细胞沉降率、C 反应蛋白（CRP）、狼疮相关抗体、补体等。

近年来，由于加强了对患者的教育，以及诊疗水平的提高，LN 的预后与过去相比已有显著改善。诊断后经正规治疗，肾脏的 5 年存活率达44％～93％。死亡原因主要是伴有其他多脏器严重损害、感染、急进性 LN、慢性肾功能不全、药物（尤其是长期使用大剂量激素）的不良反应等。

（曾海生）

第十章

狼疮性肾炎诊断治疗解读（2016）

一、关于诊断

1. 儿童系统性红斑狼疮（systemic lupus erythematosus，SLE）及儿童狼疮性肾炎的诊断

临床诊断狼疮性肾炎首先必须掌握儿童 SLE 的诊断标准。儿童 SLE 的确诊比成人困难，其初期不典型的症状最多见为关节炎、关节痛和肾脏受累，其次为发热、面部红斑。早期诊断更为困难，因而从发病到确诊的时间常比成人迟，血清学检查有助于做出诊断。目前仍推荐以美国风湿病学会 1997 年修订的 SLE 分类标准作为诊断标准，但可以参考 2012 年红斑狼疮国际临床合作组提出的最新标准，以提高早期诊断率。目前我国多参考中华医学会儿科学分会免疫学组 2011 年制订的"儿童系统性红斑狼疮诊疗建议"中提出的诊断标准。儿童狼疮性肾炎的诊断延续使用 2010 版指南提出的标准。

2. 尽早肾穿刺组织病理活检的重要性

2016 版指南强调了结合肾脏病理治疗的重要性，不推荐以临床表现作为制订治疗方案的依据。狼疮性肾炎是一种高度异质性的疾病，要求临床医生根据病情的轻重程度，儿童生长发育的特点，并结合肾脏病理类型，制订个体化治疗方案。对有疾病活动性临床证据、未接受过治疗的患儿均应进行肾活检，除非有明确禁忌证。

3. 狼疮性肾炎的病理分型

目前采用公认的 2003 年 ISN/RPS 制订的新的狼疮性肾炎的病理分型版本。此版本将狼疮性肾炎各型的病理改变描述得更为明确和细化，为临床治疗方案选择、疗效评估及预后的评价提供了更可靠的依据。狼疮性肾炎的病理诊断，除了有关肾小球受损的描述诊断分型外，还需描述其肾小管及血管损害的表现，尤其不要漏掉以肾小管损伤为主要表现的肾小管间质损害型

狼疮性肾炎的诊断。

4. 狼疮性肾炎的活动性评估

狼疮性肾炎诊断后，应尽量争取肾活检，并一定要对狼疮性肾炎的肾组织病变做出活动性评估，目前多推荐参照美国国立卫生研究院的半定量评分方法，对增生性狼疮性肾炎在区分病理类型的同时，评价肾组织的活动指数和慢性指数，主要用于决定个体化治疗方案。活动指数≥11/24 分，提示病情重及预后不良，症状多且严重，表明狼疮性肾炎高度活动，需要激素冲击和免疫抑制剂治疗。这些病变如经及时、适当的治疗，病理改变可能逆转。慢性指数可作为判断预后的指标，慢性指数高的患者 5 年肾功能保存率明显低于慢性指数低者，对治疗的反应性较差。若慢性指数≥3/12 分时，肾脏的 10 年存活率仅 35%。

5. 狼疮性肾炎重复肾活检指证

2016 版指南建议出现下列情况可以重复肾活检：①狼疮性肾炎维持治疗 12 个月仍未达到完全缓解者，在更换治疗方案前应先进行重复肾活检。②如怀疑患儿的肾脏病理类型发生变化，或恶化原因不能确定时，可考虑重复肾活检。③肾功能恶化的患儿应该行重复肾活检。重复肾活检可以及时分析原因，了解肾脏病理变化，适时调整合适的治疗方案。

二、关于治疗

（一）治疗策略

2016 版指南强调了狼疮性肾炎的早期诊断、早期治疗以及药物治疗的个体化。治疗主要分 2 个阶段，即诱导缓解和维持治疗。诱导缓解的目的在于迅速控制病情，阻止或逆转内脏损害，力求疾病完全缓解（包括血清学指标、症状和受损器官的功能恢复），但应注意过分免疫抑制诱发的并发症，尤其是感染、性腺抑制等。治疗药物主要为糖皮质激素及免疫抑制剂。只要是活动性狼疮性肾炎，为了迅速控制其活动性，就要同时使用糖皮质激素和免疫抑制剂，根据肾脏病理类型结合狼疮活动情况合理选用方案。由于目前药物选择途径比传统的多，应尽量避免环磷酰胺的严重不良反应，尤其是避免远期性腺损害。狼疮肾炎患者诱导治疗阶段所需的环磷酰胺累积剂量通常已经接近性腺损害的负荷剂量，如果继续按照静脉用环磷酰胺治疗狼疮肾炎的美国方案要求，疾病控制后，继续每 3 个月冲击治疗 1 次，连续 2 年，作为巩固治疗又增加了一定量的环磷酰胺，对性腺的危害无疑是雪上加霜。因此 2016 版指南建议环磷酰胺的累计剂量为 150～250 mg/kg，当累计剂量达到建议的最大量时就要改用非环磷酰胺免疫抑制治疗方案替代，如吗替麦考酚酯（MMF）替代环磷酰胺。

（二）羟氯喹作为儿童狼疮性肾炎全程治疗的重要药物

早前我国儿童的狼疮性肾炎的循证指南中虽然没有提及羟氯喹可以作为基础治疗，但根据目前的研究结果，2016 版指南首次建议羟氯喹是治疗儿童狼疮性肾炎的基础用药。过去对该药治疗儿童狼疮性肾炎的作用没有引起足够重视，有流行病学研究及临床对照试验的随访研究发现，应用羟氯喹可提高肾脏对治疗的反应率，减少复发，减轻肾脏受损程度。美国风湿病学会狼疮性肾炎筛查、治疗和管理指南，2011 年 KDIGO 的"狼疮性肾炎"治疗指南，以及 EULAR/ERA-EDTA 的"成人及儿童狼疮性肾炎管理建议"均建议：在无特殊禁忌证的情况下，所有狼疮肾炎患者均应接受羟氯喹治疗。

羟氯喹可结合黑色素阻断紫外线的吸收、抗炎及具有免疫抑制作用等，其可能抑制抗原递呈过程中自身抗原加工和自身抗原多肽与主要组织相容性复合物Ⅱ类抗原的结合；还可能抑制淋巴细胞的转化、增殖和浆细胞的活性，使炎性细胞因子释放减少，免疫球蛋白产生减少；此外，羟氯喹也可抑制吞噬细胞的趋化和吞噬功能，减少局部炎症反应。

近期一些研究还表明羟氯喹可降低血脂水平，包括胆固醇、甘油三酯和低密度脂蛋白，因此可以减少患者动脉硬化的进展。成人推荐羟氯喹一般剂量 4～6 mg/(kg·d)，最大剂量不超过 6.5 mg/(kg·d)，如果眼科检查正常的患者用此药通常是安全的；对于肾小球滤过率＜30 mL/min 的患者有必要调整剂量。

由于羟氯喹作为基础用药的资料多源于成人，儿童研究资料少，为防止羟氯喹治疗对儿童的眼伤害，推荐羟氯喹儿童患者一般剂量 4～6 mg/(kg·d)，最大剂量不超过每日 200 mg，并要求每 3 个月对患儿进行 1 次眼科检查（包括视敏度、眼底及视野等）。

（三）控制高血压和尿蛋白

（1）对于合并有高血压的患儿，合并有蛋白尿伴或不伴高血压的患儿，肾素-血管紧张素系统阻滞剂应作为首选药物，有证据表明，该类药物有抗高血压、降尿蛋白、保护肾脏的效果；肾素-血管紧张素系统阻滞剂的使用剂量应在监测血压、血钾和肾小球滤过率水平的基础上调整，尽可能达到最大的降尿蛋白效果。

（2）血压目标值建议控制到儿童正常血压范围，参考 2017 年美国儿科学会最新指南推荐标准：

①13 岁以下儿童收缩压/舒张压＜对应年龄、性别、身高的正常人群的第 90 百分位血压值。

②13 岁以上儿童收缩压/舒张压＜120/80 mmHg（1 mmHg＝0.133 kPa）。

③儿童患者常选用：

A. 依那普利，起始剂量 0.1 mg/(kg·d)，最大剂量 0.75 mg/(kg·d)，每日 1 次或分 2 次服用。

B. 贝那普利，起始剂量 0.1 mg/(kg·d)，最大剂量 0.3 mg/(kg·d)，每日 1 次 或分 2 次服用。

C. 福辛普利，起始剂量 0.3 mg/(kg·d)，最大剂量 1.0 mg/(kg·d)，每日 1 次。

D. 氯沙坦，起始剂量 1 mg/(kg·d)，最大剂量 2 mg/(kg·d)，每日 1 次。

（四）治疗目标

2016 版指南提出的狼疮性肾炎治疗目标：

（1）长期保护肾功能，预防疾病复发，避免治疗相关的损害，提高生活质量和生存率。

（2）完全缓解：尿蛋白/肌酐比值＜0.2 mg/mg，或 24 h 尿蛋白定量＜150 mg，镜检尿红细胞不明显，肾功能正常或接近正常（肾小球滤过率达到正常值的±10%）。

（3）部分缓解：尿蛋白降低≥50%，非肾病范围；血肌酐稳定（±25%）或改善，但未达到正常水平。

（4）治疗目标最好在起始治疗后 6 个月达到，最迟不能超过 12 个月。2016 版指南经过指南制订专家组充分讨论，认为儿童狼疮肾炎完全缓解的定义应当体现儿童的病理生理特点，而成人的完全缓解定义的尿蛋白/肌酐比值＜500 mg/g，或 24 h 尿蛋白＜500 mg 并不适合儿童情况。结合我国儿科临床实践经验，建议尿蛋白消失的治疗目标才是儿童肾脏完全缓解的显著标志。

（五）诱导阶段免疫抑制剂的选择

1. 环磷酰胺→MMF

Flanc 等经 Meta 分析认为，环磷酰胺联合糖皮质激素治疗弥漫增生性狼疮性肾炎，在维持肾功能方面，依然是最好的方法。另外的系列研究表明：在增生性狼疮性肾炎的诱导缓解治疗中，采用 MMF 加激素治疗，与静脉（或口服）环磷酰胺加激素治疗相比，前者并未显现优势。我国的儿童临床实践研究也获得了同样的结果。对环磷酰胺的疗效评价有严格的 RCT 证据，其具有诱导缓解快、经济等优势，在多次我国儿科肾脏专家讨论中肯定了其在诱导缓解治疗中的优先位置，因此在 2016 版指南中仍推荐环磷酰胺冲击治疗作为首选的免疫抑制剂，只有在环磷酰胺不耐受、累计量达到最大量的情况下才用 MMF 替代，而 MMF 在诱导缓解期完全替代环磷酰胺的方案还有待进一步研究。

2. 使用环磷酰胺时的注意事项

（1）急性肾衰竭者，当肾小球滤过率小于 20 mL/（min·1.73m^2）时，可在甲泼尼龙冲击获得缓解后，再行环磷酰胺冲击。冲击时应充分水化（每日入量＞2000 mL/m^2）。

（2）近 2 周内有过严重感染，或白细胞＜$4×10^9$/L，或对环磷酰胺过敏，或 2 周内用过其他细胞毒药物等免疫抑制剂者，应慎用环磷酰胺。

（3）由于儿童 SLE 发病高峰在 11～15 岁，环磷酰胺可导致性腺抑制，尤其是女性的卵巢功能衰竭，治疗前应考虑青春期发育的问题。环磷酰胺累计使用剂量推荐为 150～250 mg/kg。

3. MMF 可作为诱导缓解治疗时环磷酰胺的替代药物

（1）在不能耐受环磷酰胺治疗、病情反复或环磷酰胺治疗无效的情况下，可换用 MMF 0.5～3.0 g（成人剂量），小剂量开始，逐渐加量，持续最少 3 年。2016 版指南推荐儿童 MMF 剂量为 20～30 mg/（kg·d）。

（2）环磷酰胺诱导治疗 12 周无反应者，可考虑换用 MMF 替代环磷酰胺。

（3）注意以下情况应调整 MMF 的剂量：

①治疗初期有严重消化道症状者剂量可减半，待症状减轻后逐渐加至治疗剂量。

②治疗过程中白细胞＜$3.0×10^9$/L 时，MMF 剂量减半；如白细胞＜$2.0×10^9$/L，暂停 MMF。

③MMF 治疗完全缓解平均需要 6 个月，如治疗 6 个月以上仍未达到部分缓解标准，应当重复肾活检以进一步明确病理类型，及时做出方案的调整或停用 MMF。

（六）治疗方案的调整

1. 治疗无效的严重的增殖性狼疮性肾炎（Ⅲ型和Ⅳ型）

应及时调整治疗方案，在糖皮质激素治疗的基础上建议如下：

（1）原来用环磷酰胺改为 MMF。

（2）原来用 MMF 改为环磷酰胺。

（3）原来用环磷酰胺和 MMF 都效果不好，就改为钙调神经磷酸酶抑制剂（CNIs）。

（4）环孢素初始剂量 4～6 mg/(kg·d)，每 12 h 服 1 次，空腹，于服药后 1 周查环孢素血药浓度，维持谷浓度在 100～200 μg/L，如<100 μg/L 时，可增加环孢素剂量 1 mg/(kg·d)；如>200 μg/L 时，则减少环孢素剂量 0.5～1 mg/(kg·d)。诱导期 6 个月，治疗 6 个月如未获得部分或完全缓解则可停药，如获得部分缓解可继续使用环孢素至 12 个月；尿蛋白缓解后逐渐减量。应对连续长时间使用环孢素的患儿进行有规律的监测，包括对使用 2 年以上的患儿进行肾活检明确有无肾毒性的组织学证据，如果患儿血肌酐水平较基础值增高 30%，即应减少环孢素的用量。

（5）他克莫司剂量为 0.05～0.15 mg/(kg·d)，每 12 h 服 1 次，空腹，于服药后 1 周查他克莫司血药浓度，维持谷浓度在 5～10 μg/L，诱导期 6 个月，治疗 6 个月如未获得完全缓解则可停药。如获得部分缓解可继续使用 CNIs 药物至 12 个月以上；尿蛋白缓解后逐渐减量，每 3 个月减 25%，低剂量维持 12～24 个月以上。他克莫司的生物学效应是环孢素的 10～100 倍，不良反应较环孢素小。

2. 难治性狼疮性肾炎

（1）若经常规环磷酰胺治疗后无反应，且采用无环磷酰胺的方案治疗无效，可认为该患儿为难治性狼疮性肾炎。

（2）难治性狼疮性肾炎的治疗方案建议：

①对经 1 个疗程的初始方案治疗后血清肌酐和尿蛋白水平仍继续升高者，可考虑重复肾活检，以鉴别活动性病变和慢性病变。

②如仍为活动性狼疮性肾炎导致的血清肌酐升高和（或）尿蛋白增加，建议换用其他初始治疗方案重新治疗。

③经多种推荐方案治疗（如糖皮质激素加环磷酰胺冲击，或糖皮质激素加 MMF 等治疗 3 个月）后仍无效的狼疮性肾炎患儿，建议考虑：

A. MMF＋他克莫司多药联用。

B. 利妥昔单抗，为化学合成的针对 B 淋巴细胞 CD20 抗原的鼠/人单克隆抗体，其作用机制未完全阐明，对免疫抑制剂无效儿童及成人患者可发挥很好的疗效，且耐受性好，不良反应很少，每次剂量 375 mg/m²，采用每周静脉注射 1 次，可用 2～4 次。为预防发生过敏反应，静脉输注前给予抗组胺药，如苯海拉明、扑热息痛或氢化可的松静注等。利妥昔单抗对于难治性或复发狼疮性肾炎、诱导狼疮性肾炎达标（完全缓解或部分缓解）、减少糖皮质激素用量都很有益处。

C. 血浆置换和持续免疫吸附也是选项之一。

D. 同种异体干细胞移植对于难治性狼疮性肾炎有一定的效果，是一种有潜力的治疗手段。

（七）维持缓解阶段免疫抑制剂的选择和疗程

（1）在完成 6 个月的诱导治疗后呈完全反应者，停用环磷酰胺（由于考虑环磷酰胺对儿童的毒副作用，在维持缓解期或累计剂量达到了最大剂量时不建议再用环磷酰胺），而泼尼松逐渐减量至每日 5～10 mg 口服，维持至少 3 年。

（2）在最后一次使用环磷酰胺后 2 周加用其他免疫抑制剂序贯治疗，首推 MMF，其次可选用硫唑嘌呤 1.5～2 mg/（kg·d），每日 1 次或分次服用。

（3）目前没有准确的关于狼疮性肾炎治疗维持缓解期免疫抑制剂的安全剂量和持续多久用药的研究资料，所以对于一个狼疮性肾炎患者就很难确定免疫抑制剂的剂量减少到什么标准是安全的、很难确定是否可以停止免疫抑制剂的治疗和何时停止治疗，结合目前的研究成果和指南制订专家组的讨论，2016 版指南推荐一般认为无活动性狼疮性肾炎患儿至少用药 3 年，然后可依据患儿情况缓慢地减少剂量，根据病情并逐渐停止用药（但完全停药后必须随访监测）。

三、随访与预后

不定期随诊、不遵循医嘱、不规范治疗和严重感染是儿童狼疮性肾炎致死的重要原因。狼疮性肾炎患儿在初始治疗阶段，应每月 1 次到专科门诊复查；维持治疗阶段，2～3 个月复查 1 次。复查血常规、尿常规、尿蛋白定量、肝功能、肾功能、红细胞沉降率、狼疮相关抗体、补体等。测体重、血压，并进行狼疮活动度、器官功能和狼疮性肾炎情况评估，观察药物不良反应。

近年来，由于加强了对患者及家长的教育以及诊疗水平的提高，狼疮性肾炎的预后与过去相比已有显著改善。诊断后经正规治疗，肾脏的 5 年存活率达 44%～93%。有研究发现 6 个月内尿蛋白减少 50% 提示狼疮性肾炎远期预后好。死亡原因主要是伴有其他多脏器严重损害、感染、急进性狼疮性肾炎、慢性肾功能不全、药物（尤其是长期使用大剂量糖皮质激素）的不良反应等。

（张振洪　曾海生）

第十一章

儿童乙型肝炎病毒相关性肾炎诊断治疗

一、HBV-GN 的诊断

（一）定义

乙型肝炎病毒相关性肾炎（HBV-associated glomendonephritis，HBV-GN）是我国儿童常见的继发性肾小球疾病之一，也是儿童期膜性肾病的主要病因。HBV-GN 指由慢性乙型肝炎病毒感染导致的免疫复合物性肾小球疾病，临床上以不同程度蛋白尿为主要表现，可伴有镜下血尿。

（二）流行病学

1. 发病率

HBV-GN 的发生与 HBV 感染密切相关，HBV-GN 的发病率也大致与 HBV 感染率高低相平行。儿童免疫功能尚未发育完善，HBV-GN 发病率明显高于成人。中华医学会儿科学分会肾脏病学组 1982 年统计全国 20 个省市 105 家医院儿童肾脏病住院患者，乙型肝炎病毒表面抗原（HBsAg）阳性占 21.7%，各地差异较大，以中南地区最高，达 39.2%。但收集全国 20 家医院儿童肾脏活检结果，HBVGN 占肾脏活检儿童的 8.7%。

2. 乙肝疫苗接种影响

我国儿童 HBV 感染率在 1992 年乙肝疫苗纳入儿童计划免疫后显著降低，3～12 岁城市儿童 HBsAg 阳性率、HBV 感染率分别为 2.10% 和 20.45%，农村儿童分别为 8.25% 和 39.22%。HBV-GN 的发生率也呈逐渐降低趋势，占肾脏活检儿童的比例也降至 5% 以下。

（三）病理

1. 病理类型分布

儿童 HBV-GN 的病理改变以膜性肾病（MN）为特征，膜增生性肾小球肾炎是次常见的病理改变，其他病理类型少见，与成人 HBV-GN 病理改变多种多样有区别。

2. 非典型膜性肾病

HBV-GN 的 MN 的病理特征与原发 MN 不同，为"非典型膜性肾病"，常伴一定程度的系膜增生，肾小球基底膜增厚呈链环状但钉突不显著。除 C3、IgG 沉积外，也常有 IgM、IgA、C4 及 Clq 沉积，可出现"满堂亮"现象，呈颗粒样沉积，沿毛细血管襻分布，也可见于系膜区。

3. HBV 抗原沉积

肾组织中 HBsAg、乙型肝炎病毒 e 抗原（HBeAg）和 HBcAg 检出率与实验方法有关，HBsAg 和 HBcAg 总检出率最高。根据报道肾组织中 HBsAg 阳性率为 $11.8\% \sim 100\%$，HBcAg 阳性率为 $33.3\% \sim 100\%$，HBeAg 阳性率为 $26.7\% \sim 88.2\%$。HBV-DNA 在肾小球内系膜细胞、内皮细胞、上皮细胞、肾小管、肾间质和血管均有不同程度的分布。

（四）临床表现

1. 临床特点

多在 $2 \sim 12$ 岁发病，平均年龄为 6 岁，男童显著多于女童，可高达 90%。临床大多表现为肾病综合征（73%），有一些表现为非肾病范围蛋白尿和镜下血尿。肉眼血尿、高血压和肾功能不全较少。大多无肝脏病症状，有近半数患儿丙氨酸氨基转移酶（ALT）升高。约半数患者 C3 降低，下降程度较轻。

2. 血清学检查

血清学检查约 3/4 患儿为 HBsAg、HBeAg、核心抗体（HBcAb）阳性（俗称大三阳），其余为 HBsAg、HBeAb 和 HBcAb 阳性（俗称小三阳），个别为 HBsAg 或 HBsAg 伴 HBeAg 阳性，但有个别报道血清 3 种抗原均阴性而肾脏仍可发现 HBV 抗原沉积的病例。

（五）诊断标准

确诊仍依赖肾活检，诊断依据包括：

1. 血清乙肝病毒标志物阳性

大多数为 HBsAg、HBeAg 和 HBcAb 同时阳性（俗称大三阳），少数为 HBsAg、HBeAb 和 HBcAb 同时阳性（俗称小三阳），个别血清 HBsAg 阴性但 HBV-DNA 阳性 [B]。

2. 患肾病或肾炎并除外其他肾小球疾病

大多数表现为肾病综合征，少数表现为蛋白尿和血尿。

3. 肾小球中有1种或多种 HBV 抗原沉积

大多有 HBsAg、HBcAg 或 HBeAg 在肾小球沉积。

4. 肾脏病理改变

绝大多数为膜性肾炎，少数为膜增生性肾炎和系膜增生性肾炎。

确诊标准为：

（1）同时具备上述第1、2和3条依据。

（2）同时具备上述第1、2条依据，并且第4条依据中为膜性肾病。

（3）个别患者具备上述第2、3条依据，血清乙肝病毒标志物阴性也可确诊。

二、HBV-GN 的治疗

（一）一般治疗

由于儿童乙型肝炎病毒相关性肾炎有一定的自发缓解倾向，轻症患儿推荐采用利尿消肿、抗凝等一般对症治疗也有可能获得缓解。

（二）抗病毒治疗

1. 指征

抗病毒治疗是儿童乙型肝炎病毒相关性肾炎的主要治疗方法：抗病毒治疗适合血清 HBV-DNA$\geqslant 10^5$ 拷贝/mL（HBeAg 阴性者血清 HBV-DNA$\geqslant 10^4$ 拷贝/mL）伴血清 ALT 上升超过正常上限 2 倍的患者。存在大量蛋白尿，血清 ALT 水平在正常上限的 2 倍内，但 HBV-DNA$\geqslant 10^5$ 拷贝/mL 也可考虑抗病毒治疗。

有报道对抗病毒治疗观察进行 Meta 分析，结果表明抗病毒治疗 3～12 个月后蛋白尿缓解率高于对照组（91.0% vs. 56.0%），两组差异有统计学意义（$P=0.02$）；且 HBeAg 转阴率高于对照组（73.3% vs. 7.4%），两组差异有统计学意义（$P<0.0001$）；并能在一定程度上延缓肾功能恶化的发生。HBeAg 的清除与蛋白尿的缓解密切相关。

2. 对儿童乙型肝炎病毒相关性肾炎推荐采用重组干扰素抗病毒治疗

（1）疗效的预测因素。

有下列因素者常可取得较好的病毒学应答：①治疗前高丙氨酸氨基转移酶（ALT）水平；②HBV-DNA$<2\times 10^8$ 拷贝/mL；③女性；④病程短；⑤非母婴传播；⑥对治疗的依从性好。其中治疗前 HBV-DNA、ALT 水平及患者的性别是预测疗效的主要因素。

（2）监测和随访。

①治疗前应检查肝肾功能、血常规、血糖、甲状腺功能、尿常规和尿蛋白定量，血清病毒学指标包括 HBV-DNA 基线水平。

②开始治疗后的第 1 个月，应每 1～2 周检查 1 次血常规，以后每月检查 1 次；血肝肾功能包括 ALT、天冬氨酸氨基转移酶（AST）等每月检查 1 次，正常后每 3 个月检查 1 次。

③血清病毒学指标包括 HBV-DNA 和甲状腺功能每 3 个月检查 1 次；并定期评估精神状态，直至治疗结束。

（3）治疗剂量和疗程。

儿童推荐剂量每次 3～6MU/m^2（≤10MU/m^2），每周皮下或肌注 3 次，疗程至少 3 个月。高剂量、长时间（12 个月）干扰素（IFN）治疗效果好于普通剂量。

（4）不良反应及其处理方法。

①流感样症候群：表现为发热、寒战、头痛、肌肉酸痛、乏力等，可在睡前注射 IFNα，或在注射 IFN 的同时服用解热镇痛药，以减轻流感样症状，随疗程进展，此类症状逐渐减轻或消失。

②一过性骨髓抑制：主要表现为外周血白细胞（中性粒细胞）和血小板减少。如中性粒细胞绝对数≤1.0×10^9/L，血小板＜50×10^9/L，应降低 IFNα 剂量，1～2 周后复查，如恢复，则逐渐增加至原量。如中性粒细胞绝对数＜0.75×10^9/L，血小板＜30×10^9/L，则应停药。对中性粒细胞明显降低者，可试用粒细胞集落刺激因子（G.CSF）或粒细胞巨噬细胞集落刺激因子（GM.CSF）治疗。

③精神异常：可表现为抑郁、妄想症、重度焦虑和精神病，因此，使用 IFN 前应评估患者的精神状况，治疗过程中也要密切观察。抗抑郁药可缓解此类不良反应，但对症状严重者，应及时停用 IFN。

④干扰素可诱导自身抗体和自身免疫性疾病的产生：包括抗甲状腺抗体、抗核抗体和抗胰岛素抗体。多数情况下无明显临床表现，部分患者可出现甲状腺疾病（甲状腺功能减退或亢进）、糖尿病、血小板减少、银屑病、白斑、类风湿性关节炎和系统性红斑狼疮样综合征等，严重者应停药。

⑤其他少见的不良反应：包括肾脏损害、心律失常、缺血性心脏病和心肌病、视网膜病变、听力下降和间质性肺炎等，发生上述反应时，应停止 IFN 治疗。

3. 对不耐受或不愿意干扰素注射治疗的儿童 HBV-GN 可采用口服拉米夫定抗病毒治疗

国内外随机对照临床试验表明拉米夫定治疗儿童慢性乙型肝炎的疗效与成人相似,安全性良好,每日口服 3 mg/kg 可明显抑制 HBV-DNA 水平。HBeAg 血清学转换率随治疗时间延长而提高,治疗 1、2、3、4 和 5 年后 HBeAg 血清转换率分别为 16%、17%、23%、28% 和 35%。治疗前 ALT 水平较高者,一般 HBeAg 血清学转换率也较高,治疗时间延长也提高 HBeAg 血清学转换率,但随用药时间的延长患者发生病毒耐药变异的比例增高(第 1、2、3、4 年分别为 14%、38%、49% 和 66%)。拉米夫定治疗 HBV-GN 获得肯定疗效,但资料多来源于成人患者,儿童主要为少量病例报道。

(1)监测和随访。

治疗前应检查血常规、肝肾功能、磷酸肌酸激酶、尿常规和尿蛋白定量,血清病毒学指标包括 HBV-DNA 基线水平;开始治疗后每月检查血肝肾功能、尿常规和尿蛋白定量 1 次,每 3 个月检查血清病毒学指标包括 HBV-DNA 1 次,1 年以上检查 HBV 多聚酶基因 YMDD 氨基酸序列(酪氨酸–蛋氨酸–天门冬氨酸–天门冬氨酸)中有无核酸变异。据病情需要,酌情检测血常规和血清磷酸肌酸激酶。

(2)治疗剂量和疗程。

儿童每日 3 mg/kg 拉米夫定一次顿服,疗程至少 1 年。无论治疗前 HBeAg 阳性还是阴性患者,于治疗 1 年时仍可检测到 HBV-DNA,或 HBV-DNA 下降不到 2 个数量级者,应改用其他抗病毒药治疗(可先重叠用药1～3个月)。

(三)糖皮质激素治疗

对儿童乙型肝炎病毒相关肾炎应以抗病毒治疗为主,在抗病毒治疗的同时应慎用糖皮质激素治疗,不推荐单用糖皮质激素治疗。

糖皮质激素治疗乙型肝炎病毒相关肾炎疗效有争议,Lai 等的前瞻性对照研究表明糖皮质激素对肾病并不能带来额外效益,且有增加 HBV 复制的风险。Meta 分析表明激素治疗组与对照组(仅一般对症治疗)蛋白尿缓解率的差异无统计学意义(88.2% vs. 63.9%,$P=0.34$),糖皮质激素较对照组 HBeAg 血清学转换率低,但差异无统计学意义。对大量蛋白尿抗病毒治疗疗效欠佳或病理为膜增生性肾小球肾炎的 HBV-GN 可以在抗病毒治疗的基础上考虑加用糖皮质激素治疗。

（四）免疫抑制剂治疗

考虑到免疫抑制剂特别是细胞毒性药物激活 HBV 的潜在风险，对表现为膜性肾病儿童患者不推荐应用。

有报道联合应用拉米夫定和吗替麦考酚酯（MMF）或来氟米特治疗成人 HBV-GN 安全有效，对表现为膜增生性肾小球肾炎的 HBV-GN 可以在抗病毒治疗的基础上加用免疫抑制剂治疗，不推荐单用免疫抑制剂治疗。

（五）免疫调节治疗

免疫调节治疗是治疗 HBV-GN 的重要方法之一，在抗病毒治疗的同时应用免疫调节剂如胸腺肽可提高 HBeAg 血清学转换率。

胸腺肽 α1，是一种由 28 个氨基酸组成的合成多肽，具有免疫调节作用，可增强非特异性免疫功能，不良反应小，使用安全，有报道单独使用时 HBeAg 血清学转换率可达 31%，对 HBeAb 阳性者 HBV-DNA 阴转率可达 29.4%。胸腺肽 α1 与 IFNα 合用，可提高 HBeAg 血清学转换率。但有关儿童的报道不多，且价格昂贵，应谨慎使用。

（六）中医中药治疗

中医中药有一定的肾脏和肝脏保护甚至抗病毒作用，在我国应用广泛，可辅助治疗儿童 HBV-GN，但多数药物缺乏严格的随机对照研究，其治疗效果尚需进一步验证，不作为主要治疗手段。

（曾海生）

第十二章

儿童乙型肝炎病毒相关性肾炎诊断治疗解读

一、关于诊断

（一）流行病学特点

HBV-GN 的发生与 HBV 感染密切相关，HBV-GN 的发病率也大致与 HBV 感染率高低相平行。儿童免疫功能尚未发育完善，HBV-GN 发病率明显高于成人。收集全国 20 家医院儿童肾脏活检结果，HBV-GN 占肾脏活检儿童的 8.7%。我国儿童 HBV 感染率在 1992 年乙肝疫苗纳入儿童计划免疫后显著降低。成人 HBV-GN 的发病率和好发地区亦与 HBV 流行病学相似，男性患者约为女性的 1.5～2.0 倍。

（二）临床特点

（1）男童显著多于女童，可高达 90%。

（2）临床大多表现为肾病综合征（73%），有一些表现为非肾病范围蛋白尿和镜下血尿。肉眼血尿、高血压和肾功能不全较少。

（3）大多无肝脏病症状，有近半数患儿丙氨酸氨基转移酶（ALT）升高。血清学检查约 3/4 患儿为 HBsAg、HBeAg、HBcAb 阳性。成人 HBV-GN 临床表现可表现为肾脏损害与肾外表现。

（4）肾脏损害以蛋白尿或肾病综合征、血尿、水肿和尿量减少为特点，40% 出现血压升高，成人肾功能和肝功能较儿童更易发生异常。几乎所有患者血清乙型肝炎病毒 HBsAg 阳性，60%～80% 的病例 HBeAg 阳性。肾脏损伤可在感染后 6 个月至几年内发生。

（三）病理类型

（1）儿童 HBV-GN 的病理改变以膜性肾病（MN）为特征，膜增生性肾小球肾炎是次常见的病理改变，其他病理类型少见，与成人 HBV-GN 病理改变多种多样有区别。

（2）成人最常见的病理类型亦为膜性肾病（HBV-NM），亦可见膜增生性肾炎（HBV-MPGN）和系膜增生性肾炎。肾组织中 HBsAg、HBeAg 和

HBcAg 检出有助于诊断，HBsAg 和 HBcAg 总检出率高。确诊仍依赖肾活检。

（四）诊断标准

1. 血清乙肝病毒标志物阳性

大多数为 HBsAg、HBeAg 和 HBcAb 同时阳性，少数为 HBsAg、HBeAb 和 HBcAb 同时阳性，个别血清 HBsAg 阴性但 HBV-DNA 阳性。

2. 患肾病或肾炎并除外其他肾小球疾病

大多数表现为肾病综合征，少数表现为蛋白尿和血尿。

3. 肾小球中有 1 种或多种 HBV 抗原沉积

大多有 HBsAg、HBcAg 或 HBeAg 在肾小球沉积。

4. 肾脏病理改变

绝大多数为膜性肾病，少数为膜增生性肾炎和系膜增生性肾炎。

确诊标准为：

（1）同时具备上述第 1、2 和 3 条依据。

（2）同时具备上述第 1、2 条依据，并且第 3 条依据中为膜性肾病。

（3）个别患者具备上述第 1、3 条依据，血清乙肝病毒标志物阴性也可确诊。

（4）仅具备第 1、2 条时，但不具备第 3 条时，不能进行诊断。成人 HBV-GN 诊断时，依据上述标准，HBV 特异抗原（包括 HBsAg、HBcAg 和 HBeAg）在肾组织中的定位对于 HBV-GN 的确诊至关重要。

二、关于规范化治疗

（一）抗病毒治疗

是儿童乙型肝炎病毒相关性肾炎的主要治疗方法，推荐等级为：抗病毒治疗适合血清 HBV-DNA≥10^5拷贝/mL（HBeAg 阴性者血清 HBV-DNA≥10^4拷贝/mL）伴血清 ALT 上升超过正常上限 2 倍的患者。存在大量蛋白尿，血清 ALT 水平在正常上限的 2 倍内，但 HBV-DNA≥10^5拷贝/mL 也可考虑抗病毒治疗。尤其注意，当肾病病情严重需加用激素或免疫抑制剂时也应使用抗病毒治疗。

（二）不同于成人

对儿童乙型肝炎病毒相关性肾炎推荐采用重组干扰素抗病毒治疗：儿童推荐剂量每次 3～6 MU/m²（≤10 MU/m²），每周皮下或肌注 3 次，疗程至少3个月。高剂量、长时间（12个月）干扰素（IFN）治疗效果好于普通剂量。

治疗前 HBV-DNA、ALT 水平及患者的性别是预测疗效的主要因素。注意治疗前及治疗中对肝肾功能、血常规、血糖、甲状腺功能、尿常规、尿蛋白定量、血清病毒学指标的监测。注意 IFN 使用可能出现的流感样症候群、一过性骨髓抑制、诱导自身抗体和自身免疫性疾病的产生等不良反应。

成人 HBV-GN 的治疗则不同，建议首先考虑使用核（苷）酸类药物（拉米夫定、阿德福韦酯、恩替卡韦、替比夫定等），而非 α 干扰素进行治疗。HBV-GN 的治疗适应证、药物选择方案、疗程、监测指标、随访频率基本与 HBV 的核（苷）酸类药物抗病毒方案一致，参照《慢性乙型肝炎防治指南（2010）》和《亚太地区慢性乙型肝炎治疗共识（2012）》执行。建议请专科医师协助指导用药。

（三）对不耐受或不愿意 IFN 注射治疗的儿童

HBV-GN 可采用口服拉米夫定抗病毒治疗：儿童每日 3 mg/kg，一次顿服，疗程至少 1 年。无论治疗前 HBeAg 阳性还是阴性患者，于治疗 1 年时仍可检测到 HBV-DNA，或 HBV-DNA 下降不到 2 个数量级者，应改用其他抗病毒药治疗（可先重叠用药 1～3 个月），或与专科医师制订治疗方案。治疗前及治疗中应定期监测血常规、肝肾功能、肌酸激酶、尿常规、尿蛋白定量、血清病毒学指标等。

（四）不推荐单用糖皮质激素或免疫抑制剂

对儿童乙型肝炎病毒相关肾炎应以抗病毒治疗为主，在抗病毒治疗的同时应慎用糖皮质激素治疗。考虑到免疫抑制剂特别是细胞毒性药物激活 HBV 的潜在风险，对表现为膜性肾病儿童患者不推荐应用，但对表现为膜增生性肾小球肾炎的 HBV-GN 患者可以在抗病毒治疗的基础上加用免疫抑制剂治疗，不推荐单用免疫抑制剂治疗。

成人 HBV-GN 的治疗遵照此原则，一般在抗病毒治疗的同时，肝炎病毒复制指标阴性，肾病病情严重时（如大量蛋白尿）可考虑使用激素或免疫抑制剂，忌单独使用。

不建议激素起始剂量足量治疗，以免导致急性重型肝炎和肝功能衰竭的发生。建议中小剂量激素作为起始剂量［如泼尼松 0.5 mg/(kg·d)］，肾病病情缓解后逐渐减量，一般疗程 6～12 个月。当出现急性黄疸、严重消化道症状、出血倾向等急性重症肝炎表现时，应立即停止激素使用。可同时选用对肝细胞毒性小的免疫抑制剂（如霉酚酸酯，0.50～0.75 g/d，2 次/d）

治疗，一般疗程 6～12 个月。其他免疫抑制剂如环磷酰胺、来氟米特等容易影响肝功能，要密切随访肝功能。

（五）其他治疗

1. 一般治疗

由于儿童乙型肝炎病毒相关性肾炎有一定的自发缓解倾向，轻症患儿推荐采用利尿消肿、抗凝等一般对症治疗也有可能获得缓解。

2. 免疫调节治疗

免疫调节如胸腺肽 α1，在抗病毒治疗的同时应用可提高 HBeAg 血清学转换率，但有关儿童的报道不多，且价格昂贵，应谨慎使用。

3. 中医中药治疗

中医中药有一定的肾脏和肝脏保护甚至抗病毒作用，但多数药物缺乏严格的随机对照研究，其治疗效果尚需进一步验证，不作为主要治疗手段。

尽管成人 HBV-GN 的诊断治疗指南尚未出台，通过儿童乙型肝炎病毒相关性肾炎诊断治疗指南的解读及《慢性乙型肝炎防治指南（2010）》和《亚太地区慢性乙型肝炎治疗共识（2012）》等文献复习，儿童 HBV-GN 乙型肝炎病毒相关性肾炎诊断治疗指南的内容值得借鉴，可应用于成人乙肝相关性肾炎的诊治中。不同的是成人 HBV-GN 患者推荐首先使用核（苷）酸类药物（拉米夫定、阿德福韦酯、恩替卡韦、替比夫定等），而不是干扰素进行抗病毒治疗。相信随着对于 HBV-GN 的发病机制、临床表现、病理类型等认识的深入，在不久的将来，成人 HBV-GN 乙型肝炎病毒相关性肾炎的诊治将进一步得到规范。

（曾海生）

第十三章

泌尿系感染的诊断治疗

泌尿系感染（UTI）是儿科常见的感染性疾病之一，且婴幼儿 UTI 常合并膀胱输尿管反流（VUR）等先天性尿路畸形（VUR 在婴幼儿发热性 UTI 中可高达 20%～40%）。VUR 和反复 UTI，可导致持续性的肾脏损害和瘢痕化，从而可能引起高血压和慢性肾衰竭。早期发现和诊断婴幼儿 UTI，并给予合理处置尤为重要。

一、儿童首次泌尿道感染的诊断

（一）临床症状

（1）急性 UTI 症状随患儿年龄的不同存在着较大的差异。婴幼儿 UTI 临床症状缺乏特异性，需给予高度关注。

（2）3 月龄以下婴幼儿的临床症状可包括：发热、呕吐、哭吵、嗜睡、喂养困难、发育落后、黄疸、血尿或脓尿等。

（3）3 月龄以上儿童的临床症状可包括：发热、纳差、腹痛、呕吐、腰酸、尿频、排尿困难、血尿、脓血尿、尿液混浊等。

（4）在检查和诊断过程中还需注意是否存在女婴外阴炎、男婴包茎合并感染等情况。

（二）实验室检查

1. 尿液分析

（1）尿常规检查：清洁中段尿离心沉渣中白细胞≥5 个/HP，即可怀疑为 UTI。血尿也很常见，肾盂肾炎患儿还可出现中等蛋白尿、白细胞管型尿及晨尿的比重和渗透压减低。

（2）试纸条亚硝酸盐试验和尿白细胞酯酶检测：试纸条亚硝酸盐试验对诊断 UTI 的特异度高（75.6%～100%）而敏感度较低（16.2%～88.1%），若采用晨尿进行检测可提高其阳性率。尿白细胞酯酶检测对诊断 UTI 的特异度和敏感度分别为 69.3%～97.8% 和 37.5%～100%。两者联合检测对诊断 UTI 的特异度和敏感度分别为 89.2%～100% 和 30.0%～89.2%。

2. 尿培养细菌学检查

尿细菌培养及菌落计数是诊断 UTI 的主要依据，而尿细菌培养结果的诊断意义与恰当的尿液标本收集方法相关。通常认为清洁中段尿培养菌落数 $>10^5$/mL 可确诊，$10^4\sim10^5$/mL 为可疑，$<10^4$/mL 系污染。但结果分析应结合患儿性别、尿液收集方法、细菌种类及繁殖力综合评价其临床意义，具体见表 2-2。

对临床高度怀疑 UTI 而尿普通细菌培养阴性者，应做 L-型细菌和厌氧菌培养。

表 2-2 尿液标本收集方法与菌落计数判断标准

尿液标本收集方法	菌落计数/mL	感染的可能性
耻骨上膀胱穿刺	G-细菌任何数量	>99%
	G+细菌>10^3	>99%
导尿管收集尿液	>10^5	95%
	$10^4\sim10^5$	可能
	$10^3\sim10^4$	可疑，重复尿检
	<10^3	无
清洁尿		
男童	>10^4	可能诊断
女童	3 次>10^5	95%
	2 次>10^5	90%
	1 次>10^5	80%
	$5\times10^4\sim1\times10^5$	可疑，重复尿检
	$1\times10^4\sim5\times10^4$	症状性：可疑，重复尿检 非症状性：无
	<10^4	无

（三）影像学检查

1. 检查目的

（1）辅助 UTI 定位。

（2）检查泌尿系有无先天性或获得性畸形。

（3）了解慢性肾损害或瘢痕进展情况。

2. 常用的影像学检查

（1）B 超：建议伴有发热症状的 UTI 者均行 B 超检查。B 超检查主要是发现和诊断泌尿系统发育畸形。

（2）核素肾静态扫描（99mTc.DMSA）：①诊断急性肾盂肾炎（APN）的金标准：APN 时，由于肾实质局部缺血及肾小管功能障碍致对 DMSA 摄取减少。典型表现呈肾单个或多个局灶放射性减低或缺损，但无容量丢失，也可呈弥漫的放射性稀疏伴外形肿大。其诊断该病的敏感性与特异性分别为 96％和 98％。但由于价格昂贵，多用于特殊需要时。②肾瘢痕的发现：国内外学者均发现首次 UTI 的患儿在 DMSA 无异常发现情况下罕见 VUR 存在，而在 DMSA 发现肾瘢痕的患儿中 VUR 的阳性率相当高。推荐在急性感染后 3～6 个月行 99mTc.DMSA 以评估肾瘢痕。

（3）排泄性膀胱尿路造影（MCU）：系确诊 VUR 的基本方法及分级的"金标准"。MCU 常用检查方法：通过导尿管将稀释后的造影剂（目前常用碘普胺，用 0.9％生理盐水以 1∶3 的比例进行稀释）注入膀胱至患儿有排尿感（≤2 岁注入 30～50 mL，3～6 岁注入 50～100 mL），然后拔出导尿管并嘱患儿排尿，同时进行摄片。

①＜2 岁的患儿：UTI 伴有发热症状者，无论男女，在行尿路 B 超检查后无论超声检查是否异常，均建议在感染控制后行 MCU 检查。如说服后家属对 MCU 仍有顾虑者，宜尽早行 DMSA 检查：A. 如 DMSA 肾实质损害较严重或合并双侧肾实质损害，需尽早行 MCU 检查；B. 如 DMSA 肾实质损害较轻，也可在交代可能性后暂缓 MCU 检查，且在 3 个月后随访 DMSA（期间建议应用预防量抗生素即 1/3 治疗量睡前顿服）；C. B 超显像泌尿系异常者需在感染控制后立即行 MCU 检查。

②＞4 岁的患儿：B 超显像泌尿系异常者需在感染控制后进行 MCU 检查。

③2～4 岁可根据病情而定。

（四）上/下泌尿道感染的鉴别

（1）上泌尿道感染又称急性肾盂肾炎，主要指菌尿并有发热（≥38℃），伴有腰酸、激惹等不适。

（2）下泌尿道感染或称膀胱炎有菌尿，但无全身症状和体征。C 反应蛋白在临床上无鉴别作用。

（3）如果患儿有明确的尿液检查异常，UTI 的诊断即可初步建立，在进一步取得尿液细菌学培养结果的同时可以开始临床抗生素治疗。

二、儿童首次泌尿道感染的治疗

（一）一般处理

急性期需卧床休息，鼓励患儿多饮水以增加尿量，女童还应注意外阴部的清洁卫生。鼓励患儿进食，供给足够的热量、丰富的蛋白质和维生素，并改善便秘。

（二）抗菌药物治疗

（1）感染部位：对肾盂肾炎应选择血浓度高的药物，对膀胱炎应选择尿浓度高的药物。

（2）对肾功能损害小的药物。

（3）根据尿培养及药敏试验结果，同时结合临床疗效选用抗生素。

（4）药物在肾组织、尿液、血液中都应有较高的浓度。

（5）选用的药物抗菌能力强，抗菌谱广，最好能用强效杀菌剂，且不易使细菌产生耐药菌株。

（6）若没有药敏试验结果，对上尿路感染/急性肾盂肾炎推荐使用二代以上头孢菌素、氨苄青霉素/棒酸盐复合物。

1. 上尿路感染/急性肾盂肾炎的治疗

（1）≤3 月龄婴儿：全程静脉敏感抗生素治疗 10～14 d。

（2）＞3 月龄：若患儿有中毒、脱水等症状或不能耐受口服抗生素治疗，可先静脉使用敏感抗生素治疗 2～4 d 后改用口服敏感抗生素治疗，总疗程 10～14 d（目前尚没有研究比较急性肾盂肾炎的最适治疗疗程，英国的方案为 7～10 d）。

（3）静脉抗生素治疗后继用口服抗生素治疗与全程应用静脉抗生素治疗相比同样有效和安全，两组在退热时间、复发率等方面均没有差别。

（4）在抗生素治疗 48 h 后需评估治疗效果，包括临床症状、尿检指标等。若抗生素治疗 48 h 后未能达到预期的治疗效果，需重新留取尿液进行尿培养细菌学检查。

（5）如影像学相关检查尚未完成，在足量抗生素治疗疗程结束后仍需继续予以小剂量（1/4～1/3 治疗量）的抗生素口服治疗，直至影像学检查显示无 VUR 等尿路畸形。

2. 下尿路感染/膀胱炎的治疗

（1）口服抗生素治疗 7～14 d（标准疗程）。

（2）口服抗生素 2～4 d（短疗程）：短疗程（2～4 d）口服抗生素治疗和标准疗程（7～14 d）口服抗生素治疗相比，两组在临床症状持续时间、菌尿持续时间、UTI 复发、药物依从性和耐药发生率方面均无明显差别。

（3）在抗生素治疗 48 h 后需评估治疗效果，包括临床症状、尿检指标等。若抗生素治疗 48 h 后未能达到预期的治疗效果，需重新留取尿液进行尿培养细菌学检查。

三、复发性泌尿道感染的诊治

（一）定义

复发性 UTI 包括：① UTI 发作 2 次及以上且均为 APN；②1 次 APN 且伴有 1 次及以上的下尿路感染；③3 次及以上的下尿路感染。

（二）UTI 复发相关的因素

包括小年龄（小于 2.5 岁）、排尿障碍如夜尿症、摄入减少、大便失禁、特发性高钙尿症、DMSA 显示肾实质缺损、VUR 特别是双侧或Ⅲ级及以上反流等。因此，对 UTI 反复发作者，需寻找有无相关的基础疾病并给予相应治疗。

（三）预防性抗生素治疗

（1）对复发性 UTI 在控制急性发作后需考虑使用预防性抗生素治疗。如果患儿在接受预防性抗生素治疗期间出现了尿路感染，需换用其他抗生素而非增加原抗生素的剂量。

（2）预防用药期间，选择敏感抗生素治疗剂量的 1/3 睡前顿服，首选呋喃妥因或磺胺甲基异恶唑。

（3）若小婴儿服用呋喃妥因伴随消化道副反应剧烈者，可选择阿莫西林、克拉维酸钾或头孢克洛类药物口服。

儿童泌尿道感染的诊治原则在过去的数十年里颇受重视，特别是其中的影像学检查和预防性抗生素在儿童的首次泌尿道感染后较广泛地使用。但是，近年来受到了一些质疑和讨论，这需要家长的相关知识和关注。

（曾海生）

第十四章

泌尿系感染的诊断治疗解读

泌尿系感染（UTI）是儿科常见的感染性疾病之一，6 岁以内儿童 UTI 累计发病率女孩为 6.6％，男孩为 1.8％，且婴幼儿 UTI 常合并膀胱输尿管反流（VUR）（可高达 20％～50％）。VUR 和反复 UTI 可导致持续性的肾脏损害和瘢痕化，从而可能引起高血压和慢性肾功能衰竭。因而，重视儿童 UTI 的早期发现和诊断，并给予合理处置尤为重要。

一、关于诊断

（一）UTI 的实验室检查

尿细菌培养及菌落计数是诊断 UTI 的主要依据，但这一检查不能即刻得到结果。临床上除了进行尿离心沉渣镜检外，尿试纸条亚硝酸盐试验和尿白细胞酯酶检测均对 UTI 的诊断有一定的价值。近年的一项系统分析研究结果提示，试纸条亚硝酸盐试验和尿白细胞酯酶检测对诊断 UTI 均有较高的特异度（分别为 75.6％～100％和 69.3％～97.8％），但敏感度较低。两者联合检测对诊断 UTI 的特异度和敏感度分别为 89.2％～100％和 30.0％～89.2％。因此对 UTI 的诊断具有一定的临床价值。该推荐的级别较高，是否适合我国国情还有待进一步研究。临床上如果患儿有明确的尿液检查异常，UTI 的诊断即可初步建立，在进一步取得尿液细菌学培养结果的同时可以开始临床抗生素治疗。但是，尿细菌培养及菌落计数是诊断 UTI 的确诊依据，对指导治疗有意义，希望临床重视应用抗生素之前的尿细菌培养，提高培养的阳性率，在尿液留取方法上多采用清洁尿。

（二）UTI 的影像学检查

UTI 诊断明确后必须进一步了解有无潜在的尿路畸形、评价肾功能并预防 UTI 复发，以最大限度地保护肾功能。影像学检查的目的在于：①检查泌尿系有无先天性或获得性畸形；②了解慢性肾损害或瘢痕进展情况；③辅助急性 UTI 的定位。

一些学者提出对产前超声泌尿系无异常者，在发生首次 UTI 时不必首选 B 超检查。然而，这一点很大程度上依赖于产前超声技术的个人技术程度。结合以往经验和美国儿科学会和瑞典的研究结果，本指南仍然建议我国的伴有发热症状的 UTI 者均需行 B 超检查，以减少潜在的泌尿系畸形的漏诊。

核素肾静态扫描（DMSA）可以有 2 方面的临床应用：诊断急性肾盂肾炎（APN）的金标准和评估肾瘢痕。如果临床诊断明确，APN 不必依靠 DMSA，如诊断有疑问，可进行 DMSA 协助诊断，其诊断急性肾盂肾炎的敏感性与特异性分别为 96% 和 98%，证据水平和推荐等级都较高。

对于评估肾瘢痕，目前国外多推荐在急性感染 3 个月及以后行 Tc-DMSA 以评估肾瘢痕，如在英国的 UTI 指南中建议在急性 UTI 后 4~6 个月行 Tc-DMSA 以评估肾瘢痕。鉴于国内患儿随访的依从性，本指南推荐在急性感染后 3 个月即行 Tc-DMSA 以减少失访率。在排泄性膀胱尿路造影（MCU）方面，不同的研究和指南均具有一定的分歧。

辛辛那提儿童医院的 UTI 指南中建议首次 UTI 的各年龄段男孩、<3 岁女孩、3~7 岁且发热≥38.5℃女孩均推荐行 MCU 检查以除外 VUR；而英国的指南中仅推荐在<3 岁的非典型或复发性 UTI 患者中行 MCU 检查。

本指南综合以往的研究结果并考虑到指南的实际可操作性，推荐<2 岁的伴有发热的 UTI 患儿及>4 岁的 B 超显像泌尿系异常的患儿均需行 MCU 检查，而 2~4 岁年龄段者可根据实际病情而定。另外，核素排泄性膀胱显像（DRC）可用于 VUR 患儿的随访中。

二、关于治疗

（一）UTI 的治疗

在上尿路感染/急性肾盂肾炎治疗方面，目前尚没有研究比较急性肾盂肾炎的最适治疗疗程。现有指南及系统分析均推荐对<3 月龄的 UTI 患儿需静脉敏感抗生素治疗 10~14 d。对>3 月龄的患儿可予以静脉或口服敏感抗生素治疗 7~14 d。

在下尿路感染/膀胱炎的治疗方面，以往经典的治疗方案为口服抗生素治疗 7~14 d（标准疗程），而近来推荐的短疗程（2~4 d）口服抗生素治疗方案和标准疗程（7~14 d）口服抗生素治疗相比，两组在临床症状持续时间、菌尿持续时间、UTI 复发、药物依从性和耐药发生率方面均无明显差别。菌尿症（无临床症状，2 次尿培养为同一细菌且菌落计数均大于 10^5）的治疗原则基本同上。无论上、下尿路感染，均需在抗生素治疗 48 h 后评估治疗效果，包括临床症状、尿检指标等。若抗生素治疗 48 h 后未能达到预期的治疗效果，需重新留取尿液进行尿培养细菌学检查，并及时根据需要调整用药。

（二）UTI 的复发

复发相关的因素包括小年龄（<2.5 岁）、排尿障碍如夜尿症、摄入减少、大便失禁、特发性高钙尿症、DMSA 显示肾实质缺损、VUR 特别是双侧或Ⅲ级及以上反流等。因此，对 UTI 反复发作者，需寻找有无相关的基础疾病。

（三）预防性抗生素应用问题

预防性抗生素应用问题一直是研究和讨论的热点。一般认为，足量抗生素治疗疗程结束后需继续予以小剂量的抗生素口服治疗直至影像学检查完成后。对于不同级别的 VUR 是否用药存在较大分歧，期待更有说服力的研究结果。而对复发性 UTI 者在控制急性发作后需考虑使用预防性抗生素治疗。数十年来，国际上普遍推荐尽早进行影像学检查和预防性抗生素的应用，但 2007 年的英国 NICE 指南中首次对影像学检查和预防性抗生素的应用提出了严格的条件，如影像学的过多检查对患儿的不良影响，长期抗生素的应用常导致细菌耐药等，对此讨论很多。

三、欧洲 2015 年儿童泌尿系感染治疗

（一）治疗时机

该指南强调对于伴发热的具有 UTI 表现的患儿，应尽早开始抗生素治疗，以减少肾实质受累和肾瘢痕形成的风险。

（二）治疗原则

（1）除非无症状菌尿引起临床问题或患儿计划手术治疗，否则不予抗生素治疗。

（2）3 个月以上膀胱炎患儿，口服抗生素至少 3~4 d。

（3）对于伴发热的 UTI 患儿，根据年龄、病情严重性、是否拒食拒水和拒服药物、是否伴呕吐或腹泻、依从性及是否存在混杂因素，如上尿路扩张等选择给药途径。

（4）新生儿和 2 个月以下婴儿尿脓毒症和严重肾盂肾炎发生率高，可发生危及生命的低钠血症和高钾血症等，推荐静脉给药。

（5）联合应用氨苄西林和氨基糖苷类（如妥布霉素或庆大霉素）或单用 1 种第 3 代头孢类抗生素治疗效果均很好。应根据当地致病菌耐药情况和抗

生素敏感普及国家卫生部门的政策选择抗生素。

（6）对于非大肠埃希菌感染导致的复杂型 UTI 患者，推荐静脉用广谱抗生素。

（7）对于伴发热的 UTI，建议静脉抗生素治疗至患儿热退，之后口服抗生素 7～14 d。

（8）若婴儿期患儿选择门诊治疗，需密切监测。

（9）对梗阻性肾病患者可能需要暂时的尿液引流。通常，如治疗有效，尿液 24 h 后变为无菌，白细胞尿 3～4 d 消失。90% 的患者在治疗 24～48 h 体温恢复正常。对于治疗无改善者需考虑抗生素耐药或存在先天性尿路畸形或急性泌尿系梗阻，应立即进行超声检查。

（三）预防用药

关于预防用药一直存在争议。

根据瑞典的一项研究，预防性抗生素治疗有助于预防具有Ⅲ级和Ⅳ级 VUR 的女婴发生新的肾瘢痕；根据 Park 等的研究结果，对于 1 岁以内儿童，初次 UTI 发生早、高度 VUR、双侧 VUR 及初次感染非大肠埃希菌者均有较高的复发风险。为此，该指南建议，对于具有扩张型 VUR 的女童和 UTI 复发高危患儿及发生获得性肾损害高危患儿可考虑预防性抗生素治疗。2014 年 N. Engl J. Med 报道了一项关于 VUR 患儿的随机干预研究，发现甲氧苄啶/磺胺甲唑预防性治疗 2 年将 UTI 复发风险降低了 50%，特别是对于伴发热的 UTI 以及存在膀胱直肠功能障碍（bowel bladder syndrome，BBD）的患儿，但不影响肾瘢痕的形成风险。

该指南建议以下药物可用于预防用药，包括呋喃妥因［1 mg/(kg・d)，3 月龄以下不推荐］、甲氧苄啶［1 mg/(kg・d)，6 周龄以下不推荐］、甲氧苄啶磺胺甲唑［其中甲氧苄啶 1～2 mg (/kg・d)，磺胺甲唑 10～15 mg/(kg・d)］、头孢克洛［10 mg/(kg・d)，无年龄限制］和头孢克肟［2 mg/(kg・d)，早产儿和新生儿不推荐］等。上述药物中首选呋喃妥因、甲氧苄啶和甲氧苄啶磺胺甲唑，也可选用头孢菌素。在具有产超广谱 β-内酰胺酶（ESBL）细菌感染高发的地区，应慎重考虑应用头孢菌素。

蔓越莓汁对 UTI 的预防可能有一定效果。预防性治疗需要家长及患儿较好的依从性。对于具有包茎的男童，应考虑早期治疗。

（四）UTI 高风险患儿

高风险患儿包括：产前诊断尿路异常者、UTI 后 DMSA 扫描存在缺损、泌尿系超声检查提示异常（如上尿路扩张、膀胱壁增厚、重复肾畸形、

第二篇　西医现代疗法

膀胱排空后有残余尿）、输尿管囊肿、后尿道瓣膜、泌尿生殖系统畸形、肠道会阴连接、既往 UTI 史、膀胱排空功能障碍、膀胱扩大、尿流不畅、便秘、腹部包块、脊柱异常、有 VUR 家族史以及家庭依从性差者。

　　建议对表现为不明原因反复发热、生长迟滞或高血压的患儿应进一步行影像学检查。如患儿父母拒绝进行进一步检查（VCUG 或 DMSA 肾静态显像），医师需告知患儿父母该患儿至少有 30％存在 VUR 以及发生肾瘢痕的可能性。这一规定有助于医师对患者进行病情指导，并把握对患儿进行VCUG 或 DMSA 肾静态显像检查的指征。

（曾海生）

第十五章

中国儿童单症状性夜遗尿疾病管理专家共识

一、儿童夜遗尿诊断

(一) 儿童夜遗尿现状

遗尿症 (enuresis) 是一种常见疾病,若得不到积极和及时治疗将对患儿身心健康及家庭生活造成严重危害。随着人们对疾病认识的深入,儿童夜遗尿受到越来越多国内外专家的关注。

据统计大约有 16% 的 5 岁儿童、10% 的 7 岁儿童和 5% 的 11～12 岁儿童患有夜遗尿。其发病机制十分复杂,涉及中枢神经系统(若干神经递质和受体)、生理节律(睡眠和排尿)、膀胱功能紊乱以及遗传等多种因素。目前认为,中枢睡眠觉醒功能与膀胱联系的障碍是单症状性夜遗尿的基础病因,而夜间抗利尿激素分泌不足导致的夜间尿量增多和膀胱功能性容量减小是促发夜遗尿的重要病因。

(二) 儿童夜遗尿诊断

1. 定义

指年龄≥5 岁儿童平均每周至少 2 次夜间不自主排尿,并持续 3 个月以上。诊断要点包括:

(1) 患儿年龄≥5 岁(5 岁作为判断儿童夜遗尿的年龄标准虽带有一定主观性,但其却反映了儿童排尿控制能力的发育程度)。

(2) 患儿睡眠中不自主排尿,每周≥2 次,并持续 3 个月以上(疲劳或临睡前饮水过多而偶发遗尿的儿童不作病态)。

(3) 对于大年龄儿童诊断标准可适当放宽夜遗尿的次数。

(4) 临床上,需对患儿进行详细的病史采集、体格检查和必要的辅助检查,进一步明确诊断,以除外非单症状性夜遗尿以及其他潜在疾病引起的夜遗尿,如泌尿系统疾病、神经系统疾病、内分泌疾病等,并指导临床治疗。

2. 病史采集

全面的病史采集可以帮助排除潜在疾病和寻找病因,同时也有助于夜遗尿的诊断和治疗。临床上可使用病史采集表，包含夜间遗尿、日间排尿、排便情况、心理行为问题、饮水习惯、家族史及既往治疗情况等以便更快、更便捷地了解儿童夜间遗尿情况、日间排尿症状及是否合并其他潜在疾病。

3. 体格检查

患儿就诊时需进行详细的体格检查，以排除潜在解剖学或神经学异常疾病。

4. 辅助检查

辅助检查也是儿童夜遗尿诊断的重要步骤，其中尿常规适用于所有初诊儿童。泌尿系统超声检查常可协助诊断儿童膀胱功能异常和泌尿系统先天畸形；对伴有明显日间排尿症状者及排便异常者，可考虑进行尿流动力学检查及腰骶部磁共振成像等检查。

5. 排尿日记

排尿日记是评估儿童膀胱容量和是否存在夜间多尿的主要依据，同时也是单症状性夜遗尿具体治疗策略选择的基础，有条件的家庭均应积极记录。排尿日记中涉及的日间最大排尿量（maximum voided volume，MVV）指除清晨第 1 次排尿以外的日间最大单次排尿量，而夜间总尿量（total voided volume，TVV）应包括夜间尿布增重或夜间排尿量与清晨第 1 次尿量之和。不同年龄预计膀胱容量、最大排尿量及夜间总尿量正常参考值见表 2-3。临床医师可根据患儿排尿日记的数据信息评估患儿膀胱容量和夜间总尿量，从而判断患儿夜遗尿类型，指导治疗。

表 2-3　不同年龄预计膀胱容量、最大排尿量及夜间总尿量正常参考值

年龄/岁	预计膀胱容量（EBC）/mL	日间最大排尿量（MVV）/mL 低于 EBC 的 65% 提示膀胱容量偏小	夜间总尿量（TVV）/mL 高于 EBC 的 130% 提示夜间多尿
5	180	117	234
6	210	137	273
7	240	156	312
8	270	176	351
9	300	195	390
10	330	215	429
11	360	234	468
12~18	390	254	507

注：①MVV 的测量（早晨第 1 次排尿除外）至少需进行 3~4 d；周末或假日是理想的时间。日间发生的任何漏尿和液体摄入量均应被记录。液体摄入量与治疗/建议的相关性尚未得到证实，但应记录以确保日记的最大可用性；②TVV 的测量须将早晨第 1 次排尿量与夜间排尿量（包括尿布增重）相加以计算夜间产生的尿量。

排尿日记应在做到睡前 2h 限水、睡前排空膀胱之后进行评价，需详细记录至少 3～4 个白天（儿童上学期间可于周末记录）和连续 7 个夜晚儿童饮水、遗尿、尿量等情况。排尿日记在实际使用中存在一定困难，填写前临床医师应与家长和患儿充分沟通，详细讲解排尿日记的具体记录方法，以确保数据记录的准确性和真实性。

二、儿童遗尿症治疗

(一) 基础治疗

1. 遗尿教育

临床医师应加强对夜遗尿患儿家长的教育，向其讲解关于儿童夜遗尿的基本信息。夜遗尿并不是儿童的过错，家长不应就此对其进行责罚。同时，积极的生活方式指导是儿童夜遗尿治疗的基础，某些夜遗尿儿童仅经生活方式、生活习惯的调整，夜遗尿症状便可消失。对于小年龄儿、遗尿对生活影响小的儿童可首先进行基础治疗，且基础治疗贯穿夜遗尿治疗的全过程。

2. 调整作息习惯

帮助家庭规律作息时间，鼓励患儿白天正常饮水，保证每日饮水量。避免食用含茶碱、咖啡因的食物或饮料。晚餐宜早，且宜清淡，少盐少油，饭后不宜剧烈活动或过度兴奋。尽早睡眠，睡前 2～3 h 应不再进食，睡前 2 h 禁止饮水及食用包括粥汤、牛奶、水果、果汁等含水分较多的食品。

3. 奖励机制

家长应在医师的帮助下树立家庭战胜遗尿的信心，不断强化正性行为和治疗动机。家长不应责备患儿，应该多一些鼓励，减轻孩子对疾病的心理负担，让孩子自己积极地参与到治疗过程中。

4. 养成好习惯

养成良好的排尿、排便习惯，养成日间规律排尿（每日 4～7 次）、睡前排尿的好习惯，部分家长尝试闹钟唤醒。同时，建议多食用纤维素丰富的食物，每日定时排便，对伴有便秘的患儿应同时积极治疗便秘。

5. 记录排尿日记

指导家长认真记录"排尿日记"，以帮助评估儿童夜遗尿的个体化病情并指导治疗。

(二) 治疗方法

1. 一线治疗

去氨加压素（desmopressin）和遗尿报警器是目前多个国际儿童夜遗尿

指南中的一线治疗方法，可有效治愈大部分的儿童单症状性夜遗尿。临床医师可根据儿童夜遗尿的具体类型选择适合患儿的治疗方案，并在选择时充分考虑家长和患儿的意愿。

去氨加压素和遗尿报警器的选用原则：①夜间尿量增多但膀胱容量正常的患儿宜使用去氨加压素治疗；②膀胱容量偏小的患儿可能出现去氨加压素抵抗，宜使用遗尿报警器治疗；③夜间尿量增多且膀胱容量偏小的患儿，宜联合去氨加压素和遗尿报警器治疗；④夜间尿量正常且膀胱容量正常的患儿可给予遗尿警报器或去氨加压素治疗。若患儿及家长对选择遗尿报警器有抵触，无论患儿为哪一亚型单症状性夜遗尿，均可首先考虑使用去氨加压素治疗。

去氨加压素推荐剂量为 0.2 mg/d，从小剂量起开始使用，并根据患儿情况及疗效调整剂量，最大剂量 0.6 mg/d。建议初始治疗时每 2 周评价 1 次药物的治疗效果，无改善者应重新评估，包括记录排尿日记等。如果仍有夜间多尿，可以增加去氨加压素剂量。若治疗 6～8 周后对疗程不满意，可联合遗尿报警器治疗或转诊至遗尿专科诊治。

去氨加压素疗程一般为 3 个月，治疗 3 个月后评估疗效，以治疗第 3 个月与开始治疗前 1 个月尿床夜数进行比较，疗效包括完全应答（尿床夜数减少≥90%）、部分应答（尿床夜数减少 50%～90%）及无应答（尿床夜数减少 <50%）。患儿达到完全应答后停药并观察，如果停药后夜遗尿复发，则可以再次使用去氨加压素治疗。有专家尝试逐渐减停药物可减少夜遗尿复发的可能。去氨加压素耐受性良好，但是尽管患儿出现低钠血症及水中毒（头痛、恶心和呕吐等）的可能性极低，仍应就此对患儿家庭进行教育，避免自行调整药物剂量。

去氨加压素治疗注意事项包括：①夜间睡前 1 h 服药，予以少量水送服；②服药前 1 h 和服药后 8 h 限制饮水，以达到治疗效果并避免药物不良反应；③若患儿出现发热需要大量补充液体，应暂停使用去氨加压素，以免引起水中毒。如果已经服用，仍需限制饮水；④必要时监测血压及血钠。

2. 遗尿报警器

遗尿报警器是利用尿湿感应器装置，当患儿尿湿时，警铃报警唤醒患儿起床排尽余尿并清洁床单，通过反复训练建立膀胱胀满—觉醒之间的条件反射，使患儿最终能感受到尿意而自觉醒来排尿。遗尿报警器的治疗有效率高达 65%～70% 以上，且复发率较低。其疗效与医师实施的经验和水平直接相关，在西方国家使用较为普遍。但是，由于使用遗尿报警器很容易打扰患儿和家长的睡眠，且起效时间往往较长，多需连续使用 8 周或更长时间，因此需要医师与患儿和家长建立起良好的沟通，在临床应用前医师应向患儿和家长详细介绍遗尿报警器的基本原理和使用方法，并征得其同意。

正确的训练指导是成功的关键，并且在实施中监测遗尿情况的变化，利用心理学正性强化技术不断增强家庭治疗的动机，建立一套完整的随访方案，直至治疗成功。使用遗尿报警器治疗成功后应告知患儿，如果病情复发应再次联系医师。

遗尿报警器治疗注意事项包括：①遗尿报警器不适用于每晚遗尿频率＞2 次的患儿；②内裤或床单浸湿时触发警报器，若患儿无反应，此时家长应积极配合协助患儿起床排尿；③患儿应每晚使用遗尿报警器，持续治疗 2～3 个月或至患儿连续 14 晚无尿床（无论先达到哪个标准）；④遗尿报警器还适用于去氨加压素药物减量阶段，以促进患儿自行觉醒及减少复发的概率。

夜间尿量增多且膀胱容量偏小的患儿可考虑去氨加压素和遗尿报警器的联合治疗。若患儿使用去氨加压素或遗尿报警器症状无改善时需重新评估患儿病情，并可考虑去氨加压素和遗尿报警器的联合治疗。若联合治疗仍无好转，需记录患儿发生遗尿的当天情况，再次记录排尿日记重新评估患儿病情，并转诊至遗尿专科进行诊治。

3. 其他治疗

（1）抗胆碱药物。

抗胆碱药物可以有效抑制膀胱逼尿肌过度活动症状，有效减少患儿夜间遗尿频率。当患儿有夜间排尿次数过多、疑似膀胱过度活动者，排除了神经源性膀胱等器质性疾病时可考虑联合使用抗胆碱药物和去氨加压素。临床常用的抗胆碱药物为奥昔布宁（oxybutynin），起始推荐剂量为 2～5 mg，年龄较大者可增加至 10 mg，睡前服用。主要不良反应包括口干、皮肤潮红、便秘、视力模糊、瞌睡等。需严格在专科医生的指导下使用，并注意监测残余尿量。

（2）三环类抗抑郁药物。

治疗儿童夜遗尿的三环类抗抑郁药物为阿米替林（amitriptyline）、去甲替林（nortriptyline）、丙咪嗪等。因其抗胆碱作用可增加功能性膀胱容量、减少膀胱无抑制性收缩，故对尿流动力学紊乱的夜遗尿有效。但此类药物可能具有心脏毒性等副作用，现临床已不推荐常规使用，需在专科医师的指导下使用并随访。

4. 中医药疗法

中医中药以及针灸、推拿、敷贴等外治法是我国传统中医学治疗儿童夜遗尿的特色。中医认为遗尿属肾虚，治则补之，多以温补固肾醒脑为主。对肾气不足、下元虚寒者宜温肾固涩；对脾肺气虚者则益气固涩；肝经湿热者用泻火清热法。具体治则可参照中医儿科常见病诊疗指南中的遗尿症的诊疗规范进行。

5. 膀胱功能训练

膀胱功能训练有利于加强排尿控制和增大膀胱容量。可督促患儿白天尽量多饮水，并尽量延长 2 次排尿的间隔时间使膀胱扩张。训练患儿适当憋尿以提高膀胱控制力，当患儿排尿时鼓励时断时续排尿，然后再把尿排尽，以提高膀胱括约肌的控制能力。也可通过生物反馈治疗训练膀胱功能，治疗频率一般为每周 1～2 次，疗程至少持续 3 个月。

6. 心理治疗

对于伴有明显心理问题的患儿除上述治疗外，建议同时心理专科治疗。

三、5 岁以下遗尿儿童的治疗

鉴于＜5 岁儿童排尿中枢可能尚未发育完全，目前临床建议可首先对其进行生活方式和生活习惯的调整以及排尿习惯的引导，其次可采用较安全的治疗方法，如中药、推拿等。有强烈治疗意愿的遗尿儿童也可使用遗尿报警器等治疗。

（曾海生）

第十六章

中国慢性肾脏病患者合并高尿酸血症诊治专家共识

慢性肾脏病（chronic kidney disease，CKD）已成为全球性重要公共卫生问题，中国流行病学研究显示，我国普通人群 CKD 的患病率为 10.8％，中国南方地区普通人群为 12.1％，农村地区为 13.6％，高原地区藏族人群为 19.1％，北方地区普通人群为 16.9％。CKD 持续进展至终末期肾病（end stage renal disease，ESRD）会严重影响患者的生存和生活质量。ESRD 所需的医疗费用也对国家、社会和患者家庭造成巨大的经济负担。寻找可控的危险因素进而采取针对性措施对于延缓 CKD 的持续进展非常重要。

我国 CKD 患者中的高尿酸血症（hyperuricemia，HUA）患病率为 36.6％～50.0％，随 CKD 的进展其患病率明显升高。在 IgA 肾病患者队列中的研究显示，HUA 是肾功能进展的独立危险因素，且该作用独立于患者的基线 eGFR 水平。维持性腹膜透析（腹透）患者的队列研究显示，血尿酸水平与腹透患者的全因死亡及心血管疾病（cardiovascular disease，CVD）死亡均独立相关。

然而，目前对于 CKD 患者中无症状 HUA 的治疗仍存在争议。我们需要基于目前已有的证据和经验，制订符合中国 CKD 患者实际情况的专家共识，指导临床医生关注和重视 CKD 患者 HUA 的诊断和治疗，并为将来制订临床指南提供基础。

一、诊断标准和分型

（一）诊断标准和分期

1.CKD 的诊断标准

（1）肾脏损伤（肾脏结构或功能异常）≥3 个月，伴或不伴有肾小球滤过率（GFR）下降，肾脏病理学检查异常或肾脏损伤（血、尿成分或影像学检查异常）；

（2）GFR＜60 mL/（min·1.73 m²）达到或超过 3 个月，有或无肾脏损伤证据。CKD 的分期参考改善全球肾脏病预后组织的标准。

2. HUA 的诊断标准和分型

(1) HUA 的诊断标准。

①正常嘌呤饮食状态下，非同日 2 次空腹血尿酸（serum uric acid, SUA）水平，男性＞420 μmol/L，女性＞357 μmol/L。

②没有出现痛风或痛风石时为无症状 HUA。

(2) HUA 的分型诊断。

根据患者低嘌呤饮食 5d 后，留取 24h 尿检测尿酸水平的结果，分为 3 型，具体如下：

①尿酸排泄不良型：尿酸排泄＜0.48 mg/(kg・h)，尿酸清除率＜6.2 mL/min。

②尿酸生成过多型：尿酸排泄＞0.51 mg/(kg・h)，尿酸清除率≥6.2 mL/min。

③混合型：尿酸排泄＞0.51 mg/(kg・h)，尿酸清除率＜6.2 mL/min。

二、非药物治疗

(一) 患者教育和规律随访监测

积极开展患者教育，提高患者防病、治病的意识，提高治疗依从性，对于伴有 HUA 的 CKD 患者的治疗至关重要。

1. 生活方式指导

对患者生活方式的指导应包括以下方面：健康饮食（详见表 2-4）、坚持适度运动、控制体重和限制烟酒等。建议患者根据个人情况坚持适度运动（每天 30 min 以上中等强度的锻炼，如散步、太极拳、瑜伽、阻力训练等有氧运动）。患者在运动中应避免剧烈运动及突然受凉。肥胖者应减体重，控制体重在正常范围。

2. 规律随访监测

对伴有 HUA 的 CKD 患者，建议治疗前全面评估肾功能和合并症、并发症情况，并在治疗过程中向患者强调规律随访监测的重要性。建议患者在监测估算肾小球滤过率（eGFR）、尿蛋白水平的同时，至少每 3～6 个月检测 1 次血尿酸水平。

(二) 饮食治疗

1. 健康饮食

饮食治疗在伴有 HUA 的 CKD 患者治疗中占有非常重要的地位，研究显示饮食治疗可以降低 10%～18% 的血尿酸水平或使血尿酸降低 70～90 μmol/L。

推荐患者的饮食应以低嘌呤食物为主，具体建议详见表 2-4。对于正在接受非透析治疗的 CKD 患者，应结合低蛋白饮食营养方案。避免高蛋白饮食、海鲜、动物内脏、大量乳制品的食用。避免啤酒、白酒，也应减少富含果糖的饮料摄入。

表 2-4　CKD 伴 HUA 患者饮食建议

应避免	应限制	建议鼓励
高嘌呤包含（如胰脏或胸腺、肝脏、肾脏、骨髓等动物内脏）	牛肉、羊肉、猪肉	低脂肪或全脱脂牛奶制品
高果糖的玉米糖浆，甜化的苏打水，其他饮料或食物	嘌呤含量高的海产品（如虾蟹、贝类）	新鲜蔬菜、水果（如苹果、杏子、橘子、桃子、梨）
高蛋白饮食	整份的天然甜果汁	杂粮
啤酒或白酒，对伴发痛风患者且在发作或控制不良期，需严格禁酒	食糖，包括甜饮料和甜品	多饮水（每天 2000 mL 以上）
辛辣食物，如辣椒、大蒜、韭菜	食盐，包括果酱、肉汁和腌制品	低蛋白饮食
	红酒	
	高脂，特别是高胆固醇食品（如肥肉、肉皮、蛋黄、鱼子、鱿鱼、蹄筋）	

2. 多饮水

建议患者每日饮水量 2000 mL 以上，可促进尿酸排泄并预防尿路结石。结合患者肾功能及血压情况，从患者尿量的角度，建议保证每日的尿量在 1500 mL 以上，最好 2000 mL。

3. 适当碱化尿液

建议碱化尿液，尿 pH 值在 6.2～6.9 范围间内最有利于尿酸盐结晶溶解和从尿液排出，但尿 pH 值＞7.0 易形成草酸钙及其他类结石。因此，碱化尿液过程中要注意检测患者的尿 pH 值。

建议碱化尿液的方法：碳酸氢钠或枸橼酸合剂。碳酸氢钠（小苏打）口服：每次 0.5～1 g，每日 3 次。在 CKD 患者中碳酸氢钠可同时改善代谢性酸中毒，因此具有双重功效。但也需要注意钠负荷诱发患者充血性心力衰竭和水肿的可能。枸橼酸合剂口服时应注意监测 CKD 患者的血钾水平，避免发生高钾血症。

三、药物治疗

（一）急性痛风发作治疗

痛风关节炎急性发作期的治疗建议

及早（应在 24 h 内）给予抗炎止痛治疗，推荐的用药包括：非甾体抗炎药（NSAIDs）、糖皮质激素和秋水仙碱。建议使用选择性环氧化酶 2（COX-2）抑制剂，该药可针对性地抑制 COX-2，减少对 CKD 患者胃肠道损伤的不良作用。研究显示，依托考昔治疗急性痛风疗效优于吲哚美辛、双氯芬酸、塞来昔布。

但 CKD 患者在使用 NSAIDs 时应警惕引起急性肾损伤，更应充分水化，密切注意肾功能情况。NSAIDs 不耐受或禁忌的患者可考虑用糖皮质激素（如泼尼松 30～35 mg/d，共 3～5 d）或秋水仙碱。秋水仙碱最好在症状出现的 12～24 h 内开始使用，但其不能用于重度肾功能或肝功能损害的患者。急性期不宜积极降尿酸治疗，除非一直在服用降尿酸药物。

CKD 患者痛风急性发作时应特别重视水化和碱化尿液，并在上述治疗的同时辅以局部 NSAIDs 药物的使用，改善患者的症状，最大限度地减少全身用药的毒副作用。

（二）降尿酸治疗

CKD 患者 HUA 的降尿酸治疗，建议根据患者的伴随症状、合并症、并发症、肾功能情况和尿酸水平合理实施。

1. 对于伴有痛风的 CKD 患者，应在早期积极给予非药物治疗及降尿酸治疗。

2. 对于无症状的伴有 HUA 的 CKD 患者，男性血尿酸＞420 μmol/L，女性血尿酸＞360 μmol/L，建议降尿酸治疗。降尿酸一线药物包括抑制尿酸生成药物（别嘌醇和非布司他），促进尿酸排泄药物（苯溴马隆和丙磺舒）可为备选药物，治疗的血尿酸水平最低控制目标应＜360 μmol/L，在伴有严重痛风时建议控制目标＜300 μmol/L。不推荐长期维持血尿酸水平＜180 μmol/L。

3. 对于无症状的伴有 HUA 的 CKD 患者，降尿酸的起始治疗阈值仍有争议，需要未来的进一步研究来确定。对于降尿酸治疗对肾脏的益处也需要更多高质量、大样本的 RCT 来证实。

（三）药物的应用

1. 抑制尿酸生成药物

（1）别嘌醇。

①适应证：①慢性原发性或继发性痛风的治疗；②伴或不伴痛风症状的

高尿酸血症的 CKD 患者；③反复发作性尿酸结石患者；④预防白血病、淋巴瘤或其他肿瘤在化疗或放疗后继发的组织内尿酸盐沉积、肾结石等。

②用法及用量：从小剂量起始，逐渐加量。初始剂量：每次 50～100 mg，每日 1～3 次。2～3 周后增至每日 300 mg，分 2～3 次服用。肾功能下降时，如 eGFR<60 mL/min 时别嘌醇应减量，推荐剂量为 50～100 mg/d，eGFR<15 mL/min 时应禁用。

③注意事项：别嘌醇的严重不良反应与所用剂量相关，当使用最小有效剂量能够使血尿酸达标时，尽量不增加剂量；控制急性痛风发作时，建议同时应用秋水仙碱或其他消炎药，尤其是在治疗的早期。

④不良反应：包括胃肠道症状、皮疹、肝功能损害、骨髓抑制等，应密切监测。偶有发生严重的"别嘌醇超敏反应综合征"，应予以重视和积极处理。

⑤禁忌证：对别嘌醇过敏、严重肝肾功能不全和明显血细胞低下者、孕妇、有可能怀孕妇女以及哺乳期妇女。禁用于正在接受硫唑嘌呤治疗的患者。

⑥密切监测别嘌醇的超敏反应。别嘌醇的超敏反应主要发生在最初使用的几个月内，最常见的是剥脱性皮炎。使用噻嗪类利尿剂及肾功能不全是发生超敏反应的危险因素。

⑦对于特定人群（3 期或 3 期以上 CKD 的朝鲜人、所有中国汉族和泰国人），其 HLA-B*5801 等位基因频率较高，HLA-B*5801 阳性个体发生严重别嘌醇超敏反应危险性极高。因此，HLA-B*5801 阳性的患者忌用。

（2）非布司他。

①适用于痛风患者 HUA 的长期治疗。

②用法及用量：

A. 口服推荐剂量为 40 mg 或 80 mg，每日 1 次。推荐起始剂量为 40 mg，每日 1 次。若 2 周后，血尿酸水平仍不低于 360 μmol/L，建议剂量增至 80 mg，每日 1 次。

B. 给药时，无须考虑食物和抗酸剂的影响。

C. 轻、中度肾功能不全（eGFR 30～89 mL/min）的患者无须调整剂量。

D. 对于 CKD 4 期及以上患者，已有多项研究显示非布司他的有效性及安全性，建议起始剂量为 20 mg，每日 1 次。

③不良反应：主要有肝功能异常、恶心、关节痛、皮疹。数项研究显示非布司他的不良反应发生率低于别嘌醇。

④禁忌证：本品禁用于正在接受硫唑嘌呤、巯嘌呤治疗的患者。

⑤注意事项：在服用非布司他的初期，可见痛风发作频率增加。源于血尿酸浓度降低，导致组织中沉积的尿酸盐动员。为预防治疗初期的痛风发作，建议同时服用非甾体类抗炎药或秋水仙碱。在非布司他治疗期间，若痛风发作，无须中止非布司他治疗。应根据患者的具体情况进行适当调整。

针对高尿酸血症不同治疗方法的有效性和安全性比较的研究分析显示，与其他药物相比，非布司他具有更好的疗效和安全性。

2. 促进尿酸排泄药物

若使用促排尿酸药物（包括苯溴马隆、丙磺舒）降低患者血尿酸水平，在治疗开始前和治疗过程中，要特别注意多饮水和使用碱化尿液的药物。若患者 24 h 尿尿酸的排出量已经增加（＞3.54 mmol）或有泌尿系尿酸结石则应禁用此类药物，在溃疡病或肾功能不全者慎用。

（1）苯溴马隆。

①适用于原发性和继发性高尿酸血症。

②用法及用量：成人起始剂量为每次口服 50 mg，每日 1 次，早餐后服用。成人及 14 岁以上患者每日 50～100 mg。轻、中度肾功能不全患者（eGFR＞60 mL/min）无须调整剂量。

③不良反应：可能出现肝损、胃肠不适、腹泻、皮疹、阳痿等，但较为少见。

④禁忌证：对本品中任何成分过敏者。严重肾功能损害者（eGFR＜30 mL/min）及有肾结石的患者，孕妇、有可能怀孕妇女以及哺乳期妇女。

⑤注意事项：①治疗期间需大量饮水以增加尿量（治疗初期饮水量不得少于 1500～2000 mL/d），避免排泄尿酸过多而在泌尿系形成尿酸结石；②监测肝肾功能；③开始用药期间，建议给予碳酸氢钠或枸橼酸合剂，使患者尿液的 pH 值控制在 6.2～6.9。

（2）丙磺舒。

①促排降尿酸治疗中，可选择丙磺舒作为单药疗法促排尿酸。

②用法及用量：成人起始剂量为每次口服 0.25 g，每日 2 次，1 周后可增至每次 0.5 g，每日 2 次。根据临床表现及血和尿酸水平调整药物用量，原则上以最小有效量维持。

③丙磺舒的不良反应为肠胃不适、食欲下降、皮肤出疹，泌尿系尿酸结石等；当 eGFR＜30 mL/min 时无效，应避免使用。丙磺舒目前已较少临床使用，注意事项与苯溴马隆相似。

3. 兼有降尿酸作用的其他药物

（1）氯沙坦不但能降血压，同时能促进尿酸排泄。高血压患者，可考虑使用氯沙坦，但单独使用的降尿酸作用较弱。

（2）有研究显示，非诺贝特与他汀类药物（尤其是阿托伐他汀）具有促进尿酸排泄作用。伴有高脂血症的患者，可考虑使用非诺贝特或他汀类药物，但两者的降尿酸作用都较弱。

（三）降尿酸药物的使用推荐意见

各期 CKD 患者 HUA 的推荐治疗方案见表 2 - 5。

表 2 - 5　CKD 各期患者 HUA 药物选择

CKD 分期	eGFR	抑尿酸生成药物		促尿酸排泄药物	
		别嘌醇	非布司他	苯溴马隆	丙磺舒
1 期	≥90	起始剂量≤100 mg/d，然后逐渐增加至维持剂量，需根据肾功能来调整	起始剂量为40 mg/d，轻中度肾功能不全无须调整剂量	常用剂量 50 mg/d，最大剂量 100 mg/d，轻中度肾功能不全无须调整剂量	以最小有效量维持治疗
2 期	60～89，轻度肾损				
3 期	30～59，中度肾损	eGFR<60 时，推荐剂量 50～100 mg/d，需根据肾功能来调整			
4 期	15～29，重度肾损			eGFR<30 不推荐使用，无效	当 eGFR<30 时无效，应避免使用
5 期	<15，肾衰竭	eGFR<15 时禁用	推荐剂量为 20 mg/d 或 40 mg/d		
特殊情况	24 h 尿尿酸过高	根据肾功能调整剂量		禁用	禁用
	透析患者	禁用	耐受性可	禁用	禁用
	泌尿系尿酸结石	耐受性良好	耐受性良好	禁忌	禁忌
注意事项		肾功能不全者和老年患者的别嘌醇重度过敏反应发生风险增加	未列出	应用时须碱化尿液	应用时须碱化尿液

注：eGFR 单位为 mL/(min·1.73 m²)。

四、药物相互作用

在应用降尿酸药物治疗 CKD 患者 HUA 时，应注意各药物之间的相互作用，详见表 2-6。

表 2-6　降尿酸药物与其他药物的相互作用

药物种类	非布司他	别嘌醇	苯溴马隆
黄嘌呤氧化酶底物类药物			
茶碱	联用时应谨慎	未见报道	未见报道
硫唑嘌呤、硫嘌呤	禁止同用	禁止同用	未见报道
细胞毒类化疗药物			
环磷酰胺	细胞毒类药物化疗期间使用非布司他的安全性数据未知	与环磷酰胺同用时，对骨髓的抑制可更明显	未见报道
抗凝药			
华法林、双香豆素、茚满二酮衍生物等	无显著相互作用，可联用	同用时，抗凝药的效应可加强，应注意剂量	华法林与苯溴马隆联用致国际标准化比值升高
水杨酸盐	未见报道	未见报道	促尿酸排泄作用可因水杨酸盐和苯磺唑酮而减弱
苯磺唑酮	未见报道	未见报道	
噻嗪类利尿剂	无显著相互作用，可联用	同用时，对高血压或肾功能差的患者，有发生肾功能损害及出现过敏的报道	未见报道
秋水仙碱、萘普生、吲哚美辛、地昔帕明	无显著相互作用，非布司他可与这些药物联用	未见报道	未见报道
氨苄西林	未见报道	同用时，皮疹的发生率增多，尤其在高尿酸血症患者	未见报道
铁剂	未见报道	不宜同用	未见报道
尿酸化药	未见报道	同用时，可增加肾结石形成的可能	未见报道
吡嗪酰胺	未见报道	未见报道	促尿酸排泄作用被抗结核药吡嗪酰胺抵消
降糖药			
罗格列酮	无显著相互作用，可联用	未见报道	未见报道

综上，HUA 是 CKD 发生、发展和预后的危险因素。充分重视和积极干预 HUA 将有利于 CKD 患者的预后。在临床实践工作中，应参考指南共

识，并根据患者的具体情况实施个体化治疗，提高疗效，减少和防范药物的不良反应，改善患者的长期预后。我们期待在该领域有更多大样本、长随访的 RCT 研究为将来的临床指南的制订提供更多循证医学依据。

（曾海生）

第十七章

儿童泌尿系结石的诊断与治疗

据调查显示，在 1993～1999 年期间，每 100 例泌尿系统结石病患中，就有 3 例是儿童，在 1996～2006 年期间，泌尿系统结石病患中儿童所占比例由原先的 3% 翻涨至 6%，其中比起经济发达的城市地区，一些偏远地区的儿童患泌尿系统结石的概率较高。

一、儿童泌尿系统结石成因

1. 代谢不正常

儿童泌尿系统结石的形成与儿童身体代谢不正常、尿路异常和尿路感染之间有着密切的关系。其中，儿童因身体代谢不正常引发泌尿系统结石是儿童患结石的最主要成因，比例约为 42%。

2. 感染

因尿路感染导致结石是儿童患病的次要成因，比例在 34%～58% 范围内。一些泌尿系统的疾病比如尿道畸形、尿管阻塞等都会引发儿童尿液排泄不正常，造成尿道感染，最终导致尿道结石。

3. 饮食

此外，外因影响也是引发儿童结石的成因之一，比如"三聚氰胺事件"就是典型的外因引发儿童泌尿系统结石的代表，该奶粉中的三聚氰胺物质会同儿童尿路里的尿酸发生化学作用，化学产物为不可溶解的盐，最终形成结石存在于儿童体内。

二、儿童泌尿系统结石诊断

（一）临床症状

一般患有泌尿系统结石的成人都会出现腰酸背痛的症状，而患有泌尿系统结石的儿童所表现出来的症状有所不同，只有一部分的泌尿系统结石患病儿童会出现腰酸背痛病状，但大部分儿童并无任何病状表现。也有一些特殊情况：儿童不停大哭、面无血色、拒绝进食、身体偏瘦或者是尿中有血等。

对于泌尿系统结石合并其他疾病的儿童，常常会表现身体浮肿的病状。由于结石部位的不同，病状表现也会不一样，比如结石位于肾的两旁时，会表现为尿少甚至没有尿的病状。

（二）泌尿系统结石的诊断

1. 病因评估

因为儿童的泌尿系统结石成因各异，因此要详细了解病患儿童的家族病史、儿童的平时生活饮食情况、之前有无服用任何药物及其他病史等。对于年纪较小的婴幼儿类泌尿系统结石病患，考虑先天性体内缺酶，例如先天尿中草酸盐增多病；年纪较长一些的儿童病患考虑先天甲状旁腺功能亢进引发的结石。为了找出导致泌尿系统结石的隐藏病因，要对结石成分进行评估分析。北美有关医疗研究组通过实验调查总结出了结石的主要成分分别为：草酸钙、磷酸钙、尿酸、磷酸镁、胱氨酸等，成分含量分别为 $69\%\sim79\%$、$5\%\sim10\%$、$5\%\sim10\%$、$5\%\sim10\%$ 和 $1\%\sim5\%$。

2. 常规检查

（1）进行尿液常规检查，能看到尿中是否有血、晶体尿或者尿中有脓细胞；尿液的酸碱值的不同则表现结石的不同种类，pH 值 >7 的病患结石种类多为磷酸钙、碳酸钙，pH 值 <5.5 的病患结石种类多为尿酸结石、胱氨酸结石和草酸钙结石。

（2）进行抽血化验：对患病儿童进行抽血化验，检测其血中的血清钙含量、尿酸含量、血钾含量是否符合正常值以及血清电解变化状况。比如先天性甲状腺功能亢奋的患病儿童血清钙超过正常值、患有痛风的泌尿系统结石儿童的血尿酸会呈现上升。

（3）检测尿液代谢参数。

3. 采用医疗设备检查

（1）进行泌尿系统超声检查。超声是辅助检查儿童泌尿系统结石的第一选择。但因为超声很难鉴别某些位于肾部的结石和钙化灶，因此超声检查应当做泌尿系统 X 线平片（简称 KIB）和排泄性尿道造影（简称 IVU）的随访检查。

（2）采用 KIB 进行结石成分诊断。其诊断效果较为显著，有 39% 左右的结石成分能够通过 X 线平片上的造影屏幕上显示出来。

（3）采用 IVU 进行尿路诊断。该设备能够把整个尿道的状况展示出来。对于年纪较小的儿童应当注射适当的麻药，以便得到准确的检查结果。

（4）进行 CT 检查。CT 能在 KIB 和 IVU 检查对于阴性结石和肾脏部位造影不明显的不足上进行完善，避免误诊的情况发生。

三、儿童泌尿系统结石的治疗

在了解结石的成因，分析表现病状，进行科学诊断的基础上，有针对性地采用手术、药物、设备等手段进行儿童泌尿系统结石治疗。

1. 内科治疗

内科治疗是通过科学的饮食调理和药物服用，让结石溶解并随尿液排出体外的治疗方法。比如含钙性的结石治疗，因为儿童身体正处于需要补钙的阶段，所以不能采取无钙饮食这一方法治疗，应当在儿童身体液体摄入需求量已经满足的基础上，多饮用中性的液体（果茶），协助溶解结石，或者按照儿童身体的钙结石大小，让其服用适量的利尿剂和枸橼酸钠，改变儿童体内酸性环境，降低尿道中的草酸钙饱和度。

比如对于胱氨酸性结石的儿童采取药物治疗，药物的剂量要控制在能够让每天胱氨酸的排泄不高于 690 mg 这一基础上。同时要提醒病患儿童家长，每天让儿童摄入 4 L 以上的水，这样可以提高排尿次数，稀释尿液里的胱氨酸浓度。

2. 手术治疗

在一定时期的内科治疗后，结石乃在体内的泌尿系统结石患儿，要采取其他有效手段进行治疗。

（1）冲击波体外碎石：它也叫体外震波碎石术，简称 ESWL。因为儿童体内的结石存在时间较短、结石的结构并未稳固，所以采取 ESWL 是最好的治疗手段。同时考虑到儿童身体结构较软，体外冲击波的冲击力较小，不会对患病儿童其他身体功能造成影响，因此推广使用 ESWL 对泌尿系统结石儿童进行治疗。

（2）过皮肾镜取结石术：简称 PCNL。许多医学实践证明，PCNL 对于儿童泌尿系统（主要是肾结石）特别是体内结石结构复杂的患病儿童的治疗效果显著，治愈率为 79%～89%，同时该治疗方法有危害小，不影响儿童肾功能，治后并发症出现率低的好处。

（3）输尿管镜治疗：随着医学的发展，体积较小的输尿管内镜广泛地使用在儿童泌尿系统结石的治疗中。用输尿管镜治疗结石已经成为不少医疗机构治疗儿童结石的第一手段。结石的大小会对输尿管镜结石去除率产生重要影响，比如不超过 14 mm 的结石，其结石去除率是 92%，而超过 15 mm 的结石，其结石去除率只有 32%。

（4）腹腔镜开放手术的结石去除率高达 76%，尤其对于体内结石大块、急性肾功能衰竭和其他治疗手段无效的结石病患，腹腔镜开放手术是较好的选择。但因该治疗手段依旧处于评估阶段（对儿童身体是否造成伤害未能得到验证），因此未能广泛应用在儿童泌尿系统结石的治疗中，但该疗法具有很高的研究价值。

（满杏禹　曾海生）

第十八章

儿童原发性膀胱输尿管反流专家共识

一、VUR 概述

正常输尿管膀胱连接部具有活瓣样功能，只允许尿液自输尿管流入膀胱，阻止尿液反流。如果活瓣样功能受损，尿液逆流入输尿管和肾，这种现象称膀胱输尿管反流（vesicoureteral reflux，VUR）。VUR 分为原发性和继发性 2 种，前者系活瓣机能先天性发育不全，后者继发于下尿路梗阻，如后尿道瓣膜症、神经源性膀胱等。

VUR 的临床表现和预后差异大，部分 VUR 无症状，可自愈，不造成肾瘢痕形成；部分 VUR 可继发泌尿系感染（urinary tract infection，UTI），导致肾瘢痕、高血压，甚至终末期肾病。患儿年龄、性别、反流级别、膀胱肠道功能障碍（bladder and bowel dysfunction，BBD）、肾功能等情况是影响 VUR 预后的因素。VUR 治疗原则是预防及减少肾盂肾炎发生，保护肾脏功能。2019 年 1 月至 2019 年 6 月，中华医学会小儿外科学分会泌尿外科学组结合美国泌尿外科学会（American Urological Association，AUA）、欧洲泌尿外科协会（European Association of Urology，EAU）的 VUR 诊疗指南以及国内临床实际，针对原发性 VUR 的诊断、治疗、随访等问题制订中国专家共识。

二、VUR 流行病学

在无 UTI 的儿童中 VUR 发病率为 0.4%～1.8%。产前肾积水中 VUR 发病率为 7%～35%，VUR 的同胞及一级亲属发病率为 3%～51%，VUR 的后代发病率为 21.2%～61.4%。

在 UTI 的患儿中 VUR 发病率为 30%～50%；年龄越小发病率越高，新生儿期 UTI 病例发生 VUR 的比例为 50%～70%；有调查研究指出 12 岁儿童中 VUR 的发病率约 10%；UTI 患儿中男性 VUR 发病率高于女性，同样男性反流级别更高。

BBD 指在储尿期和排尿期出现异常下尿路症状（包括膀胱过度活动、

急迫性尿失禁、排尿延迟、膀胱活动低下、排尿异常），常伴有便秘和大便失禁的综合征。BBD 患儿中 40%～60%合并 VUR，VUR 可能继发于 BBD，同时高级别 VUR 可能影响膀胱功能而导致 BBD。

VUR 有自愈倾向，4～5 岁以内的Ⅰ～Ⅱ级 VUR 自愈率为 80%，Ⅲ～Ⅴ级为 30%～50%。1 岁以内、低级别 VUR（Ⅰ～Ⅱ）、无症状筛查（产前肾积水、同胞间 VUR）发现的 VUR 自愈率高。合并 BBD 及结构异常的 VUR 自愈率低。

伴集合系统扩张的 VUR 造成肾盂肾炎和肾瘢痕的概率增加。反复发热性尿路感染（febrile urinary tract infection，FUTI）可造成小儿生长发育障碍。肾瘢痕能阻碍肾脏发育，导致肾功能受损，双侧肾瘢痕增加了肾功能不全的危险性。反流性肾病是引起儿童高血压的主要原因之一，10%～20%的反流性肾病患儿发生高血压和终末期肾病。

三、VUR 诊断

（一）就诊评估

1. 病史询问

VUR 患儿多因发生 FUTI 或产前肾积水就诊。病史询问需包括 UTI 病史、家族史；如厕训练期后的儿童需询问排尿、排便习惯，对于出现尿频、尿急、排尿间隙延长、白天湿裤、会阴部疼痛、憋尿等，同时出现便秘、大便失禁的情况，需考虑为 BBD。

2. 体检

由于 VUR 和 UTI 可能影响患儿肾脏功能与发育情况，体检需评估儿童发育状况（身高、体重和基础血压）。

3. 实验室检查

尿常规检查提示 UTI，需行尿培养检查。

4. 影像学检查

标准的影像学检查包括泌尿系统超声、排尿性膀胱尿道造影（voiding cystourethrography，VCUG）和肾同位素检查。超声检查是评估肾脏情况的首选方法，如果发现双侧肾脏皮质异常，需行血肌酐检查。

VCUG 是诊断 VUR 的金标准。VCUG 能提示解剖结构异常，同时评估反流程度：

Ⅰ级：尿液反流不到肾盂，可伴不同程度输尿管扩张；

Ⅱ级：尿液反流可达肾盂，肾盂不扩张，肾盏穹窿形态正常；

Ⅲ级：输尿管轻、中度扩张和（或）扭曲，肾盂轻、中度扩张，肾盏穹窿无或轻度变钝；

Ⅳ级：输尿管中度扩张和（或）扭曲，肾盂、肾盏中度扩张，肾盏穹窿变钝，但仍维持乳头状；

Ⅴ级：输尿管重度扩张和扭曲，肾盂、肾盏重度扩张，肾盏不再见乳头状，肾实质内反流。

VCUG 诊断的准确性与操作过程的规范性及图像的判断水平有关。

二巯基丁二酸（dimercaptosuccinic acid，DMSA）肾同位素是显示肾脏皮质情况、检测肾瘢痕形成、评估分肾功能的最佳方法。Ⅲ～Ⅴ级 VUR、小年龄患儿、超声显示肾脏异常和 FUTI 的 VUR 患儿更可能存在肾瘢痕。

5. 其他影像学检查

（1）排尿性膀胱尿道超声造影检查（voiding ultrasonography，VUS），原理是利用含气体微泡的造影剂增加超声反射信号，使超声探头捕获反流信号，可作为 VUR 的筛查或随访方法之一。目前国内外有多个医疗中心将该项技术应用于 VUR 的诊断及随访。该方法建议用于以下病例：评估女性患儿 VUR 的初诊检查方法、经保守或手术治疗的女性及男性 VUR 患儿的随访检查方法、可能罹患 VUR 的高风险人群筛查（如 VUR 患儿的直系亲属、接受肾移植手术的患儿等）。此外，VUS 诊断的准确率与操作者技术水平直接相关。

（2）影像尿动力学检查，用于评估疑似继发性反流患儿（如脊柱裂、后尿道瓣膜）膀胱功能。对于 BBD 患儿行非侵入性的尿流率检查。

（3）排尿性核素膀胱造影：相对 VCUG 放射暴露小，能确定有无 VUR，但是反流分级不精确，通常作为随访方法。

（4）膀胱镜检查：仅在疑似膀胱输尿管结构畸形，如输尿管口旁憩室、输尿管开口异位时使用。

（二）不同人群 VUR 的影像学检查

1. 产前肾积水儿童

产前肾积水中 7%～35% 存在 VUR，其中 2/3 为Ⅲ级以上，Ⅳ～Ⅴ级 VUR 中约 50% 存在肾脏异常。由于新生儿出生后处于相对脱水状态，建议出生 1 周后行泌尿系统超声评估，观察肾脏结构、大小、肾实质厚度和集合系统扩张等情况。

超声探测膀胱充盈状态和排空状态下集合系统扩张程度的变化有助于判断是否存在 VUR。膀胱壁增厚可间接提示存在 BBD 及反流可能。出生后 2

个月内连续 2 次超声检查均无肾积水，提示 VUR 可能很小或仅存在低级别 VUR。

产后超声发现以下情况建议进一步行 VCUG 检查：重度肾积水（SFU Ⅲ～Ⅳ）、重复肾伴肾积水、输尿管囊肿、输尿管扩张、膀胱异常；VUR 患儿合并 UTI，也建议行 VUCG 检查。

2. FUIT 儿童

UTI 患儿中 VUR 的发病率为 30%～50%。首次出现 FUTI 后需行超声检查，如发现肾积水、肾瘢痕等高级别 VUR 或者肾脏受累的情况，建议行 VCUG 检查。对于 2 次以上 FUTI 患儿也建议行 VCUG 检查。

推荐采用经典的"由下而上"的策略，即先行 VCUG 检查，结果呈阳性后再做 DMSA 检查。另一种可选的策略是 FUTI 后即可先行 DMSA 检查，如果发现肾盂肾炎表现，再行 VCUG 检查的"由上而下"方法，其优点是避免 VCUG 的放射暴露，缺点是可能漏诊 5%～27% 的 VUR 患儿（其中绝大多数是轻度 VUR）。

3. VUR 亲属间筛查

VUR 的同胞及一级亲属发病率为 3%～51%，VUR 的后代发病率为 21.2%～61.4%。VUR 患者的同胞及其子女建议做超声筛查并密切观察。超声检查发现肾瘢痕或者随访中发现 UTI，则建议行 VCUG 检查和 DMSA 检查。

4. BBD 儿童

BBD 患儿可能存在低级别 VUR，超声检查通常表现正常，因此没必要对所有 BBD 患儿进行 VCUG 筛查。然而密切监测 FUTI 是必需的，一旦发生 FUTI 需考虑 BBD 合并 VUR 的可能，建议做尿动力学和 VCUG 检查，有条件的情况下完成影像尿动力学检查。

四、VUR 的治疗

VUR 的治疗原则是避免及减少肾盂肾炎的发生，保护肾脏功能。诊断后应及时对患儿家庭进行宣教，告知 VUR 治疗的基本原则，VUR 不治疗的潜在危险，各种治疗方案的疗效；评估患儿家庭对治疗方案的依从性，协助选择适当的治疗方案。

（一）保守治疗

1. 保守治疗方法

基于 VUR 有自愈倾向，首选保守治疗并定期随访。

（1）保守治疗方法包括观察、预防性使用抗生素（continuous antibiotic

prophylaxis，CAP）、包皮环切和 BBD 患儿膀胱功能锻炼。

（2）药物选择。

①CAP 使尿液无菌，减少 FUTI 发生，避免了肾瘢痕的形成，是目前首选的保守治疗方法。所选择药物为抗菌谱广、尿内浓度高、对体内正常菌群影响小的抗菌药物。

②常用药物有阿莫西林、甲氧苄啶、复方新诺明和呋喃妥因。每日睡前口服 1 次，剂量为治疗剂量的 1/3。可采用每隔 1～3 个月几种药物交替口服的方法减少耐药。

③复方新诺明可导致黄疸，2 月龄小儿不建议使用。

④呋喃妥因对于葡萄糖-6-磷酸脱氧酶缺乏及 1 月龄以内新生儿禁用。另外，其长期使用可能导致肺纤维化和罕见的间质性肺炎。

（3）指征。

①1 岁以内 VUR 儿童发生肾瘢痕的危险性高，如有 FUTI 病史或筛查发现高级别 VUR（Ⅲ～Ⅴ），推荐 CAP 治疗。

②低级别 VUR（Ⅰ～Ⅱ），可等待观察或 CAP 治疗。

③1 岁以上儿童如伴发 BBD，推荐使用 CAP 治疗。

④不合并 BBD 的患儿，可选择性行 CAP 治疗。

⑤对无反复 UTI 及肾皮质瘢痕的患儿进行等待观察，有 UTI 时及时予以抗感染治疗。

（4）CAP 治疗时间。

在何时停药目前尚无定论，但至少在如厕训练完成后，同时不合并 BBD 的情况下才考虑停药，停药后定期行尿常规检查，监测 UTI 的发生。尿道周围细菌聚集是泌尿系统感染主要因素之一。包皮可能会增加尿道周围致病菌的聚集，因此包皮环切术对预防 FUTI 可能有一定作用。

（5）合并 BBD 的治疗方法。

BBD 可导致 CAP 治疗过程中 FUTI 发生率增加、VUR 治愈率下降、内镜注射治疗治愈率下降、手术后 UTI 发生率增高。因此诊断过程中必须评估是否合并 BBD，在治疗 VUR 的过程中须积极治疗 BBD。BBD 无确切的治疗方式，可选方案包括定时膀胱排尿训练、生物反馈治疗、抗胆碱能药物治疗、α 受体阻滞剂治疗和便秘治疗。

2. 保守治疗期间的随访

（1）每年进行全身体格检查。

①包括测量身高、血压和体重，每年通过尿常规检查来监测蛋白尿和菌

尿情况，如检查提示有 UTI，应进行尿液培养和药物敏感试验。

②每年通过超声检查来评估肾脏发育情况和瘢痕情况。

③每 1~2 年行 VCUG 检查，对于高级别 VUR（Ⅲ~Ⅳ）或伴 BBD 的 VUR，自愈率可能较低，VCUG 复查的时间间隔可适当延长。高级别 VUR、超声发现瘢痕形成，或随访中出现突破性尿路感染（breakthrough UTI，BTUTI）、血清肌酐值升高，建议行 DMSA 检查。

（2）CAP 治疗过程中出现的 UTI。

①CAP 治疗过程中出现的 UTI 称为 BT-UTI，BT-UTI 的发生率与年龄、性别、BBD 有关。CAP 治疗的 VUR 患儿中有 20% 的患儿可能存在 BT-UTI。BT-UTI 的症状不一定有特异性，特别是小年龄儿童，表现为发热、排尿困难、尿频、精神萎靡或喂养不良。

②保守治疗中如果出现 UTI，需综合考虑 VUR 的级别、肾瘢痕、是否存在 BBD 等情况，改变治疗策略。

③如等待观察患儿出现 FUTI，建议改用 CAP 治疗。

④CAP 治疗期间出现 BT-UTI，可选择手术治疗或者改用其他抗生素继续采用 CAP 治疗。

（二）手术治疗

1. VUR 的手术治疗指征

（1）CAP 治疗出现 BT-UTI。

（2）随访过程中发现肾发育延迟

（3）VUR 持续存在及 DMSA 发现肾功能不全，产生新发瘢痕等。

（4）1 岁以上存在高级别反流、肾瘢痕、有 FUTI 病史的患儿最终需行手术治疗的可能性较大。手术治疗前应评估并积极治疗 BBD。

2. 手术原则

（1）手术方式。

为延长膀胱黏膜下输尿管长度，重新建立抗反流机制。目前，开放手术治疗 VUR 的成功率为 92%~98%。常用膀胱内途径术式为 Cohen 术（可选 Politano-Leadbetter 术和 Glenn-Anderson 术），较为适合双侧 VUR 患儿，但术后输尿管开口移位可能造成成年后输尿管镜操作困难。常用的膀胱外途径术式为 Lich-Gregoir 术，治疗双侧 VUR 时存在术后暂时性尿潴留的可能。

（2）腹腔镜手术。

包括经腹膀胱外和经膀胱的气膀胱输尿管再植手术。目前，无论是传统腹腔镜手术还是机器人辅助下腹腔镜手术的抗反流手术成功率均与传统开放手术类似，但手术时间更长，手术成本更高。而且前两种手术在不同医院之间的治愈率差异较大，因此该手术方式建议在条件成熟的医院开展。

（3）术后检查。

手术治疗 3 个月后应行肾脏超声检查排除泌尿系统梗阻，VCUG 评估手术疗效。内镜下填充剂注射是目前国外开展较多的一种手术方式，通过膀胱镜于输尿管壁间段黏膜下注射填充剂治疗 VUR，其原理是抬高输尿管口和远端输尿管，增加输尿管远端阻力，从而减少尿液反流至输尿管。国际上最常用的药物是 Deflux。初步临床试验表明，其 Ⅰ～Ⅱ 级 VUR 一次注射治愈率为 78.5%，Ⅲ 级为 72%，Ⅳ 级为 63%，Ⅴ 级为 51%。如果一次注射治疗不成功，二次注射后治愈率为 68%，三次注射治愈率为 34%。一次或多次注射的总成功率为 85%。目前国内尚无类似药物应用于临床。

五、VUR 随访

VUR 对健康的影响可能是长期的，目前无法准确预测，患者需要长期关注高血压（特别是孕期）、肾功能受损、UTI 复发等情况的可能，建议长期随访。由于 VUR 存在家族性，因此必要时需告知家庭成员（同胞、后代）有 VUR 发病的可能，建议进行筛查。对于存在肾瘢痕的 VUR 患儿，即使自愈或者手术治愈后，每年仍需随访血压、蛋白尿及尿路感染等情况。VUR 痊愈后仍旧发生 FUTI 的患儿，需重新评估 BBD 及 VUR。

表 2-7　风险等级和治疗随访建议

风险等级	临床表现	治疗方案	随访方案
高	1 岁以上有 FUTI 病史 VUR（Ⅲ～Ⅳ）肾脏异常 有 BBD	首先治疗 BBD 首选 CAP 治疗 BT-UTI、VUR 持续时可考虑手术 手术治疗可能性大	密切监测 BBD 和 UTI 情况每年行超声、VUCG、DMSA 检查
	1 岁以上有 FUTI 病史 VUR（Ⅲ～Ⅴ）肾脏异常 无 BBD	首选 CAP 治疗 BT-UTI、VUR 持续存在可考虑手术 可考虑直接手术治疗	密切监测 UTI 情况每年行超声、VUCG、DMSA 检查

风险等级	临床表现	治疗方案	随访方案
中	1 岁以上有 FUTI 病史 VUR（Ⅲ～Ⅴ）肾脏正常 有 BBD	首先治疗 BBD 首选 CAP 治疗 BT-UTI 或 VUR 持续存 在可考虑手术	监测 BBD 和 UTI 情况 BBD 治疗成功后行超声、 VUCG、DMSA 复查
	1 岁以上有 FUTI 病史 VUR（Ⅰ～Ⅱ）肾脏异常 无论 BBD 是否存在	必要时首先治疗 BBD 首选 CAP 治疗 BT-UTI 或 VUR 持续存 在可考虑手术	监测 UTI、BBD 青春期前监测肾脏情况
	1 岁以下有 FUTI 病史 VUR（Ⅲ～Ⅴ） 肾脏异常	首选 CAP 治疗 BT-UTI 或 VUR 持续存 在可考虑手术	监测 UTI 和肾积水 每年行超声，每 1～2 年行 VUCG、DMSA 检查
	1 岁以下无 FUTI 病史 VUR（Ⅲ～Ⅴ） 肾脏异常	首选 CAP 治疗 发生 FUTI 或 VUR 持续 存在可考虑手术	监测 UTI 和肾积水 每年行超声检查，每 1～2 年行 VUCG、DMSA 检查
	筛查发现无 FUTI 病史 VUR（Ⅲ～Ⅴ） 肾脏异常	首选 CAP 治疗 BT-UTI 或 VUR 持续存 在可考虑手术	监测 UTI 和肾积水 每年行超声检查、VUCG、 DMSA 检查
	有 FUTI 病史 VUR（Ⅰ～Ⅱ） 肾脏正常 有 BBD	首先治疗 BBD CAP 或等待观察	监测 UTI 和 BBD
轻	有 FUTI 病史 VUR（Ⅰ～Ⅱ） 肾脏正常 无 BBD	CAP 或等待观察	监测 UTI
	筛查发现 无 FUTI 病史 VUR（Ⅰ～Ⅱ） 肾脏正常	等待观察 1 岁以下可选择 CAP	监测 UTI

（曾海生）

第十九章

第五次全国幽门螺杆菌感染处理共识报告

由中华医学会消化病学分会幽门螺杆菌（Hp）和消化性溃疡学组主办的"幽门螺杆菌感染处理 Maastricht 5 共识研讨会暨第五次全国幽门螺杆菌感染处理共识会"于 2016 年 12 月 15～16 日在浙江杭州召开。我国消化病学和 Hp 研究领域的专家和学组成员共 80 余人出席了会议。

自 2012 年第四次全国 Hp 感染处理共识会议以来，国际上先后发表了 3 个重要的相关共识，分别是《幽门螺杆菌胃炎京都全球共识》（以下简称京都共识）、《多伦多成人幽门螺杆菌感染治疗共识》（以下简称多伦多共识）和《幽门螺杆菌感染处理的 Maastricht 5 共识》（以下简称 Maastricht 5 共识）。京都共识强调了 Hp 胃炎是一种感染性疾病，Hp 相关消化不良是一种器质性疾病，根除 Hp 可作为胃癌一级预防措施。多伦多共识是成人根除 Hp 治疗的专题共识。Maastricht 5 共识是最具影响力的国际共识，内容涉及 Hp 感染处理各个方面。国内举行了相应的研讨会借鉴学习这些国际共识，在借鉴这些共识的基础上，结合我国国情，制订了我国第五次 Hp 感染处理共识。

一、Hp 根除指征

（1）不管有无症状和并发症，Hp 胃炎是一种感染性疾病。

尽管 Hp 感染者中仅约 15%～20%发生消化性溃疡，5%～10%发生 Hp 相关消化不良，约 1%发生胃恶性肿瘤［胃癌、黏膜相关淋巴样组织（MALT）淋巴瘤］，多数感染者并无症状和并发症，但所有 Hp 感染者几乎均存在慢性活动性胃炎（chronic active gastritis），亦即 Hp 胃炎。Hp 感染与慢性活动性胃炎之间的因果关系符合 Koch 原则。Hp 感染可在人与人之间传播。因此 Hp 胃炎不管有无症状和（或）并发症，是一种感染性疾病，根除治疗对象可扩展至无症状者。

（2）根除 Hp 的获益在不同个体之间存在差异。

根除 Hp 可促进消化性溃疡愈合和降低溃疡并发症的发生率，根除 Hp

可使约 80％ 早期胃 MALT 淋巴瘤获得缓解。与无症状和并发症的 Hp 感染者相比，上述患者根除 Hp 的获益显然更大。胃癌发生高风险个体［有胃癌家族史、早期胃癌内镜下切除术后和胃黏膜萎缩和（或）肠化生等］根除 Hp 预防胃癌的获益高于低风险个体。多次根除治疗失败后治疗难度增加，应再次评估治疗的获益-风险比，进行个体化处理。

　　Hp 胃炎作为一种感染性疾病，似乎所有 Hp 阳性者均有必要治疗。但应该看到，目前我国 Hp 感染率仍达约 50％，主动筛查所有 Hp 阳性者并进行治疗并不现实。现阶段仍然需要根除指征（见表 2 - 8），以便主动对获益较大的个体进行 Hp "检测和治疗（test and treat）"。

表 2 - 8　Hp 根除指征

Hp 阳性	强烈推荐	推荐
消化性溃疡（不论是否活动和有无并发症史）	√	
胃 MALT 淋巴瘤	√	
慢性胃炎伴消化不良症状		√
慢性胃炎伴胃黏膜萎缩、糜烂		√
早期胃肿瘤已行内镜下切除或胃次全手术切除		√
长期服用质子泵抑制剂（PPI）		√
胃癌家族史		√
计划长期服用非甾体消炎药（NSAID）（包括低剂量阿司匹林）		√
不明原因的缺铁性贫血		√
特发性血小板减少性紫癜		√
其他 Hp 相关性疾病（如淋巴细胞性胃炎、增生性胃息肉、Ménétrier 病）		√
证实有 Hp 感染		√

　　（3）Hp "检测和治疗" 策略对未经调查消化不良（uninvestigated dyspepsia）的处理是适当的。

　　这一策略的实施应取决于当地上消化道肿瘤发病率、成本-效益比和患者意愿等因素。该策略不适用于年龄＞35 岁、有报警症状、有胃癌家族史或胃癌高发区患者。

　　Hp "检测和治疗" 是一种用非侵入性方法（尿素呼气试验或粪便抗原试验）检测 Hp，阳性者即给予根除治疗的策略，国际上广泛用于未经调查消化不良的处理。这一策略的优点是无须胃镜检查，缺点是有漏检上消化道肿瘤的风险。在胃镜检查费用高和上消化道肿瘤发病率低的地区实施有较高成本-效益比的优势。这一策略也是根除 Hp 作为消化不良处理一线治疗的措施之一。我国胃镜检查费用较低，胃癌发病率存在显著的地区差异。这一策略不适用于胃癌高发区消化不良患者。在胃癌低发区实施这一策略，排除有报警症状和胃癌家族史者，并将年龄阈值降至＜35岁可显著降低漏检上消化道肿瘤的风险。我国胃镜检查普及度广，胃镜检查作为备选或首选，可取决于患者意愿。

（4）Hp胃炎可在部分患者中引起消化不良症状。

（5）在做出可靠的功能性消化不良的诊断前，必须排除Hp相关消化不良。

（6）Hp胃炎伴消化不良症状的患者，根除Hp后可使部分患者的症状获得长期缓解，是优选选择。

Hp胃炎可在部分患者中产生消化不良症状，主要证据包括：①Hp感染者消化不良的发生率高于无感染者；②志愿者吞服Hp后诱发胃炎和消化不良症状；③根除Hp可使部分患者的消化不良症状缓解，疗效高于安慰剂；④Hp胃炎存在胃黏膜炎性反应、胃肠激素和胃酸分泌水平改变，影响胃及十二指肠敏感性和运动，与消化不良症状产生相关。

Hp胃炎伴消化不良症状患者根除Hp后消化不良变化可分成3类：①症状得到长期（＞6个月）缓解；②症状无改善；③症状短时间改善后又复发。目前认为第一类患者应属于Hp相关消化不良（Hp-associated dyspepsia），这部分患者的Hp胃炎可以解释其消化不良症状，应属于器质性消化不良。后两类患者虽然有Hp感染，但根除Hp后症状无改善或仅有短时间改善（后者不排除根除方案中PPI作用），因此仍可作为功能性消化不良。

2005年美国胃肠病学会消化不良处理评估报告中指出：总体而言，在功能性消化不良治疗中已确立疗效（与安慰剂治疗相比）的方案是根除Hp和PPI治疗；对于Hp阳性患者根除治疗是最经济有效的方法，因为一次治疗可获得长期效果。功能性胃肠病罗马Ⅳ也接受上述观点。京都共识推荐根除Hp作为消化不良处理的一线治疗，因为这一策略不仅疗效相对较高，而且可以预防消化性溃疡和胃癌，减少传染源。

（7）Hp感染是消化性溃疡的主要病因，不管溃疡是否活动以及是否有并发症史，均应检测和根除Hp。

消化性溃疡包括十二指肠溃疡和胃溃疡，是1994年全球首次Hp感染处理共识推荐的根除指征。Hp感染是90%以上十二指肠溃疡和70%～80%胃溃疡的病因，根除Hp可促进溃疡愈合，显著降低溃疡复发率和并发症发生率。根除 Hp 使 Hp 阳性消化性溃疡不再是一种慢性、复发性疾病，而是可以完全治愈。

（8）根除 Hp 是局部阶段（Lugano Ⅰ/Ⅱ期）胃 MALT 淋巴瘤的一线治疗。

Hp 阳性的局部阶段胃 MALT 淋巴瘤根除 Hp 后，60%～80%的患者可获得缓解，因此根除 Hp 是局部阶段胃 MALT 淋巴瘤的一线治疗。有 t（11；18）易位的胃 MALT 淋巴瘤根除 Hp 后多数无效，这些患者需要辅助化学治疗和（或）放射治疗。所有患者根除 Hp 后均需密切随访。如根除 Hp 治疗后胃 MALT 淋巴瘤无应答或发生进展，则需要化学治疗和（或）放射治疗。

（9）服用阿司匹林或 NSAID 增加 Hp 感染患者发生消化性溃疡的风险。

阿司匹林、NSAID 和 Hp 感染是消化性溃疡和溃疡并发症发生的独立危险因素。Meta 分析结果显示，服用 NSAID 可增加 Hp 感染者发生消化性溃疡风险；服用 NSAID 前根除 Hp 可降低溃疡发生的风险。服用低剂量阿司匹林是否增加 Hp 感染者溃疡发生风险的结论不一，多数研究结果提示增加溃疡发生风险，长期服用前根除 Hp 可降低溃疡发生的风险。

（10）长期服用 PPI 会使 Hp 胃炎分布发生改变，增加胃体胃炎发生的风险，根除 Hp 可降低这种风险。

Hp 胃炎一般表现为胃窦为主胃炎。长期服用 PPI 者胃酸分泌减少，Hp 定植从胃窦向胃体位移，发生胃体胃炎，增加胃体黏膜发生萎缩的风险。胃体黏膜萎缩可显著增加胃癌发生风险。根除 Hp 可降低或消除长期服用 PPI 者胃体胃炎的发生风险。

（11）有证据显示 Hp 感染与不明原因的缺铁性贫血、特发性血小板减少性紫癜、维生素 B_{12} 缺乏症等疾病相关。在这些疾病中，应检测和根除 Hp。

Hp 感染与成人和儿童的不明原因缺铁性贫血密切相关，根除 Hp 可提高血红蛋白水平，在中－重度贫血患者中更为显著，与铁剂联合应用可提高疗效。

Hp 阳性特发性血小板减少性紫癜患者根除 Hp 后，约 50%的成人和约 39%的儿童患者血小板水平可得到提高，检测和根除 Hp 已被国际相关共识推荐，但美国血液病学会相关指南并不推荐儿童患者常规检测和根除 Hp。

有研究显示，Hp 感染可能与维生素 B_{12} 吸收不良相关，但维生素 B_{12} 缺乏者多与自身免疫相关，根除 Hp 仅起辅助作用。

（12）Hp 胃炎可增加或减少胃酸分泌，根除治疗可逆转或部分逆转这些影响。

Hp 胃炎中，胃窦为主的非萎缩性胃炎胃酸分泌常增加，这些患者发生十二指肠溃疡的风险增加；而累及胃体的胃炎尤其是伴有胃黏膜萎缩者胃酸分泌减少，这些患者发生胃癌的风险增加。根除 Hp 消除了胃炎，可逆转或部分逆转上述胃酸分泌改变。伴有下食管括约肌功能不全的胃体胃炎者根除 Hp 后胃酸恢复性增加，可增加胃食管反流病发生的风险。但这些患者如不根除 Hp 则发生胃癌的风险增加。"两害相权取其轻"，应根除 Hp。

（13）Hp 与若干胃十二指肠外疾病呈正相关或负相关，但这些相关的因果关系尚未证实。

除上述胃肠外疾病外，Hp 感染还被报道可能与其他若干疾病呈正相关或负相关。呈正相关的疾病包括冠状动脉粥样硬化性心脏病、脑卒中、阿尔茨海默病、帕金森病、肥胖、结肠肿瘤和慢性荨麻疹等；呈负相关的疾病包括哮喘、食管腺癌和肥胖等。但这些报道的相关性并不完全一致，其因果关系尚不明确。

（14）根除 Hp 可显著改善胃黏膜炎性反应，阻止或延缓胃黏膜萎缩、肠化生的发生和发展，部分逆转萎缩，但难以逆转肠化生。

Hp 感染诱发慢性活动性胃炎，根除 Hp 使胃黏膜活动性炎性反应消退，慢性炎性反应亦可不同程度消退。Hp 感染诱发的炎性反应与胃黏膜萎缩和（或）肠化生的发生、发展密切相关，因此根除 Hp 可延缓或阻止胃黏膜萎缩和（或）肠化生的发生、发展。根除 Hp 可使部分患者的胃黏膜萎缩逆转，但肠化生似乎难以逆转。

二、Hp 感染的诊断

（1）临床应用的非侵入性 Hp 检测试验中，尿素呼气试验是最受推荐的方法，单克隆粪便抗原试验可作为备选，血清学试验限于一些特定情况（消化性溃疡出血、胃 MALT 淋巴瘤和严重胃黏膜萎缩）。

非侵入性 Hp 检测试验包括尿素呼气试验、粪便抗原试验和血清学试验。尿素呼气试验包括 13C-尿素呼气试验和 14C-尿素呼气试验，是临床最常应用的非侵入性试验，具有 Hp 检测准确性相对较高，操作方便和不受 Hp 在胃内灶性分布影响等优点。但当检测值接近临界值（cut-off value）时，结果并不可靠，可间隔一段时间后再次检测或用其他方法检测。胃部分切除术后患者用该方法检测 Hp 准确性显著下降，可采用快速尿素酶试验和（或）组织学方法检测。

基于单克隆抗体的粪便抗原试验检测 Hp 准确性与尿素呼气试验相似，在尿素呼气试验配合欠佳人员（儿童等）检测中具有优势。

常规的血清学试验检测 Hp 抗体 IgG，其阳性不一定是现症感染，不能用于根除治疗后复查，因此其临床应用受限。消化性溃疡出血、胃 MALT 淋巴瘤和胃黏膜严重萎缩等疾病患者存在 Hp 检测干扰因素或胃黏膜 Hp 菌量少，此时用其他方法检测可能会导致假阴性，而血清学试验则不受这些因素影响，阳性可视为现症感染。

（2）若患者无活组织检查（以下简称活检）禁忌，胃镜检查如需活检，推荐快速尿素酶试验作为 Hp 检测方法。最好从胃窦和胃体各取块活检。不推荐快速尿素酶试验作为根除治疗后的评估试验。

快速尿素酶试验具有快速、简便和准确性相对较高的优点，完成胃镜检查后不久就能得出 Hp 检测结果，阳性者即可行根除治疗。Hp 在胃内呈灶性分布，多点活检可提高检测准确性。根除治疗后 Hp 密度降低，在胃内分布发生改变，易造成检测结果假阴性，因此不推荐用于根除治疗后 Hp 状态的评估。

（3）因消化不良症状行胃镜检查无明显胃黏膜病变者也应行 Hp 检测，因为这些患者也可能有 Hp 感染。

京都共识推荐，根除 Hp 是 Hp 阳性消化不良患者的一线治疗。这一推荐的主要依据是部分有消化不良症状的 Hp 胃炎患者根除 Hp 后症状可获得长期缓解。慢性胃炎常规内镜诊断与组织学诊断符合率不高，诊断主要依据组织学检查。内镜检查观察胃黏膜未发现黏膜可见病变（visible lesions）者不能排除存在 Hp 胃炎。美国胃肠病学会提出，这一情况下如果 Hp 状态未知，推荐常规活检行 Hp 检测。

（4）多数情况下，有经验的病理医师行胃黏膜常规染色（HE 染色）即可做出 Hp 感染诊断。存在慢性活动性胃炎而组织学检查未发现 Hp 时，可行特殊染色检查。

慢性胃炎组织学诊断和分类的"悉尼系统（Sydney system）"包含了 Hp 这项观察指标，这一系统要求取 5 块组织（胃窦 2 块、胃角 1 块和胃体 2 块）行胃黏膜活检。基于这一标准，有经验的病理医师行胃黏膜常规染色（HE 染色）即可做出有无 Hp 感染的诊断。活动性炎性反应的存在高度提示 Hp 感染，如常规组织学染色未发现 Hp，可行特殊染色检查，包括 Giemsa 染色、Warthin-Starry 银染色或免疫组化染色等，也可酌情行尿素呼气试验。

（5）如准备行 Hp 药物敏感试验，可采用培养或分子生物学方法检测。

培养诊断 Hp 感染特异性高，培养出的 Hp 菌株可用于药物敏感试验和细菌学研究。但培养有一定技术要求，敏感性偏低，因此不推荐单纯用于 Hp 感染的常规诊断。随着分子生物学技术的发展，用该技术检测 Hp 耐药基因突变预测耐药的方法已具有临床实用价值。

（6）随着内镜新技术的发展，内镜下观察 Hp 感染征象已成为可能。但这些方法需要相应设备，检查医师需接受相关培训，其准确性和特异性也存在较大差异，因此目前不推荐常规应用。

常规内镜观察到的结节状胃炎（nodular gastritis）被认为高度提示 Hp 感染；放大内镜和窄带成像技术可观察到一些 Hp 感染的特殊征象，包括胃小凹和（或）汇集小静脉、上皮下毛细血管网等改变。但这些方法的应用需要相应设备，判断需要经验，报道的敏感性和特异性也有较大差异，因此目前不推荐常规应用。

（7）除血清学和分子生物学检测外，Hp 检测前必须停用 PPI 至少 2 周，停用抗菌药物、铋剂和某些具有抗菌作用的中药至少 4 周。

抗菌药物、铋剂和某些具有抗菌作用的中药可抑制 Hp 生长，降低其活性。PPI 抑制胃酸分泌，显著提高胃内 pH 值，从而抑制 Hp 尿素酶活性。Hp 检测前服用这些药物可显著影响基于尿素酶活性（快速尿素酶试验、尿素呼气试验）试验的 Hp 检出，造成假阴性。H-2 受体拮抗剂对检测结果有轻微影响，抗酸剂则无影响。血清学试验检测 Hp 抗体和分子生物学方法检测 Hp 基因不受应用这些药物的影响。

（8）Hp 根除治疗后，应常规评估其是否根除。

鉴于目前 Hp 根除率正处下降趋势，以及未根除者仍存在发生严重疾病的风险，因此推荐所有患者均应在根除治疗后行 Hp 复查。

（9）评估根除治疗后结果的最佳方法是尿素呼气试验，粪便抗原试验可作为备选。评估应在治疗完成后不少于 4 周进行。

多数患者根除治疗后无须复查胃镜，可采用非侵入性方法检测 Hp，尿素呼气试验是其中的最佳选择。评估应在根除治疗结束后 4～8 周进行，此期间服用抗菌药物、铋剂和某些具有抗菌作用的中药或 PPI 均会影响检测结果。

三、Hp 的根除治疗

（1）Hp 对克拉霉素、甲硝唑和左氧氟沙星的耐药率（包括多重耐药率）呈上升趋势，耐药率有一定的地区差异。

我国根除 Hp 的抗菌药物耐药率未纳入相关权威机构的系统监测，因此其耐药率的资料主要来自各项研究报道。Hp 耐药可分原发耐药（primary resistance）和继发耐药（second resistance），后者指治疗失败后耐药。我国 Hp 对克拉霉素、甲硝唑和左氧氟沙星（氟喹诺酮类）的耐药率呈上升趋势，近年报道的 Hp 原发耐药率克拉霉素为 20%～50%，甲硝唑为 40%～70%，左氧氟沙星为 20%～50%。Hp 可对这些抗菌药物发生二重、三重或更多重耐药，报道的克拉霉素和甲硝唑双重耐药率＞25%。总体上，这些抗菌药物的耐药率已很高，但存在一定的地区差异。

（2）目前 Hp 对阿莫西林、四环素和呋喃唑酮的耐药率仍很低。

与上述 3 种抗菌药物高耐药率相反，目前我国 Hp 对阿莫西林（0%～5%）、四环素（0%～5%）和呋喃唑酮（0%～1%）的耐药率仍很低。目前应用这些抗菌药物根除 Hp 尚无须顾虑是否耐药。这些抗菌药物应用后不容易产生耐药，因此治疗失败后仍可应用。

（3）Hp 对克拉霉素和甲硝唑双重耐药率＞15% 的地区，经验治疗不推荐含克拉霉素和甲硝唑的非铋剂四联疗法。

随着克拉霉素三联疗法根除率下降，Hp Maastricht 4 共识已推荐用非铋剂四联方案（PPI ＋阿莫西林＋克拉霉素＋甲硝唑）替代前者。非铋剂四联方案根据其给药方法不同分为序贯疗法（前 5d 或 7d 口服 PPI ＋阿莫西林，后 5d 或 7d 口服 PPI＋克拉霉素＋甲硝唑）、伴同疗法（10d 或 14d 同时服用 4 种药物）和混合疗法（前 5d 或 7d 与序贯疗法相同，后 5d 或 7d 与伴同疗法相同）。这 3 种疗法中，伴同疗法服用药物数量最多，相对疗效最高。克拉霉素或甲硝唑单一耐药即可降低序贯疗法疗效，该方案在成人中的应用已被摒弃。当克拉霉素和甲硝唑双重耐药时，该四联疗法事实上成了 PPI＋阿莫西林两联疗法，降低伴同疗法根除率。当克拉霉素和甲硝唑双重耐药率＞15% 时，伴同疗法也难以获得高根除率，故 Maastricht 5 共识不予推荐。我国报道的克拉霉素和甲硝唑双重耐药率已超过这一阈值。

（4）目前推荐铋剂四联（PPI＋铋剂＋2 种抗菌药物）作为主要的经验治疗根除 Hp 方案（推荐 7 种方案）。

经典铋剂四联方案由 PPI＋铋剂＋四环素＋甲硝唑组成，这一方案确立于 1995 年，先于 1996 年确立的标准克拉霉素三联方案。由于后者疗效高、服用药物少和不良反应率低，因此很快就替代前者作为一线方案。随着克拉霉素耐药率上升，后者疗效不断下降，前者重新受到重视。目前已有将铋剂、四环素和甲硝唑置于同一胶囊中的新型制剂（Pylera），在全球推广应用。

我国的相关研究拓展了铋剂四联方案，在第四次全国 Hp 感染处理共识报告中已推荐了包括经典铋剂四联方案在内的 5 种方案。此后，我国的研究又拓展了 2 种铋剂四联方案（PPI＋铋剂＋阿莫西林＋甲硝唑，PPI＋铋剂＋阿莫西林＋四环素）。这些方案的组成、药物剂量和用法见表 2－9。这些方案的根除率均可达到 85％～94％，绝大多数研究采用 14d 疗程，含甲硝唑方案中的甲硝唑剂量为 1600 mg/d。我国拓展的部分铋剂四联方案疗效已被国外研究验证，被 Maastricht 5 共识和多伦多共识推荐，统称为含铋剂的其他抗菌药物组合。

在克拉霉素、左氧氟沙星和甲硝唑高耐药率情况下，14d 三联疗法（PPI＋阿莫西林＋克拉霉素，PPI＋阿莫西林＋左氧氟沙星，PPI＋阿莫西林＋甲硝唑）加入铋剂仍能提高根除率。铋剂的主要作用是对 Hp 耐药菌株额外地增加 30％～40％的根除率。

尽管非铋剂四联方案的伴同疗法仍有可能获得与铋剂四联方案接近或相似的根除率，但与前者相比，选择后者有下列优势：铋剂不耐药，铋剂短期应用安全性高，治疗失败后抗菌药物选择余地大。因此，除非有铋剂禁忌或已知属于低耐药率地区，经验治疗根除 Hp 应尽可能应用铋剂四联方案。

某些中药或中成药可能有抗 Hp 的作用，但确切疗效和如何组合根除方案，尚待更多研究验证。

表 2－9　推荐的 Hp 根除四联方案中抗菌药物组合、剂量和用法

方案	抗菌药物 1	抗菌药物 2
1	阿莫西林 1000 mg，2 次/d	克拉霉素 500 mg，2 次/d
2	阿莫西林 1000 mg，2 次/d	左氧氟沙星 500 mg，1 次/d；或 200 mg，2 次/d
3	阿莫西林 1000 mg，2 次/d	呋喃唑酮 100 mg，2 次/d
4	四环素 500 mg，3 次/d 或；4 次/d	甲硝唑 400 mg，3 次/d 或 4 次/d
5	四环素 500 mg，3 次/d 或 4 次/d	呋喃唑酮 100 mg，2 次/d
6	阿莫西林 1000 mg，2 次/d	甲硝唑 400 mg，3 次/d 或 4 次/d
7	阿莫西林 1000 mg，2 次/d	四环素 500 mg，3 次/d 或 4 次/d

注：标准剂量（PPI＋铋剂）（2 次/d，餐前半小时口服）＋2 种抗菌药物（餐后口服）。标准剂量 PPI 为艾司奥美拉唑 20mg、雷贝拉唑 10 mg（或 20 mg）、奥美拉唑 20 mg、兰索拉唑 30 mg、泮托拉唑 40 mg、艾普拉唑 5 mg，以上选一；标准剂量铋剂为枸橼酸铋钾 220 mg（果胶铋标准剂量待确定）。

（5）除含左氧氟沙星的方案不作为初次治疗方案外，根除方案不分一线、二线，应尽可能将疗效高的方案用于初次治疗。

初次治疗失败后，可在其余方案中选择一种方案进行补救治疗。方案的选择需根据当地的 Hp 抗菌药物耐药率和个人药物使用史，权衡疗效、药物费用、不良反应和药物可获得性。

经验治疗推荐了 7 种铋剂四联方案，除含左氧氟沙星的方案外（作为补救治疗备选），方案不分一线和二线。所有方案中均含有 PPI 和铋剂，因此选择方案就是选择抗菌药物组合。

根除方案中抗菌药物组合的选择应参考当地人群中监测的 Hp 耐药率和个人抗菌药物使用史。无论是用于其他疾病还是根除 Hp 治疗，对曾经使用过克拉霉素、喹诺酮类药物和甲硝唑者，其感染的 Hp 有潜在的耐药可能。此外，方案的选择应该权衡疗效、费用、潜在不良反应和药物可获得性，做出个体化抉择。

（6）含左氧氟沙星的方案不推荐用于初次治疗，可作为补救治疗的备选方案。

左氧氟沙星属氟喹诺酮类药物，与其他喹诺酮类药物有交叉耐药。喹诺酮类药物在临床应用甚广，不少患者在根除 Hp 前就很可能已用过这类药物。目前我国 Hp 左氧氟沙星耐药率已达 20%～50%。尽管左氧氟沙星三联方案联合铋剂可在一定程度上克服其耐药，但高耐药率势必降低其根除率。为了尽可能提高初次治疗根除率，借鉴国际共识不推荐含左氧氟沙星方案用于初次治疗。

（7）补救方案的选择应参考以前用过的方案，原则上不重复原方案。如方案中已应用克拉霉素或左氧氟沙星则应避免再次使用。

经验治疗推荐 7 种铋剂四联方案，初次治疗可选择 6 种方案（不选含左氧氟沙星方案）；初次治疗失败后，补救治疗避免选择已用过的方案，可选含左氧氟沙星方案，因此仍有 6 种方案可供选择。克拉霉素和左氧氟沙星应避免重复使用。本共识推荐的含克拉霉素或左氧氟沙星方案无重复；但含甲硝唑的方案有 2 种，会有重复应用的可能。重复应用甲硝唑需优化剂量（甲硝唑增加至 1600 mg/d），如初次治疗已用了优化剂量，则不应再次使用。上述方案选择原则也适用于第二次补救治疗。

（8）推荐经验性铋剂四联治疗方案疗程为 10 d 或 14 d。

本共识推荐的 7 种经验治疗方案的临床试验均采用了 14 d 疗程，根除率＞90%，因此尽可能将疗程延长至 14 d 应该是合适的选择。但鉴于我国 Hp 耐药率有可能存在显著的地区差异，如果能够证实当地某些方案 10 d 疗程的根除率接近或达到 90%，则仍可选择 10 d 疗程。

（9）不论初次治疗还是补救治疗，如需选择含克拉霉素、甲硝唑或左氧氟沙星的三联方案，应进行药物敏感试验。

Hp 对抗菌药物耐药率上升是其根除率下降的主要原因。耐药对根除率影响较大的是 3 种三联疗法（PPI＋阿莫西林＋克拉霉素，PPI＋阿莫西林＋左氧氟沙星，PPI＋阿莫西林＋甲硝唑）。目前我国 Hp 对阿莫西林耐药率很低，可基本忽略，但对克拉霉素、左氧氟沙星和甲硝唑的耐药率已很高。用上述 3 种方案，敏感菌株感染者 14 d 疗程的根除率＞95％，而耐药菌株感染者的根除率仅为 20％～40％。因此在高耐药率地区（如克拉霉素耐药率＞15％，左氧氟沙星耐药率＞10％）应用上述方案前行克拉霉素、左氧氟沙星和甲硝唑 3 种药物的药物敏感试验具有相对优势。

然而，目前采用以下策略的经验治疗也能获得高根除率：①选择低耐药率抗菌药物（阿莫西林、四环素和呋喃唑酮）组成的方案；②上述 3 种三联方案中加上铋剂，可将耐药菌株的根除率额外提高 30％～40％；③优化甲硝唑剂量。

与经验治疗四联方案相比，基于药物敏感试验的三联方案应用药物数量少，不良反应可能会降低。但药物敏感试验增加了费用，其准确性和可获得性也是影响其推广的因素。因此药物敏感试验在根除 Hp 治疗中的成本-效益比尚需行进一步评估，其适用于一线、二线还是三线治疗仍有争议。

（10）抑酸剂在根除方案中起重要作用，选择作用稳定、疗效高、受 CYP2C19 基因多态性影响较小的 PPI，可提高根除率。

目前推荐的根除 Hp 方案均含有 PPI。PPI 在根除 Hp 治疗中的主要作用是抑制胃酸分泌、提高胃内 pH 值从而增强抗菌药物的作用，包括降低最小抑菌浓度、增加抗菌药物化学稳定性和提高胃液内抗菌药物浓度。PPI 的抑酸作用受药物作用强度、宿主参与 PPI 代谢的 CYP2C19 基因多态性等因素影响。选择作用稳定、疗效高、受 CYP2C19 基因多态性影响较小的 PPI，可提高 Hp 根除率。新的钾离子竞争性酸阻滞剂（potassiumcompetitive acid blocker）Vonoprazan 抑酸分泌作用更强，其应用有望进一步提高 Hp 根除率。

（11）青霉素过敏者推荐的铋剂四联方案抗菌药物组合为：①四环素＋甲硝唑；②四环素＋呋喃唑酮；③四环素＋左氧氟沙星；④克拉霉素＋呋喃唑酮；⑤克拉霉素＋甲硝唑；⑥克拉霉素＋左氧氟沙星。

在推荐的 7 种铋剂四联方案中，5 种方案抗菌药物组合中含有阿莫西林。阿莫西林抗 Hp 作用强，不易产生耐药，不过敏者不良反应发生率低，是根除 Hp 治疗的首选抗菌药物。青霉素过敏者可用耐药率低的四环素替代阿莫西林。四环素与甲硝唑或呋喃唑酮的组合方案已得到推荐，与左氧氟沙星的组合也被证实有效。难以获得四环素或四环素有禁忌时，可选择其他抗菌药物组合方案，包括克拉霉素＋呋喃唑酮、克拉霉素＋甲硝唑和克拉霉素＋左氧氟沙星。注意方案⑤和⑥组合的 2 种抗菌药物 Hp 耐药率已很高，如果选用，应尽可能将疗程延长至 14 d。

四、Hp 感染与胃癌

（1）目前认为 Hp 感染是预防胃癌最重要的可控危险因素。

早在 1994 年世界卫生组织（WHO）下属的国际癌症研究机构（International Agency for Research on Cancer，IARC）就将 Hp 定为胃癌的 I 类致癌原。大量研究证据显示，肠型胃癌（占胃癌大多数）的发生是 Hp 感染、环境因素和遗传因素共同作用的结果。据估计，约 90％非贲门部胃癌的发生与 Hp 感染相关；环境因素在胃癌发生中的总体作用次于 Hp 感染；遗传因素在约 1％～3％的遗传性弥漫性胃癌发生中起决定作用。因此 Hp 感染是目前预防胃癌最重要且可控的危险因素，根除 Hp 应成为胃癌的一级预防措施。

（2）胃黏膜萎缩和（或）肠化生发生前实施 Hp 根除治疗可更有效地降低胃癌发生风险。

根除 Hp 可改善胃黏膜炎性反应，阻止或延缓胃黏膜萎缩、肠化生的发生和发展，部分逆转萎缩，但难以逆转肠化生。在胃黏膜萎缩和（或）肠化生发生前根除 Hp，消除了炎性反应，胃黏膜不再发生萎缩和（或）肠化生，阻断了 Correa 模式"肠型胃癌演变"的进程，几乎可以完全消除肠型胃癌发生的风险。已发生胃黏膜萎缩和（或）肠化生者根除 Hp 可延缓胃黏膜萎缩、肠化生发展，也可不同程度地降低胃癌发生风险。

（3）血清胃蛋白酶原和 Hp 抗体联合检测可用于筛查有胃黏膜萎缩的胃癌高风险人群。

包括胃蛋白酶原（I 和 II）、Hp 抗体和胃泌素 17 在内的一组血清学试验已被证实可筛查胃黏膜萎缩，包括胃窦或胃体黏膜萎缩，被称为"血清学活检"（serological biopsy）。胃黏膜萎缩特别是胃体黏膜萎缩者是胃癌发生高危人群，非侵入性血清学筛查与内镜检查结合，有助于提高胃癌预防水平。

（4）根除 Hp 预防胃癌在胃癌高发区人群中有成本-效益比优势。

（5）在胃癌高发区人群中，推荐 Hp"筛查和治疗"策略。

（6）推荐在胃癌高风险个体筛查和根除 Hp。

（7）根除 Hp 后有胃黏膜萎缩和（或）肠化生者需要随访。

根除 Hp 不仅可降低胃癌发生风险，也可有效预防消化性溃疡和 Hp 相关消化不良。相关资料分析显示，在亚洲胃癌高发国家，实施根除 Hp 预防胃癌策略具有成本-效益比优势。我国内镜检查和 Hp 检测费用均较低；多数根除 Hp 的药物价格低廉；早期胃癌检出率低，晚期胃癌预后差；根除 Hp 是短期治疗，但预防 Hp 相关疾病可获得长期效果。因此，在我国胃癌高发区实施根除 Hp 预防胃癌策略具有成本-效益比优势。

鉴于根除 Hp 预防胃癌在胃癌高发区人群中有成本-效益比优势，因此推荐在胃癌高发区实施 Hp "筛查和治疗" 策略。这一策略应与内镜筛查策略相结合，以便提高早期胃癌检出率和发现需要随访的胃癌高风险个体。

除在胃癌高发区实施根除 Hp "筛查和治疗" 策略外，也有必要在胃癌高风险个体中实施这一策略。早期胃癌内镜下切除术后、有胃癌家族史、已证实有胃黏膜萎缩和（或）肠化生或来自胃癌高发区等均属于胃癌高风险个体。

在胃黏膜发生萎缩和（或）肠化生前根除 Hp 几乎可完全预防肠型胃癌发生，但已发生胃黏膜萎缩和（或）肠化生时根除 Hp 就不足以完全消除这一风险，因此需要对这些个体进行随访。慢性胃炎 OLGA（Operative Link for Gastritis Assessment）或 OLGIM（Operative Link for Gastric Intestinal Metaplasia Assessment）分期系统有助于预测胃癌发生风险，Ⅲ期和Ⅳ期的高风险个体需要定期内镜随访。

（8）应提高公众预防胃癌的知晓度。

让公众知晓胃癌的危害和预防胃癌的相关知识，有助于推动胃癌预防。公众需要知晓的是：我国是胃癌高发国家；我国发现的胃癌多数处于晚期，预后差，早期发现、治疗的预后好；早期胃癌无症状或症状缺乏特异性，内镜检查是早期发现胃癌的主要方法；根除 Hp 可降低胃癌发生率，尤其是早期根除；有胃癌家族史者是胃癌发生高风险个体；纠正不良环境因素（高盐、吸烟等）和增加新鲜蔬菜、水果摄入也很重要。

（9）有效的 Hp 疫苗将是预防感染的最佳措施。

Hp 胃炎作为一种感染性疾病，用有效疫苗预防感染无疑是最佳选择。但有效的 Hp 疫苗研制并不容易，直至最近才看到了疫苗预防 Hp 感染的曙光。

五、特殊人群 Hp 感染

（1）不推荐对 14 岁以下儿童行常规检测 Hp。推荐对消化性溃疡儿童行 Hp 检测和治疗，因消化不良行内镜检查的儿童建议行 Hp 检测和治疗。

与成人相比，儿童 Hp 感染者发生严重疾病包括消化性溃疡、萎缩性胃炎和胃癌等疾病的风险低；但根除治疗不利因素较多，包括抗菌药物选择余地小（仅推荐阿莫西林、克拉霉素和甲硝唑）和对药物不良反应耐受性低。此外，儿童 Hp 感染有一定自发清除率，根除后再感染率也可能高于成人。因此不推荐对 14 岁以下儿童常规检测 Hp。

消化性溃疡根除 Hp 获益大，有消化性溃疡的儿童推荐行 Hp 检测和治疗；根除 Hp 可能对部分消化不良儿童的症状有效，已接受内镜检查的儿童建议行 Hp 检测和治疗。

（2）老年人（年龄＞70 岁）根除 Hp 治疗药物不良反应风险增加，因此对老年人根除 Hp 治疗应进行获益-风险综合评估，个体化处理。

目前国际上缺乏老年人 Hp 感染处理共识。问卷调查显示，多数临床医师对老年人根除 Hp 治疗的态度趋向保守。一般而言，老年人对根除 Hp 治疗药物的耐受性和依从性降低，发生抗菌药物不良反应的风险增加；另一方面，非萎缩性胃炎或轻度萎缩性胃炎患者根除 Hp 预防胃癌的潜在获益下降。老年人中相对突出的服用阿司匹林/ NSAID 和维生素 B_{12} 吸收不良等已列入成人 Hp 根除指征。老年人身体状况不一，根除 Hp 获益各异，因此对老年人 Hp 感染应进行获益-风险综合评估，个体化处理。

六、Hp 感染与胃肠道微生态

（1）Hp 根除治疗可短期影响肠道菌群，其远期影响尚不明确。

目前推荐的根除 Hp 治疗方案中至少包含 2 种抗菌药物，抗菌药物的应用会使肠道菌群发生短期改变，但其长期影响尚不清楚。对一些胃肠道微生物群不成熟（幼童）或不稳定者（老年人、免疫缺陷者等）根除 Hp 抗菌药物应用需谨慎。必要时可在根除 Hp 治疗的同时或根除治疗后补充微生态制剂，以降低抗菌药物对肠道微生态的不良影响。

（2）某些益生菌可在一定程度上降低 Hp 根除治疗引起的胃肠道不良反应。

（3）益生菌是否可提高 Hp 根除率尚有待更多研究证实。

益生菌种类多，应用剂量不一，与根除 Hp 治疗联合的用药方法也未统一（根除治疗前、后或同时服用）。目前益生菌在根除 Hp 治疗中的辅助作

第二篇　西医现代疗法

用尚有争议，相关 Meta 分析得出的结论不同，共识报告也有不同观点。某些益生菌可减轻根除 Hp 治疗时胃肠道不良反应少有争议，但是否可提高 Hp 根除率尚需更多设计良好的研究证实。

（曾海生）

第二十章

遗传性肾病综合征的基因诊断

一、遗传性肾病综合征分型

遗传性肾病综合征（hereditary nephrotic syndrome）指由于肾小球滤过屏障组成蛋白的编码基因或其他相关基因突变所致的肾病综合征，临床绝大多数表现为激素耐药型肾病综合征，10 年后约 30%～40% 的患儿进展至终末期肾病。

（1）根据有无家族史可分为家族性和散发性。

（2）根据发病年龄可以分为先天性、婴儿型、儿童型、青少年型及成人型肾病综合征。

（3）根据有无其他系统受累可分为非系统性（孤立性）和系统性肾病综合征。

（4）病理类型主要为局灶节段性肾小球硬化（focal and segmental glomerular sclerosis，FSGS）和弥漫性系膜硬化（diffuse mesangial sclerosis，DMS）。

二、遗传性肾病综合征基因

近年来，随着分子生物学技术的飞速发展，目前约有 18 个与遗传性肾病综合征有关的基因被克隆、定位，这些基因的编码蛋白大多为肾小球裂孔隔膜蛋白分子（如 NPHS1、NPHS2、KIRREL）或者足细胞分子（如 ACTN4、CD2AP、TRCP6）；一些基因编码蛋白为肾小球基膜结构分子（如 LAMB2、ITGB4）；还有一些基因编码蛋白是足细胞发育和维持功能所必需的转录因子或蛋白酶（如 WT1、LMX1B、PLCE1、GLA）；另一些基因编码产物为溶酶体（SCARB2）、线粒体（COQ2、PDSS2、MTTL1）蛋白或 DNA 核小体重组调节子（SMARCAL1）。

迄今为止，已有 7 个基因（NPHS1、NPHS2、CD2AP、PLCE1、ACTN4、TRPC6 和 INF2）的突变证实和非系统性（孤立性）遗传性肾病综合征有关，10 个基因（WT1、LMX1B、LAMB2、GLA、ITGB4、SCARB2、COQ2、

PDSS2、MTTL1、SMARCAL1）的突变证实和系统性遗传性肾病综合征有关，其中 WT1 突变除了引起 Denys-Drash 综合征和 Frasier 综合征，也能导致孤立性先天性肾病综合征或激素耐药型肾病综合征；LAMB2 突变除了引起 Pierson 综合征，也能导致孤立性先天性肾病综合征。明确这些不同基因突变所致遗传性肾病综合征的新进展有助于根据不同致病基因做出遗传性肾病综合征的诊断以及进一步的分子分型（见表 2-10），从而在临床工作中做出正确诊断和制订有针对性的治疗方案。

表 2-10　遗传性肾病综合征的常见基因及其特征

基因	编码蛋白	基因位点	基因全长/Bp	外显子	遗传方式	主要病理类型	疾病
NPHS1	Nephrin	19q13.1	26 466	29	AR	DMS	肾病综合征-1型
NPHS2	podocin	1q25.2	25 411	8	AR	FSGS	激素耐药型肾综合征，孤立性先天性肾病综合征
WT1	WT1	11P13	47 763	10	AD	DMS	Denys-Drash 综合征，Frasier 综合征，WAGR 综合征，孤立性先天性肾病综合征
						FSGS	
LAMB2	Laminin subunit beta-2	3p21	12 053	33	AR	FSGS	Pierson 综合征，孤立性先天性肾病综合征
PLCE1	Phospholipase C epsilon-1	10q23	334 404	33	AR	DMS	先天性肾病综合征
						FSGS	
LMXIB	LIM homeobox transcription factor 1-beta	9q34	86 564	8	AD		指甲髌骨综合征
LAMB3	Laminin subunit beta-3	1q32	37 606	23	AR		Herlitz 型交界型大疱性表皮松解症
ACTN4	a-actnin-4	19q13	88 844	21	AD	FSGS	FSGS-1型
TRPC6	Transient receptor potential cation channel, homolog of 6	11q21—22	132 365	13	AD	FSGS	FSGS-2型

基因	编码蛋白	基因位点	基因全长/Bp	外显子	遗传方式	主要病理类型	疾病
CD2AP	CD2-assciated protein	6p12	149 475	18	AD/AR	FSGS	FSGS-3 型
INF2	Inverted formin-2	14q32.33	30 005	23	AD	FSGS	FSGS-5 型
GLA	a-galactosidase A	Xq22.1	10 223	7	XLR		Fabry 病
KIRREL	Kin of IRRE-like protein 1	1q21—25	102 784	12	AR		
ITGB4	Integrin beta-4	17q25	152 910	40	AR		致死性大疱性表皮松解症伴幽门闭锁
SMAR-CAL1	SWI/SNF-related，matrix-associated，actin-dependent regulator of chro-matin，subfamily a-like protein 1	2q34—35	70 640	18	AR	FSGS	Schimke 免疫-骨发育不良
COQ2	Parahydroxy-benzoate-poly-prenyltrans-ferase	4q21.23	20 988	7	AR	FSGS	COQ2 肾病
PDSS2	Decaprenyl diphosphate synthase，subunit 2	6q21	307 019	8	AR	FSGS	Leigh 综合征
SCARR2	Scavenger receptor class B，member 2	4q21.1	55 142	12	AR	FSGS	肌阵挛-肾衰综合征
others							Galloway-M

注：AR 表示常染色体隐性；AD 表示常染色体显性；XLR 表示 X 连锁隐性。

三、非系统性遗传性肾病综合征

（一）先天性肾病综合征

先天性肾病综合征通常指生后 3 个月内发病，临床表现符合肾病综合征。NPHS1 突变是孤立性先天性肾病综合征的主要病因，除此之外，NPHS2、PLCE1、WT1 突变也可见到。

最常见的为芬兰型先天性肾病综合征，因编码 Nephrin 的 NPHS1 突变导致，为常染色体隐性遗传。在芬兰其发病率约为 1/8000，NPHS1 有 2 个热点突变，即 Fin-major（p. L41fsX91）和 Fin-minor（p. R1109X），检出率分别为 78% 和 16%，而在其他非芬兰种族 NPHS1 患者则很少能检出上述 2 个突变，无热点突变，NPHS1 总突变检出率 66% 左右。国内也有先天性肾病综合征患儿检出 NPHS1 突变的个例报道。肾脏病理没有特异性改变，肾小球系膜增生和肾小管扩张是最特征性的改变，随病程加重也可见肾小球周围间质纤维化和炎性浸润；电镜可见裂孔隔膜消失，足细胞足突消失、广泛融合。目前已经发现的 NPHS1 突变约 140 多种，以错义突变最常见，其他突变类型如无义突变、插入/缺失突变、剪接突变等也可见到。

NPHS2 编码 Podocin，最近有研究报道在 80 个欧洲先天性肾病综合征家族，NPHS2 突变占一半，而 NPHS1 突变仅占三分之一，为常染色体隐性遗传。在日本或其他地方的先天性肾病综合征患儿也发现了 NPHS2 突变，国内目前尚无先天性肾病综合征患儿 NPHS2 突变的报道。肾脏病理多表现为局灶节段性肾小球硬化（focal and segmental glomerular sclerosis，FSGS），但并不是唯一表现，可能在疾病早期仅表现系膜增生或微小病变（minimal glomerular changes，MGC）。迄今已发现的 NPHS2 突变有 100种以上，可见多种突变类型，但在先天性肾病综合征，NPHS2 突变通常较为严重，导致无功能的 podocin 蛋白（截断蛋白）。

PLCE1 编码磷脂酶 C，对于足细胞的成熟是必需的，其突变可以导致先天性肾病综合征。临床表型不完全相同，PCLE1 无义突变（截断蛋白）时会在孕期完全阻断肾小球的发育成熟，临床表现为肾脏病理以 DMS 为特征的先天性肾病综合征；而 PCLE1 有义突变时尚有低水平的磷脂酶 C 活性或仅为功能失调，临床表现为肾脏病理以 FSGS 为特征的先天性肾病综合征，均为常染色体隐性遗传。目前报道的 PLCE1 突变 16 种左右，可见多种突变类型，无热点突变。

WT1 突变也可以导致孤立性先天性肾病综合征，肾脏病理类型为DMS。目前已发现的 WT1 突变 90 种以上，可见多种突变类型。

总之，对于早发的孤立性先天性肾病综合征患儿，特别是伴有近端肾小管扩张者应先行 NPHS1 突变分析，其次行 NPHS2 突变分析；对于晚发的孤立性先天性肾病综合征患儿，特别是肾脏病理为 FSGS 或微小病变者，则应先行 NPHS2 突变分析，其次行 NPHS1 突变分析；对于肾脏病理为 DMS者，则应行 PLCE1 和 WT1 突变分析（见表 2-11）。

（二）婴儿型、儿童型肾病综合征

婴儿型肾病综合征指生后 4～12 个月发病的肾病综合征，儿童肾病综合征即指儿童期发病的肾病综合征。NPHS2 突变是这一年龄段孤立性遗传性肾病综合征的主要病因，除此之外，NPHS1、PLCE1、WT1 突变也可见到。

在婴儿和儿童激素耐药型肾病综合征，家族性者 NPHS2 突变检出率为 40%，散发性者 NPHS2 突变检出率为 6%～7%，临床主要表现为出生后至 6 岁间起病，10 岁前进入终末期肾病，肾脏病理多为微小病变（早期）或 FSGS。NPHS1 突变检出率 6%～17%，出生 3 个月后至 8 岁间起病，肾脏病理为微小病变、FSGS 或系膜增生性病变。PLCE1 突变在家族性者检出率可高达 28% 左右，肾脏病理多为 DMS，少数为 FSGS。WT1 突变在非家族性者检出率为 9% 左右，肾脏病理多为 DMS，也可为 FSGS。

总之，对于婴儿和儿童孤立性遗传性肾病综合征，肾脏病理为微小病变或 FSGS 者，应先行 NPHS2 突变分析，其次行 NPHS1 突变分析；对于两者无突变或肾脏病理为 DMS 者，应行 PLCE1 和 WT1 突变分析，因为 WT1 有热点突变（第 8、9 外显子），而 PLCE1 无热点突变且外显子较多（33个），因此常规先行 WT1 突变分析（见表 2-11）。

（三）青少年型、成人型肾病综合征

对于青少年或成人孤立性遗传性肾病综合征，ACTN4、CD2AP、TRCP6、INF2 突变是主要病因，肾脏病理多为 FSGS，有家族史，常染色体显性遗传。此外，NPHS2 突变也可见到，肾脏病理多为 FSGS，无家族史，常染色体隐性遗传，在高加索人种特别是欧洲人有热点突变（p. R229Q）。

表 2-11　遗传性肾病综合征的基因诊断思路

发病年龄	肾脏病理	依次筛查基因
先天	近曲小管扩张	NPHS1
	MGC/FSGS	NPHS2、NPHS1
	DMS	WTI、PLCE1
婴儿、儿童	MGC/FSGS	NPHS2、NPHS1、WTI、PLCE1
	DMS	WTI、PLCE1
青少年或成人	FSGS	NPHS2、（p. R229 我）（常隐或散发） TRPC6/ACTN4/INF2（常显）

四、系统性遗传性肾病综合征

（一）Denys-Drash 综合征

Denys-Drash 综合征的临床特征表现为早发的肾病综合征，很快进展至终末期肾病、男性假两性畸形和肾母细胞瘤。肾病综合征通常在生后第 1 个月内发现，可早至出生时。该病被认为常染色体显性遗传。不完全形式的本病也有报道，包括仅有肾病综合征或合并生殖异常或肾母细胞瘤。肾移植后原发病不会再复发。肾小球的特征性病变 DMS。Denys-Drash 综合征几乎所有患者均为 WT1 杂合突变，其中 60% 以上为新发突变，突变类型大多数为无义突变，多位于外显子 8 和外显子 9（分别编码 WT1 蛋白的第 2 和第 3 锌指结构），约占突变总数的 95%，有"热点突变"，最多见的是外显子 9 的 R394W。

（二）Frasier 综合征

Frasier 综合征的临床特征为男性假两性畸形、性腺肿瘤和进展性肾病综合征。多数此病患儿蛋白尿在儿童期可检测到，通常在 2~6 岁间，有时更晚。随年龄增大加重且对大多数治疗无反应，其进展至终末期肾病的过程相对 Denys-Drash 综合征缓慢。肾移植后不会复发。有正常女性外生殖器的患者通常因为原发性闭经而就诊诊断为 46 XY 性腺发育不全。经典定义中的 Frasier 综合征只包括核型为 46 XY 而临床表型为女性的患儿，但研究表明在那些有孤立性持续肾病综合征、核型为 46 XX 的女性患儿中也发现有 WT1 突变。肾脏病理多为 FSGS。Fraiser 综合征也具有 WT1 基因的热点突变：内含子 9 的给位（donor site）可变剪接点的杂合突变，其中最多见的是 IVS9+4 C>T，占患儿总数的 52%，其次是 IVS9+5 G>A 占患儿总数的 26%。国内也有 Frasier 综合征患儿 WT1 基因 IVS9+5 G>A 突变的报道。

（三）Pierson 综合征

Pierson 综合征是一个近年被确定突变基因的遗传性疾病，因编码层黏蛋白 β2 的基因（laminin-β2gene，LAMB2）突变所致，该病包括先天性肾病综合征和明显的眼部异常，于 2004 年首次被报道，临床多以先天性肾病综合征并伴有小瞳孔、晶状体形状异常、白内障等眼部异常为主要特征，通常快速进展至肾衰竭。该病为常染色体隐性遗传。另外，如果患儿能活过婴儿期，常会出现失明和严重的神经系统缺陷。典型病例的肾脏病理类型为 DMS。随后研究证实 LAMB2 相关疾病谱较最初报道得更为广泛，可以有先天性肾病综合征而无眼部异常等。国内也有 Pierson 综合征 LAMB2 突变的报道。目前已发现的 LAMB2 突变有 40 种左右，可见多种突变类型，无热点突变。

（四）指甲髌骨综合征（nail-patella syndrome）

指甲髌骨综合征因 LMX1B 基因突变所致，为常染色体显性遗传性疾病，临床主要表现为指甲发育不全、髌骨缺失或发育不良、桡骨头和（或）肱骨小头发育不全（伴或不伴脱位）和髂骨角四联征，部分伴有眼部异常及肾脏受累。确切的肾脏受累及发病情况尚不完全清楚，但已知肾脏病变是指甲髌骨综合征最严重的表现，不同家系及同一家系间患者肾脏疾病的发病率和严重程度差异很大，约 30%～40% 的患儿可有肾脏病变，早期表现主要为蛋白尿，血尿少见约 10%～20%，约 5%～10% 的患儿可有肾病综合征程度的蛋白尿，早至儿童期或青年期可进展至肾衰竭，不同个体间疾病进展时间差异很大。肾脏病理肾小球基膜可见特征性的局灶或弥漫性不规则增厚，含有不规则的低电子密度区，增厚间隙为高电子密度区，外形如虫蛀样改变或致密板可见Ⅲ型胶原束（胶原的原纤维）的纹状沉积。目前，已发现 130 多种 LMX1B 基因突变，突变类型包括无义突变、错义突变、缺失突变和插入突变等，无热点突变。

（五）Fabry 病

Fabry 病为编码 α 半乳糖苷酶（α-galactosidase）A 的基因 GLA 突变所致，导致糖苷神经鞘脂类（glycosphingolipids）在多种组织堆积引起的溶酶体贮积性疾病，多倾向于 X 连锁隐性遗传性疾病。临床可有皮肤、心脏、肾脏、眼睛、神经等多系统受累。肾脏受累临床出现较晚且无特异性，20～30 岁时一般可有无症状性轻至中度的蛋白尿，少数可有肾病水平蛋白尿，很少发生低白蛋白血症和高脂血症。罕有肉眼血尿，部分患者表现为镜下血尿。肾受累进展缓慢，一般于 50 岁后进入慢性肾衰竭，后者是本病的死因之一。肾脏病理为肾脏上皮细胞如肾小管、肾小球细胞和足细胞可见溶酶体包含体或脂质沉积。目前，已发现 430 多种 GLA 基因突变，主要为点突变（错义/无义突变）、小的缺失突变，其他如大的缺失、剪接突变、复杂重组和插入突变也可见到，无热点突变。

（六）Schimke 免疫-骨发育不良

Schimke 免疫-骨发育不良是一种常染色体隐性遗传性疾病，特征为脊椎骨骺发育不全、T 细胞免疫缺陷和肾小球硬化，一些患者可见甲状腺功能低下和脑缺血发作，已知本病因 SMARCAL1 基因突变所致，其编码蛋白参与 DNA 复制后的重塑。Schimke 免疫-骨发育不良是一种临床异质性疾病，可以于出生不久发病、1 岁内死亡，也可以于 10 岁左右发病、存活至 20 岁左右。肾小球硬化常引起终末期肾病，需要肾脏替代治疗和肾移植治疗。目前已发现 46 种 SMARCAL1 基因突变，主要为点突变（错义/无义突变），其他如小的缺失突变、插入突变和剪接突变也可见到，无热点突变。

（七）肌阵挛-肾衰综合征

肌阵挛-肾衰综合征是一种常染色体隐性遗传性疾病，临床特征为进行性肌阵挛性癫痫并有肾衰竭。蛋白尿是本病的首发表现，发病年龄为 15～20 岁之间，有局部塌陷性肾小球硬化是常见的病理特征。神经系统症状如震颤、动作性肌阵挛、癫痫和共济失调出现较晚，因溶酶体贮积物在脑组织的特征性沉积所致。本病因 SCARB2 基因突变引起，它编码一种溶酶体嵌膜蛋白，具有多效性的分子功能。目前认为本病为一种因溶酶体功能改变导致的贮积性疾病，同其他溶酶体引起的疾病相似，其主要特征为脑部的退行性病变。目前仅报道 6 种 SCARB2 基因突变，包括间接突变、错义突变和无义突变，无热点突变。

总之，近年来随着分子生物学技术的飞速发展，极大促进了我们对遗传性肾病综合征遗传学特征和分子发病机制的了解，因为已知大多数由单基因突变导致的遗传性肾病综合征患儿对激素以及免疫抑制剂治疗无反应，且目前国内外主张对于确诊的遗传性肾病综合征不予激素或免疫抑制剂治疗，对于拟诊病例应慎用，因此对于遗传性肾病综合征特别是早发的，如先天性或婴儿性肾病综合征，应该尽早进行相关基因检测以明确诊断，避免不必要或过度的治疗。同时对已明确的遗传性肾病综合征家系应该提供遗传咨询，包括产前基因诊断。

（谢明玉 曾海生）

第二十一章

淋巴细胞亚群分析与用药原理

淋巴细胞是白细胞中体积最小的一类细胞，几乎分布于机体的所有组织中，占人体白细胞的 $20\%\sim30\%$。淋巴细胞由淋巴器官产生，具有免疫识别功能，参与机体免疫应答的各个环节，是机体免疫重要的代表，反映人体免疫功能状态。根据细胞表面分子及功能的不同，淋巴细胞主要分为 B 淋巴细胞、T 淋巴细胞、自然杀伤细胞（NK 细胞）和杀伤细胞（K 细胞）等，即淋巴细胞亚群。正常机体免疫细胞种类比例或细胞亚群比例偏离正常值，提示体内免疫功能发生变化。

淋巴细胞亚群分析是指借助各种荧光染料标记的单克隆抗体测定各类淋巴细胞胞膜或胞内独特的分化抗原（cluster of differentiation，CD），对淋巴细胞的各个亚群进行分析。常规检测的淋巴细胞亚群包括 T 细胞（$CD3^+$）、B 细胞（$CD3^- CD19^+$）和 NK 细胞（$CD3^- CD16^+ CD56^+$）。T 细胞又分为 2 个亚群：辅助性 T 细胞（$CD3^+ CD4^+$）和杀伤性 T 细胞（$CD3^+ CD8^+$）。

一、淋巴细胞亚群数据判读公式

相对计数的三个基本公式：

公式一：$CD3^+\% + CD19^+\% + CD16^+56^+\% = 100\% \pm 5\%$

分析：$CD3^+\% + CD19^+\% + CD16^+56^+\%$，明显大于或小于 $100\% \pm 5\%$，提示检测异常或存在明显淋巴细胞亚群异常。

公式二：$CD4^+\% + CD8^+\% = CD3^+\% \pm 5\%$

分析：$CD4^+\% + CD8^+\%$ 明显大于或小于 $CD3^+\%$，提示存在双阳性（$CD4^+ CD8^+$）或双阴性（$CD4^- CD8^-$），提示 T 淋巴细胞异常。

公式三：$CD4^+/CD8^+$ 比值>1（正常值 $1.5\sim2$，新生儿期可达 4）

分析：$CD4^+/CD8^+$ 比值正常>1，年龄越小，$CD4^+/CD8^+$ 比值越大。$CD4^+/CD8^+$ 比值<1，提示 T 淋巴细胞亚群存在异常。

二、淋巴细胞亚群数据判断流程

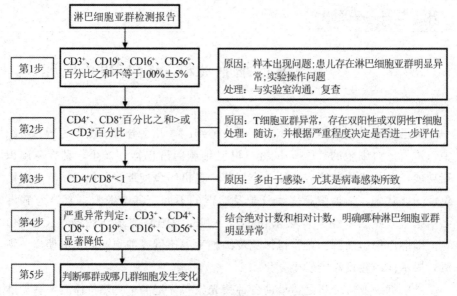

淋巴细胞亚群检测报告

| 第1步 | CD3$^+$、CD19$^+$、CD16$^+$、CD56$^+$、百分比之和不等于100%±5% | 原因：样本出现问题；患儿存在淋巴细胞亚群明显异常；实验操作问题
处理：与实验室沟通，复查 |

| 第2步 | CD4$^+$、CD8$^+$百分比之和>或<CD3$^+$百分比 | 原因：T细胞亚群异常，存在双阳性或双阴性T细胞
处理：随访，并根据严重度决定是否进一步评估 |

| 第3步 | CD4$^+$/CD8$^+$<1 | 原因：多由于感染，尤其是病毒感染所致 |

| 第4步 | 严重异常判定：CD3$^+$、CD4$^+$、CD8$^+$、CD19$^+$、CD16$^+$、CD56$^+$、显著降低 | 结合绝对计数和相对计数，明确哪种淋巴细胞亚群明显异常 |

| 第5步 | 判断哪群或哪几群细胞发生变化 | |

淋巴细胞亚群数据判断流程图

三、淋巴细胞亚群临床意义

（一）单一淋巴细胞亚群变化

1. 仅 CD3$^+$ T 细胞增多

根据基本公式一，CD19$^+$% 和 CD16$^+$56$^+$% 相对降低。例如：CD3$^+$：90%；CD19$^+$：8%；CD16$^+$56$^+$：2%。CD3$^+$T 细胞增多可分为：

（1）CD4$^+$ 细胞增多为主，CD4$^+$%增高，根据基本公式二，CD8$^+$%相对降低，CD4$^+$/CD8$^+$比值增高，见于生理现象，生命早期 CD4＋细胞相对较多，比例较高；细菌感染可使 CD4$^+$ 细胞增多，比例增高。

（2）CD8$^+$ 细胞增多为主，CD8$^+$%增高，根据基本公式二，CD4$^+$%相对降低，CD4$^+$/CD8$^+$比值降低，见于病毒感染，最常见于 EBV 感染、CMV 感染等；真菌感染、肿瘤等也可出现此类变化。

（3）CD4$^+$ 和 CD8$^+$ T 细胞均增多，CD4$^+$%、CD8$^+$%无变化，CD4$^+$/CD8$^+$比值正常，属于正常范围。

2. 仅 CD3$^+$ T 细胞减少

根据公式一，CD19$^+$% 和 CD16$^+$56$^+$% 相对增高，例如：CD3$^+$：

10%；CD19$^+$：80%；CD16$^+$56$^+$：10%。CD3$^+$T 细胞减少可分为：

（1）CD4$^+$细胞减少为主，CD4$^+$%降低，根据基本公式二，CD8$^+$%相对增高，CD4$^+$/CD8$^+$比值降低，见于 HIV 感染；先天性 CD4$^+$细胞缺陷；特发性 CD4$^+$细胞减少症；因原发性或继发性淋巴管扩张所致腹泻使 CD4$^+$细胞丢失，CD4$^+$细胞减少。

（2）CD8$^+$细胞减少为主，CD8$^+$%降低，根据基本式二，CD4$^+$%相对增高，CD4$^+$/CD8$^+$比值增高，见于先天性 CD8$^+$细胞缺陷。

（3）CD4$^+$和 CD8$^+$T 细胞均减少，CD4$^+$%/CD8$^+$%比值无改变，见于重症联合免疫缺陷病或先天性胸腺发育不良；细菌感染或一些病毒感染导致的暂时性 CD4$^+$和 CD8$^+$细胞均减少；自身免疫性疾病，如皮肌炎。

3. 仅 CD19$^+$B 细胞增多

CD19$^+$B 细胞增高，根据基本公式一，CD3$^+$%和 CD16$^+$56$^+$%相对降低，CD4$^+$/CD8$^+$比值正常。例如：CD3$^+$：45%；CD19$^+$：50%；CD16$^+$56$^+$：5%。见于部分淋巴瘤患儿；感染导致 CD19$^+$细胞暂时性增多。

4. 仅 CD19$^+$B 细胞减少

CD19$^+$%降低，根据基本公式一，CD3$^+$%和 CD16$^+$56$^+$%相对增高，CD4$^+$/CD8$^+$比值正常。例如：CD3$^+$：85%；CD19$^+$：1%；CD16$^+$56$^+$：14%。见于继发性 B 细胞缺陷者；部分 EBV 感染患儿；使用针对 B 细胞的靶向药物，如利妥昔单抗治疗者；一些白血病患儿。

5. 仅 CD16$^+$56$^+$NK 细胞增多

CD16$^+$56$^+$NK%增高，根据基本公式一，CD3$^+$%和 CD19$^+$%相对降低，CD4$^+$/CD8$^+$比值正常。例如：CD3$^+$：40%；CD19$^+$：10%；CD16$^+$56$^+$：50%。见于 NK 细胞淋巴瘤或白血病；病毒感染；化学毒物或药物中毒。

6. 仅 CD16$^+$56$^+$ NK 细胞减少

CD16$^+$56$^+$NK%降低，根据基本公式一，CD19$^+$%和 CD3$^+$%相对增高，CD4$^+$/CD8$^+$比值正常。例如：CD3$^+$：80%；CD19$^+$：19%；CD16$^+$56$^+$：1%。见于先天性 NK 细胞缺陷；感染等因素所致的继发性改变。

（二）2 种淋巴细胞亚群变化

1. CD3$^+$T 和 CD19$^+$B 细胞增多

根据基本公式一，CD16$^+$56$^+$%相对降低。

注意：CD3$^+$T 增多参照上述"仅 CD3$^+$T 细胞增多"时判断 CD4$^+$和（或）CD8$^+$增多的情况进一步判断。见于部分 EB 病毒感染患儿 CD8$^+$细胞反应性增高，CD19$^+$细胞可因感染增高；化脓性细菌感染可使 CD19$^+$细胞和 CD4$^+$细胞增多；化学品也可能引起类似改变。

2.CD3$^+$ T 和 CD19$^+$B 细胞减少

根据基本公式一，CD16$^+$56$^+$％相对增高。

注意：CD3$^+$T 减少要参照上述"仅 CD3＋T 细胞减少"判断 CD4$^+$和（或）CD8$^+$减少的情况。见于重症联合免疫缺陷病患儿 CD3$^+$细胞和 CD19$^+$细胞明显减少，甚至可为 0；一些严重感染或炎症可能使 T、B 细胞减少；身体耗竭时也会出现类似现象，但一般不会完全缺如。

3.CD3$^+$ T 和 CD16$^+$56$^+$ NK 细胞增多

根据基本公式一，CD19$^+$％相对降低。

注意：CD3$^+$ T 增多要参照上述"仅 CD3$^+$ T 细胞增多"时判断 CD4$^+$和（或）CD8$^+$增多的情况。见于病毒感染可致 CD8$^+$细胞和 CD16$^+$CD56$^+$细胞增多；肿瘤性疾病、自身免疫性疾病或某些病原体感染也可能出现类似情况。

4.CD3$^+$ T 和 CD16$^+$56$^+$ NK 细胞减少

根据基本公式一，CD19$^+$％相对增高。

注意：CD3$^+$T 减少要参照上述"仅 CD3$^+$ T 细胞减少"时判断 CD4$^+$和（或）CD8$^+$减少的情况。见于部分重症联合免疫缺陷病患儿，CD3$^+$细胞和 CD16$^+$CD56$^+$细胞可明显低下。

5.CD19$^+$B 和 CD16$^+$56$^+$ NK 细胞增多

根据基本公式一，CD3$^+$％相对降低。

见于长期暴露于甲醛环境下的工作者可能出现；一些病毒感染，如人乳头瘤病毒感染可能引起这种改变。

6.CD19$^+$B 和 CD16$^+$56$^+$ NK 细胞减少

根据基本公式一，CD3$^+$％相对增高。临床这种情况罕见。

（三）3 种淋巴细胞亚群变化

CD3$^+$、CD19$^+$和 CD16$^+$CD56$^+$细胞同时增多和减少，这种情况若无绝对计数会造成误判。CD3$^+$、CD19$^+$和 CD16$^+$ CD56$^+$百分比可能都正常，CD4$^+$/CD8$^+$可增高、正常或降低。如仅有相对计数时，可根据同期血常规中淋巴细胞绝对计数判断淋巴细胞是否增多或减少。一些感染性疾病可能引起 3 种淋巴细胞一过性的增多。

3 种淋巴细胞同时减少可见于：①噬血细胞综合征，三系下降，各个淋巴细胞亚群也可能都减少；②三氯乙烯等化学品可使 CD3$^+$、CD19$^+$ 和 CD16$^+$CD56$^+$ 细胞均减少；③血液系统疾病中部分骨髓增生异常性疾病，如骨髓增生异常综合征或肿瘤化疗后的骨髓抑制。

四、常见几种免疫抑制剂原理

（一）环磷酰胺

为烷基化抗细胞代谢药物，是一种细胞毒性免疫抑制药，作用于细胞周期的 S 期，具有抑制 DNA 合成及免疫抑制的作用。体外无活性，体内可经肝细胞色素 P450 系统转化为 4 -羟基环磷酰胺及其异构体醛磷酰胺并进入细胞，对自身免疫效应细胞有毒性作用，减低自身抗体，减少免疫复合物形成，抑制 T 细胞介导的非特异性炎性反应；可抑制细胞增殖，抑制抗原敏感性小淋巴细胞向免疫母细胞转化。同时，可强力作用于 B 细胞，也对 T 细胞有毒性作用，兼具抑制细胞免疫与体液免疫的作用。

CTX 作为 SRNS 的首选细胞毒药物，有助于延长缓解期及减少复发，可改善激素耐药者对激素的效应。CTX 定向作用于免疫细胞，抑制细胞分化、增殖，大剂量 CTX 能抑制 Ts 细胞（CD8）且作用持久，CD8 增高者选择大剂量 CTX 将会获得更理想的治疗效果。

（二）环孢素

通过与 T 淋巴细胞膜上的高亲和力受体蛋白相结合，并被动弥散以通过细胞膜，在分子水平上感染转录因子与 IL-2 助催化剂的结合，抑制 IL-2 mRNA 的转录，进而抑制 IL-2 的生成和其受体的表达，使细胞毒性细胞的聚集作用变弱，从而减少其他细胞因子的产生及聚集，使炎症反应减轻，甚至消失。

CsA 抑制 T 辅助细胞 CD4 的活化及增殖，下调多种细胞因子的产生，特别是阻断 T 细胞产生 IL-2，因而发挥免疫抑制作用，如 CD4 增高选择 CsA 将会获得更理想的治疗效果。

（三）吗替麦考酚酯

其活性代谢产物霉酚酸（MPA）能够选择性地抑制经典途径的嘌呤合成，从而抑制 T 细胞和 B 细胞的增殖，减少抗体的反应及细胞黏附分子的表达。另外其还可抑制内皮细胞和系膜细胞的增殖，减少间质成纤维细胞浸润和Ⅲ型胶原的沉积，阻止肾纤维化的发生，且无肾毒性。

（四）他克莫司

是通过干扰钙依赖性信号传导途径，首先与细胞内 FK 结合蛋白相结合，抑制肽基-脯氨酸-顺反异构酶的活性，从而阻断钙离子内流，激活的 T 细胞核因子不能去磷酸化，抑制 T 细胞自 G0 向 G1 转化，进而抑制 T 细胞增殖，使转录 IL-2、IL-2R 等的基因表达受到阻遏；另一方面，则是通过抑制 T 细胞的衍生生长因子，同时影响细胞生长和抗体形成，最终引起免疫抑制，从而达到治疗的作用，它的免疫抑制作用是环孢素的 10～100 倍。

口服他克莫司后，到达最高浓度的时间约为 1 h，半衰期 4～12 h，24 h 后可从体内消失，而多数患者口服 3 d 后即可达到稳定的血液浓度状态。

（陈玉梅　谢明玉）

第二十二章

免疫球蛋白与儿童肾病综合征（NS）

一、NS 患儿免疫球蛋白的变化

（一）NS 患儿存在免疫功能异常

目前，NS 的病因及发病机制尚不明确，但研究表明 NS 患者体内免疫细胞及功能异常，肾小球炎症性损伤，肾小球滤过屏障出现障碍，使得患者体内血细胞及蛋白质从肾小球毛细血管中丢失入尿，形成蛋白尿、低蛋白血症、水肿为主要表现的临床症状。因此 NS 患者体内淋巴细胞亚群及免疫功能异常改变在 NS 的发生发展中的重要作用尤为值得关注。

在人体血清中，IgG 是含量最高的免疫球蛋白，肾病综合征患者由于肾脏发生病变，导致大量蛋白丢失，其中 IgG 分子量为 150000，其非常容易通过病变的肾脏滤过膜，因此肾病综合征患者血清中 IgG 明显减少。有研究表明，若肾病患者合并低 IgG 血症，则非常容易继发感染。同时肾小球的损伤程度能够通过对血清中 IgG 的变化检测进行反映，这为临床治疗提供了有力的参考依据。在分泌物中，IgA 是主要免疫球蛋白，其对于局部免疫有着至关重要的作用。肾病综合征患者 IgA 增高的发生原因可能是由于肾小球局部发生弥漫性炎性反应而引起的免疫反应所造成。

儿童原发性肾病综合征血清免疫球蛋白异常变化的机制并不清楚，目前普遍认可的观点为：抑制性 T 细胞活性升高，限制了 B 细胞的分泌、增殖，使 IgG 表达下降。而当 B 细胞分泌、增殖活性降低时，IgM→IgG、IgE→IgG 转化就会受到一定阻碍，进而出现 IgG 下降、IgM 升高表现，IgA 受影响很小。

（二）NS 与 IgE 的关系

IgE 是由 B 淋巴细胞合成和分泌的一种免疫球蛋白，在健康人体浓度极低，在过敏反应中升高明显。在肾病治疗的探索中，既往多种针对过敏反应的治疗并没有使肾病得到缓解，可以证实肾病不是一种单纯的由 IgE 引起的过敏反应。相关文献表明，IgE 水平在一定程度上预示 PNS 患者对激素治疗的反应及复发情况，IgE 增高，临床上多表现为激素治疗敏感及频复发。

（三）NS 与补体

补体主要参与机体的免疫反应，其属于血浆中一组具有酶活性的球蛋白。当机体内形成大小不同的循环免疫复合物并发生沉积时，则能够使补体激活。然而不论是通过经典途径还是经过替代途径的补体激活，都会导致补体 C3 激活，从而使 C3 大量消耗，由此而导致血清中 C3 水平降低。肾病的不同阶段 C3 的变化不同，在肾脏疾病中，补体水平和肾病的严重程度有关，因此可以通过 C3 水平帮助肾病综合征诊断及判断预后，C3 越低，病情越重，预后越差。

二、人免疫球蛋白与肾病综合征

（一）免疫球蛋白的作用

B 淋巴细胞在抗原刺激下转化为浆细胞，产生能与相应抗原发生特异性结合的抗体，称为免疫球蛋白。免疫球蛋白 G（IgG）是血清中免疫球蛋白的主成分，约占血清中免疫球蛋白总含量的 75%。IgG 有 4 个亚型，即 IgG1、IgG2、IgG3、IgG4。IgG 是体内最主要的抗体，具有抗病毒、中和病毒、抗菌及免疫调节的功能。同时，IgG 也是唯一能够通过胎盘的抗体，在新生儿抗感染中起重要作用。

（二）免疫球蛋白的使用方法

临床上，对于易并发感染的 NS 患儿，可以输注人免疫球蛋白，进而改善 NS 患儿的免疫状态，对于减少肾病的复发有一定的意义。

具体用法：用冻干静注人免疫球蛋白（pH4）稀释液 25 mL 将制品溶解至规定容积，静脉滴注或以 5% 葡萄糖溶液稀释 1～2 倍作静脉滴注，开始滴注速度为 1.0 mL/min（约 20 滴/min）持续 15 min 后若无不良反应，可逐渐加快速度，最快滴注速度不得超过 3.0 mL/min（约 60 滴/min）。

用量：400 mg/(kg·次)，连用 3 d，给药间隔时间视病人血清 IgG 水平和病情而定；由于人免疫球蛋白的生物半衰期为 16～24 d，同时人体自身也能够合成丙种球蛋白，如经常使用外来药品，就会抑制自身抗体的产生，从而降低机体的抗病能力，所以一般每月 1 次即可，必要时可连用 3～5 次。

（三）注意禁忌

（1）对人免疫球蛋白过敏或有其他严重过敏史者。

（2）有抗 IgA 抗体的选择性 IgA 缺乏者。

（陈玉梅　曾海生）

第二十三章

凝血五项与肝素预防血栓治疗

一、凝血五项检测的临床意义

肾病综合征患儿血液黏稠，容易发生血栓，如肺栓塞、脑栓塞等，所以，在临床上要特别注意，及早预防。

(一) 血浆凝血酶原时间 (prothrombin time，PT)

PT 主要反映的是血浆中凝血因子 II、V、VII、X 水平，为外源性凝血系统较为敏感和常用的筛查试验。因此，肾病综合征患者 PT 明显缩短。

肾病综合征患者内、外源性凝血系统被激活，肾病综合征时肾小球内发生免疫炎症反应，免疫复合物沉积，激活补体，导致内、外源性凝血因子相继被激活；加之因长期应用糖皮质激素，凝血因子活性增强；再有就是巨噬细胞系统功能降低，不能够及时地清除、吞噬这些因子，造成这些活化的凝血因子堆积，而使内、外源凝血系统功能增强。

(二) 活化部分凝血活酶时间 (activated partial thromboplatin time，APTT)

APIT 能够反映血浆凝血因子 VIII、IX、XI、XII 水平，为内源性凝血系统较为敏感和最常用的筛查试验。肾病综合征患者内源性凝血因子被激活，活性增强，清除减少，内源性凝血因子堆积，因此 APTT 缩短。

(三) 凝血酶时间 (TT)

TT 是凝血酶使纤维蛋白原转变为纤维蛋白的时间。TT 测定主要用于检测有无纤维蛋白原异常以及是否发生纤溶、存在肝素和类肝素物质。TT 缩短无临床意义。TT 延长见于纤维蛋白原减低或结构异常以及纤溶亢进时。

(四) 纤维蛋白原 (Fipinogen FIB)

FIB 即凝血因子 I，是凝血系统中的重要蛋白质，是血浆中含量最高的凝血因子，主要由脊椎动物的肝细胞和巨核细胞合成分泌，半衰期 4～5 d，是急性时相反应蛋白之一。

近年来一些临床研究资料进一步证实了纤维蛋白原增高是肾病综合征最重要的危险因素。在几项指标中，以纤维蛋白原水平增高最为明显，这是由于合成增加的结果。纤维蛋白原是血浆糖蛋白的一种主要成分。大量临床研究资料均证实血浆纤维蛋白原（FIB）水平升高是肾病综合征非常独立的危险因素。

在肾脏疾病发生发展过程中血浆纤维蛋白原（FIB）主要参与血管内梗阻性血栓形成，其诱发动脉粥样硬化斑块形成及加速病变进程的机制可能与下列叙述有关：①在动脉粥样斑块部位血栓形成过程中起重要作用，尸检发现在粥样斑块内除有 LDL 沉积外，还有纤维蛋白原（FIB）及其降解产物的沉积，提示在动脉粥样硬化形成过程中有脂凝间共同作用机制存在，纤维蛋白原（FIB）升高可以直接诱导红细胞聚集，血小板聚集，并使血液黏度增加，降低血液的流动性，加速肾血循环障碍及血栓形成；②纤维蛋白原（FIB）通过血小板膜糖蛋白受体Ⅱb/Ⅲa 与血小板结合，促使血小板聚集；③纤维蛋白原（FIB）及其降解产物可能刺激平滑肌细胞增生和迁移而在血管硬化早期发挥作用，是导致肾内或肾外血栓栓塞并发症的原因之一。纤维蛋白原在 TT 作用下，α链和β链分别释放出 A 肽和 B 肽，生成纤维蛋白单体。

测定血浆纤维蛋白原（FIB）有助于了解机体凝血功能状态，FIB 主要反映纤维蛋白原的含量。增高主要见于栓塞性疾病，而纤维蛋白原的含量与血液黏稠度成正相关，这也证明了凝血因子改变直接导致血栓倾向。

（五）D-二聚体（D-Dimer）

D-二聚体主要是纤维蛋白经过纤溶酶水解后生成的一种具有特异性降解产物，是证明血栓溶解的标志物。D-二聚体生成以及含量增高直接反映了患者凝血和纤溶系统激活状态，在血清中的纤维蛋白降解产物水平可以反映体内凝血酶的活性，同时反映纤维蛋白的生成情况。

临床中常用于排除肺栓塞（PE）、诊断弥漫性血管内凝血（DIC）、深静脉血栓（DVT）的筛查、脑梗死诊断及预后判断中的价值、溶栓的监测及评估。有文献报道 D-二聚体是纤维蛋白血栓形成后纤维溶解的结果，很多疾病都可以导致患者血液出现高凝状态，肾病综合征患者大量蛋白尿形成，导致抗凝血酶的水平下降，同时肝脏合成蛋白的能力代偿性增加，进而会导致血小板增加，出现血液凝集性增强的表现，因此肾病综合征患者体内的高凝状态，以及低蛋白、高脂血症等会促使血液浓缩，血小板黏稠度增加进一步促使肾病综合征患者出现血栓的倾向。

二、常见肝素应用的区别

（一）来源不同

肝素，因首先在肝脏中发现而得名。肝素，作为天然抗凝血物质，存在于哺乳动物的许多脏器中，其中肺和肠黏膜的含量最高。

1. 普通肝素

肝素，又名普通肝素，是从猪肠黏膜或牛肺中提取精制的一种硫酸氨基葡聚糖。普通肝素是一种混合物，分子量范围为 3000～30000KD，平均分子量约为 15000KD。

2. 低分子肝素

低分子肝素，包括依诺肝素、达肝素、那屈肝素、贝米肝素等，是普通肝素裂解后的硫酸氨基葡聚糖片段。低分子肝素也是一种混合物，平均分子量范围为 3000～5000KD。

3. 磺达肝素

磺达肝素，又名磺达肝癸，是纯化学合成的戊聚糖甲基衍生物（肝素、低分子肝素的活性片段），分子量为 1700KD。

4. 钙盐和钠盐，有微小的差别

普通肝素、低分子肝素，有钠盐和钙盐 2 种形式。皮下注射时，钙盐的抗凝活性要低于钠盐，但不影响临床效果；钙盐较少出现皮肤瘀斑，但其他出血症状无明显差别。

（二）抗凝作用不同

抗凝血酶Ⅲ，是血浆中一种抗凝血酶，可抑制活化的凝血因子 Ⅹa、凝血因子Ⅱa（凝血酶）、凝血因子Ⅻa 等。

普通肝素、低分子肝素、磺达肝素，与抗凝血酶Ⅲ结合后，可增加抗凝血酶Ⅲ与凝血因子Ⅹa 的亲和力，发挥抗凝血因子Ⅹa 作用。但是，只有分子量较大的肝素（分子量＞5400KD）才能与抗凝血酶Ⅲ、凝血因子Ⅱa 同时结合，发挥抗凝血因子Ⅱa 作用。

抗凝血因子Ⅱa 作用：普通肝素＞低分子肝素，磺达肝素无抗凝血因子Ⅱa 作用。另外，普通肝素尚能促进血管内皮细胞释放组织型纤溶酶原激活剂（t-PA），t-PA 可激活纤溶系统，降解纤维蛋白。

（三）临床应用不同

肝素、低分子肝素、磺达肝素，均可用于预防和治疗静脉栓塞和肺动脉栓塞，并用于不稳定性绞痛和心肌梗死患者。肝素和低分子肝素，还可用于支架植入或冠状动脉球囊形成术来预防栓塞。但是，磺达肝素不能单独用于这种植入治疗，因为磺达肝素可增加导管内血栓风险。

（四）药代动力学不同

1. 使用方法相同

肝素、低分子肝素、磺达肝素均可静脉、皮下注射给药，禁止肌肉注射。

2. 半衰期不同

（1）肝素半衰期 1～2 h，静脉滴注起效迅速，皮下注射的生物利用度仅有 30％。

（2）低分子肝素，半衰期 5～7 h，皮下注射 3～4 h 起效。

（3）磺达肝素，半衰期 17～21 h，皮下注射 2～3 h 起效，可静脉或皮下注射，吸收均匀，生物利用度 ≥90％。

3. 排泄方式不同

大多数情况下，皮下注射低分子肝素、磺达肝素，可以代替肝素的持续静脉滴注。肝素可被网状内皮细胞系统清除和降解，少量肝素经肾脏排泄；低分子肝素和磺达肝素主要通过肾脏排泄，肾脏功能不全的患者可能发生蓄积，导致出血。

（五）副作用不同

1. 出血发生率不同

（1）与肝素比较，低分子肝素、磺达肝素的出血发生率较低。使用肝素时，特别是静脉滴注给药，需要监测活化部分凝血酶时间（APTT）。

（2）鱼精蛋白只能与分子量较大的肝素结合，可完全消除肝素的抗凝作用（1 mg 鱼精蛋白可中和 100U 肝素），只可部分消除低分子肝素的抗凝作用，对磺达肝素的抗凝作用无影响。

2. 血小板影响不同

肝素可引起致命血小板减少症，应进行血小板计数监控；低分子肝素引起血小板减少症的发生率较低，但也应进行血小板计数监控；对于肝素引起血小板减少症的患者，可用磺达肝素替代。

3. 其他不同

（1）肝素可抑制肾上腺醛固酮合成，偶尔可引起高血钾；肝素和低分子肝素可引起轻度的转氨酶升高。

（2）大剂量或长期使用肝素，偶尔会引起骨质疏松和自发性脊椎骨折；与肝素相比，低分子肝素和磺达肝素很少引起骨质疏松。

三、肝素在 NS 患儿中的应用

（一）应用肝素治疗肾病综合征患者的作用机制

（1）降低三酰甘油水平，激活蛋白脂酶，增加胆固醇从胆汁排泄。

（2）减轻血管内皮损害，抑制白细胞的增生和炎症反应。

（3）降低大分子蛋白流失，补充并修复肾小球基膜缺失的负电荷，进而保护肾功能。

（二）临床上具体用法

1. 预防血栓

普通肝素钠注射液，100U/kg（一般总量低于 5000U），用氯化钠注射液稀释后应用，可用 7 d。低分子肝素钠注射液，皮内注射，50～100U/(kg·d)，儿童一般 5000U 封顶，1 次/d。

2. 溶栓治疗

（1）常见血栓部位。

血栓有静脉血栓与动脉血栓，其中静脉血栓常见：门静脉血栓、肠系膜静脉血栓、肺栓塞、双肾静脉及下腔静脉血栓、颅内静脉血栓等；动脉血栓常见：左胫前动脉和颈内动脉血栓等。需注意的是，NS 患儿肺栓塞发生情况可能并不少于肾静脉血栓，对于伴显著低白蛋白血症、高纤维蛋白原血症和血 D-二聚体增高者可能更需警惕血栓，应尽早行影像学检查。

（2）及早溶栓。

对于形成血栓的，要及早进行溶栓治疗，以尿激酶、肝素和华法林治疗。

（陈婉婷）

第二十四章

抗链球菌溶血素（ASO）的相关知识与治疗策略

一、ASO 的产生与变化

（一）ASO 对肾脏损伤的机制

链球菌溶血素是 A 群链球菌产生的一种外毒素，简称抗"O"或 ASO。能溶解红细胞，并对机体多种细胞有毒性作用。人体感染溶血性链球菌后，血清中可出现大量抗链球菌溶血素"O"（抗"O"）抗体。

链球菌感染后，其细胞壁上的 M 蛋白或胞浆及其分泌的蛋白质作为抗原，与免疫球蛋白结合后，形成免疫复合物，沉积于肾小球基底膜上而引起肾小球滤过膜的损伤；链球菌的某些抗原带有阳性电荷，可通过电荷反应与肾小球结构结合而成为原位种植抗原，与免疫球蛋白结合后形成原位免疫复合物，进而激活补体，引起肾小球内皮质细胞及系膜细胞增生，吸引中性粒细胞及单核细胞浸润而引起病变。

（二）ASO 升高与消失的时间

抗链球菌溶血素"O"抗体测定，对于急性肾小球肾炎的诊断有重要价值。正常人体内的抗链球菌溶血素"O"（ASO）具有一定的基础值。急性肾小球肾炎有 70％～80％的患者可有抗链球菌溶血素"O"抗体滴度增高。一般在链球菌感染后 1 周滴度上升，4～6 周达高峰；如无并发症或再感染 2 个月后下降，2～6 个月降到感染前水平。其滴度直至病愈后数月到半年方才降至正常水平，故一次测定结果增高不一定就是近期感染的指征，应多次动态观察，并结合临床作全面分析，怀疑风湿活动而抗"O"多次正常，有助于排除本病。此外，风湿性心肌炎、心包炎，风湿性关节炎也增高；急性咽炎、扁桃体炎等上呼吸道感染也增高；在某些与溶血性链球菌感染无明显关系的疾病如肝炎、肾病综合征、过敏性紫癜等也可见非特异性增高，要加以区别对待。

（三）ASO 交叉反应

据研究，有 70％的患者 ASO 升高并支原体感染抗体也升高，但与

CMV、EBV、螺旋体等感染无升高，不排除 ASO 与肺炎支原体存在交叉反应。

二、ASO 感染的证据

（一）ASO 感染的人数

A 族 β 溶血性链球菌感染（GAS）在儿童常见，据统计，每年全世界有超过 47 万例急性链球菌感染后肾小球肾炎（APSGN），且 97％在发展中国家，大约有 5000 例最终死亡。

（二）ASO 链球菌感染的证据

（1）咽拭子培养提示 GAS 阳性（1 类，B 级）。

（2）快速链球菌抗原检测阳性（1 类，B 级）。

（3）链球菌抗体测定：抗链球菌溶血素（ASO）或抗脱氧核糖核酸酶 B（ADB）滴度超过正常范围上限或持续升高（对比急性期与恢复期滴度，至少间隔 2 周，涨幅大于 2 倍，滴度持续升高更有价值）（1 类，B 级）。

三、ASO 感染的治疗策略

如何治疗 A 族 β 溶血性链球菌（group A streptococcus，GAS）感染呢？治疗的目的是控制感染、消除症状，预防合并症及减少传播。

（一）单纯 ASO 升高的临床处理策略

（1）急性化脓性疾病或自身免疫性疾病→按规定疗程抗感染治疗。

（2）无临床表现者完善咽培养，2 周后复查 ASO。

①咽培养阳性→苄星青霉素肌注 1 次→2～7 d 复查咽拭子。

②ASO 升高超 2 倍→苄星青霉素肌注 1 次。

③ARF 高危环境→苄星青霉素肌注 1 次。

④ARF/RHD 家族史→苄星青霉素肌注 1 次。

⑤咽培养阴性且 ASO 无升高→无须处理。

（3）补充说明。

①苄星青霉素：小于 27 kg 者用 60 万 U；大于 27 kg 者用 120 万 U。

②ARF 高危因素：居住条件拥挤、低收入家庭、生活条件差。

③推荐无临床表现者完善心脏超声，避免风心病漏诊。

④ARF：急性肾衰竭；RHD：风湿性心脏病。

（二）哪些情况需要苄星青霉素长期预防性治疗？

1. 风湿热二级预防

（1）无心肌炎→持续预防 5 年或至 21 岁（取时间长者）。

（2）有心肌炎→无心脏病后遗症（无瓣膜病）→持续预防 10 年或至 21 岁（取时间长者）。

（3）有心肌炎→有心脏病后遗症（持续性瓣膜病）→持续预防 10 年或至 40 岁（取时间长者）。

2. 链球菌感染后反应性关节炎

持续预防性治疗 1 年（每 3～4 周肌注苄星青霉素 1 次），注意随访有无心肌炎。

（1）无心肌炎证据，停止随访与治疗。

（2）如有心肌炎证据，则归入 RHD 继续治疗。

（3）如部分非特异性关节痛合并 ASO 升高的患者（均无 GAS 携带），经长期青霉素治疗并随访半年以上，发现 ASO 滴度仍无下降，无须根据 ASO 水平判断疗效及疗程。

3. 链球菌感染后肾小球肾炎

苄星青霉素肌注 1 次，无须长期预防性使用。

4. 预防治疗用法

苄星青霉素：小于 27 kg 者用 60 万 U；大于 27 kg 者用 120 万 U，每 3～4 周 1 次。

（三）青霉素过敏的选择

迄今 A 族链球菌对青霉素仍都敏感，故青霉素为首选药物，对青霉素过敏者一般认为可用大环内酯类和克林霉素治疗，但 2010 年沈叙庄等人报道我国部分地区 GAS 对克林霉素和大环内酯类的耐药率分别达到了 96.9% 和 94.0% 以上，临床上要注意规范用药。

另外，四环素及磺胺药大多耐药，不宜用于治疗本病。

（曾海生）

第二十五章

尿蛋白检测与临床解读

在正常情况下，肾小球滤过膜只能通过分子量较小的物质，在通过近曲小管时绝大部分又被重吸收，因此终尿中的蛋白质含量仅为 $30\sim150$ mg/24 h，随机一次尿中蛋白质为 $0\sim80$ mg/L。尿蛋白定性报告的结果是粗略的，24 h 尿蛋白定量检验可以精确地测出小便中排出的蛋白量。当尿液中蛋白质超过正常范围时称为蛋白尿，含量 >0.1 g/L 时定性试验可阳性。正常人尿蛋白为阴性反应，在剧烈运动、发热、低温刺激、精神紧张、交感神经兴奋等可致暂时性、轻度的生理性蛋白尿，极个别青少年由于直立体位或腰部前突时引起体位性蛋白尿。

一、蛋白尿的分类与检测

（一）肾小球性蛋白尿

肾小球因炎症、毒素等的损害，引起肾小球毛细血管壁通透性增加，滤出较多的血浆蛋白，超过了肾小管重吸收能力所形成的蛋白尿，称为肾小球性蛋白尿。其机制除因肾小球滤过膜的物理性空间构型改变导致"孔径"增大外，还与肾小球滤过膜的各层特别是足突细胞层的唾液酸减少或消失，以致静电屏障作用减弱有关。

（二）肾小管性蛋白尿

由于炎症或中毒引起近曲小管对低分子量蛋白质的重吸收功能减退而出现以低分子量蛋白质为主的蛋白尿，称为肾小管性蛋白尿。尿中以 β_2 微球蛋白、溶菌酶等增多为主，白蛋白正常或轻度增多。单纯性肾小管性蛋白尿，尿蛋白含量较低，一般低于 1 g/24 h。

（三）混合性蛋白尿

肾脏病变如同时累及肾小球及肾小管，产生的蛋白尿称混合性蛋白尿。在尿蛋白电泳的图谱中显示低分子量的 β_2 微球蛋白及中分子量的白蛋白同时增多，而大分子量的蛋白质较少。

（四）尿蛋白检测方法

1. 尿蛋白定性（试纸条法）

现多采用尿分析仪定性测定。检测原理是将试剂带蘸入尿液中取出，试剂带上数个含有各种试剂的试剂垫，各自与尿中相应成分进行独立反应，显示不同颜色，颜色的深度与尿液中某种成分的浓度呈正比例关系。将沾附有尿液的试剂带放在仪器比色槽内，已产生化学反应的各种试剂垫被光源照射后，其反射光被球面积分析仪的光电管所接收，再由光信号转变为电信号，然后进一步转化为对应的数值结果。试条浸有四溴酚蓝或四氯酚四溴璜酞指示剂，当尿蛋白浓度由低至高时，其颜色由黄绿色经绿至蓝色，当尿蛋白阴性时，试剂呈原有黄色。试剂只对白蛋白起反应，不与球蛋白、血红蛋白、本-周蛋白及其他尿蛋白发生反应或仅轻度反应，故尿蛋白阴性并不能排除尿液中其他蛋白的存在，当检验结果与临床诊断不符合时应用其他方法做确认试验。

2. 24 h 尿蛋白定量（24 h UTP）

这种方法可以准确地评价被检查者一天 24 h 尿中排泄的总蛋白质的具体数量。也有专业书上称之为尿蛋白排泄率（PER），与 24 h UTP 是一个意思。目前在肾脏科应用最广泛的还是 24 h UTP。一般于第 1 天晨 8:00 排空膀胱弃去此次尿液，再收集至次日晨 8:00 的全部尿液，用于化学成分的定量。

3. 尿蛋白定量与定性的关系

150～300 mg/L 时，定性试验约为±；

300～1000 mg/L，定性试验约为＋；

1000～2000 mg/L，定性试验约为＋＋；

2000～4000 mg/L，定性试验约为＋＋＋。

二、蛋白尿的临床解读

尿内持续性地出现蛋白，尿蛋白含量的多少，可作为判断病情的参考，但蛋白量的多少不能反映肾脏病变的程度和预后。

1. 急性肾小球肾炎

多数由链球菌感染后引起的免疫反应。持续性蛋白尿为其特征。蛋白定性检查常为（＋）～（＋＋），定量检查大都不超过 3 g/24 h，但也有超过 10 g/24 h 者。一般于病后 2～3 周蛋白定性转为少量或微量，2～3 个月后多消失，也可呈间歇性阳性。成人患者消失较慢，若蛋白长期不消退，应疑及体内有感染灶或转为慢性的趋势。

2. 急进性肾小球肾炎

起病急、进展快。如未能有效控制，大多在半年至 1 年内死于尿毒症，以少尿，甚至无尿、蛋白尿、血尿和管型尿为特征。

3. 隐匿性肾小球肾炎

临床常无明显症状，但有持续性轻度的蛋白尿。蛋白定性检查多为少量，定量检查常在 0.2 g/24 h 左右，一般不超过 1 g/24 h。可称为"无症状性蛋白尿"。在呼吸系统感染或过劳后，蛋白可有明显增多，过后可恢复到原有水平。

4. 慢性肾小球肾炎

病变累及肾小球和肾小管，多属于混合性蛋白尿。慢性肾炎普通型，尿蛋白定性检查常为＋＋左右，定量检查多在 3.5 g/24 h 左右；肾病型则以大量蛋白尿为特征，定性检查多为＋＋以上，定量检查为 3.5～5 g/24 h 以上，但晚期，由于肾小球大部毁坏，蛋白排出量反而减少。

5. 肾病综合征

本病以水肿、大量蛋白尿、低蛋白血症、高脂血症为特征，尿蛋白含量较高，且易起泡沫，定性试验多为＋＋以上，定量试验常为 3.5～10 g/24 h，最多者达 20 g/24 h。

6. 肾盂肾炎

急性期尿液的改变为脓尿，尿蛋白少量，每日排出量不超过 1 g/24 h。慢性期尿蛋白可呈间歇性阳性，常为（＋）～（＋＋）之间，并有较多的白细胞和白细胞管型。

三、尿蛋白检测注意事项

（1）多留尿。

如从早上 7:00 到第二天 7:00 这是 24 h 的尿量。但是注意的是第 1 天早上 7:00 的尿是不留的，因为这是昨天晚上的，要排空后再留。正确的做法是要留从早上排空膀胱后到第 2 天的这个时候的尿量。这个时候不论有多少尿都要再次排空膀胱，这个时间段的尿才是 24 h 尿量。

（2）少留尿。

有些病人会在大便时忘记留尿，或者因为外出没有容器导致出现少留尿的现象。针对这种情况建议留尿的患者不要或是减少外出，或是带上容器外出。

（3）人体的尿蛋白会受到饮食、运动等影响。

在留尿当天不要进行剧烈运动如跑步、打篮球、踢足球等。但是降压药物等照常服用。如果女性正处在生理期，或者患者出现发热、腹泻等情况，建议等这些现象消失后再留尿。

（4）留尿的容器一定要选好。

选择合适的留尿容器非常重要。容器要具有抗酸性、耐腐蚀、易清洗、有盖子的广口容器来储存尿液。留尿标本的前一天冲刷干净并控干备用，避免化学物质（如表面活性剂、消毒剂）混入。

（5）避免阴道分泌物、月经血、粪便等污染。

（6）尿标本收集后避免强光照射，以免尿胆原等物质因光照分解或氧化而减少；及时送检及检查（2 h内），以免发生细菌繁殖、蛋白变性、细胞溶解等。

（黎四平）

第二十六章

尿潜血、尿红细胞及位相检测与解读

一、尿潜血解读

1. 尿潜血（隐血）试验

尿潜血也称隐血试验，反映的是血红蛋白的含量，现多采用尿分析仪来检测。尿潜血（隐血）试验检测的基本原理是：血红蛋白具有过氧化物酶样反应，能使有机过氧化物与显色原显色，试垫不仅与游离的血红蛋白起反应，而且还可与完整的红细胞的血红蛋白起反应，根据血红蛋白含量的不同，垫块颜色由橘黄色变为绿色或深蓝色，呈现颜色的深浅不同而进行检测。

检测是不能区分是完整红细胞起反应，还是以游离血红蛋白起反应，所以潜血试验不能区分肾性及非肾性。而尿沉渣仪或显微镜镜检的红细胞是指完整形态的红细胞，破坏的红细胞不能检测出来。

2. 临床解读注意事项

（1）高尿比重尿、高蛋白尿会降低该法的敏感度，维生素 C、甲醛可致假阴性反应。肌红蛋白、强氧化剂如次氯酸钙或某种可产生过氧化物酶的微生物污染尿液，可呈假阳性反应。

（2）尿液中含有对热不稳定酶（含有类过氧化物酶作用出现假阳性）。肌红蛋白或大量维生素 C，都可干扰此试验。

（3）肾病患者、红细胞在肾脏或泌尿道破坏、尿比重过低、尿 pH 值偏高等均易造成红细胞干化学检查呈现假阴性。

二、尿红细胞解读

（一）尿红细胞位相影响因素

尿红细胞位相检查是利用位相显微镜检查尿中红细胞形态的一种方法，其临床意义在于根据尿红细胞形态鉴别血尿的来源。推测血尿是肾小球性还是非肾小球性。一般认为，红细胞通过肾小球基底膜时受损和经肾小球毛细血管壁漏出时受挤压而变形，同时还与尿渗透压、pH 值等因素有关。

（二）红细胞形态学分类

由于红细胞通过有病理改变的肾小球基底膜时，受到挤压损伤；而在通过各段肾小管的过程中，红细胞又受到不同的尿酸碱度和不断变化着的渗透压影响，加上介质的张力及各种代谢产物（脂肪酸、溶血卵磷脂、胆酸等）的作用，造成红细胞大小、形态和血红蛋白含量等的变化。根据形态常分为以下几类：

1. 畸形红细胞分类标准

根据红细胞大小不等，形态异常多样，归为以下 8 种：

（1）芽孢样红细胞：在红细胞外膜有小泡突出或细胞呈霉菌孢子样改变，是肾小球性血尿最特征性的改变，＞5％为肾小球性血尿。

（2）炸面包卷样红细胞：红细胞膜呈明显的内外两圈，四周肥厚，形似炸面包卷。

（3）靶形红细胞。

（4）膜缺损红细胞：红细胞膜不完整，部分血红蛋白丢失。

（5）大红细胞：细胞体增大，中心淡，无双盘凹陷感。

（6）小红细胞：胞体小，外膜增厚，折光增强。

（7）手镯样红细胞：胞体较大，呈明显内外两层膜改变。

（8）古钱样红细胞：形似中国古钱币。

2. 均一型红细胞标准

红细胞大小一致，变化均一，图像在 2 种以内，多数为正常及桑葚样红细胞，部分可出现影子红细胞。红细胞呈锯齿形、固缩形、大小一致的匀称均一型。此型多属于非肾小球性血尿。

3. 混合型红细胞标准

根据畸形和均一型红细胞所占比例的不同，可分为以畸形为主的混合型红细胞血尿（畸形红细胞占比＞50％）和以均一型红细胞为主的混合型红细胞血尿（均一型红细胞占比＞50％）2 种。畸形红细胞不等同于变形红细胞。

（三）结果解读

（1）尿红细胞计数正常值：＜8 个/μL。

（2）肾小球与非肾小球血尿。

①畸形红细胞占 80％以上或芽孢样红细胞＞5％为肾小球性血尿，畸形

红细胞比率包含芽孢样红细胞。

②畸形红细胞<20％，均一型红细胞>80％以上为非肾小球性血尿。

③畸形红细胞>20％，正常红细胞<80％，为混合型血尿。

（3）注意事项。

①标本采集：留取浓缩的二次晨尿效果高于晨尿和随机尿，0.5 h内送检，2 h内完成检验，嘱咐患者留尿前少饮水。

②单纯尿 pH 值、渗透压的变化也可引起尿红细胞畸形，但此时尿畸形红细胞为单一形态。

③尿红细胞在酸性尿液中肿胀呈现球状、口形。

④在碱性尿液中血红蛋白溶解丢失呈现锯齿形、影形。

⑤尿红细胞在高渗环境下细胞浆黏滞性增加、顺应性下降，呈皱缩形。

⑥在低渗环境中细胞表面积与体积比上升，滤过阻力下降，稀释的血红蛋白漏出细胞外而呈现环形、戒形。因此，尿中畸形红细胞增多，但形态单一不能诊断肾小球性血尿。

（4）健康人也有畸形红细胞

尿畸形红细胞不只出现于肾小球性疾病，健康人的尿中也存在畸形红细胞，但其数量小于 $5×10^6/L$。

（5）与真菌孢子形态鉴别。

（6）在严重的肾功能衰竭患者，由于肾小管内渗透压梯度的丧失和肾小球基底膜的严重破坏，尿红细胞可为正常形态。

血尿、蛋白尿虽然是判断肾脏病病情严重程度及其预后的重要指标，但是肾病患者不能一叶障目。数值固然重要，但更重要的是病情能得到真正好转。只要病情得到控制，潜血、尿蛋白数值自然会降下来。所以要想真正恢复健康，治病于本是最重要的。这就要求患者必须找到适合自己的方法，彻底治愈肾病。

（黎四平）

第二十七章

血尿的诊断思路

一、血尿的诊断与分类

血尿是指尿中红细胞排泄量异常增多，是儿科临床常见的症状。血尿的出现意味着肾、输尿管、膀胱、前列腺和外尿道的病变或是全身其他系统的疾患累及泌尿系统。

血尿一般分为肉眼血尿和镜下血尿2种。肉眼血尿指肉眼能见的尿液呈血样、洗肉水样或烟灰水样，或带有凝血块者；镜下血尿是指在肉眼观察下不能与正常尿鉴别，但在显微镜下有较多的红细胞。

（一）血尿诊断标准

镜下血尿的检查方法和诊断标准目前尚欠统一，常用的标准如下。

（1）离心尿（10 mL 中段新鲜尿，1500 r/min 离心沉淀 5 min，取其沉渣 1 滴涂片镜检）红细胞计数 3 个/HP。

（2）尿沉渣红细胞计数 $>8\times10^6$/L。

（3）不离心尿红细胞计数 1～2/HP。

（4）12 h 尿 Addi's 红细胞计数 >50 万个。·

（二）血尿的分类

近年来，根据尿红细胞的形态变化将血尿分为肾小球性血尿及非肾小球性血尿，这有利于临床诊断。

1. 肾小球性血尿

指血尿来源于肾小球。

（1）原发性肾小球疾病：如急性、迁延性、慢性肾小球肾炎，急进性肾炎，肾炎型肾病综合征，IgA 肾病等。

（2）继发性肾小球疾病：如狼疮性肾炎，紫癜性肾炎，乙肝病毒相关性肾炎，肝豆状核变性，淋巴瘤等。

（3）单纯性血尿。

（4）运动剧烈后所致一过性血尿。

2. 非肾小球性血尿

（1）血尿来源于肾小球以下的泌尿系统，如肾小管、肾间质或下尿路（包括集合系统、输尿管、膀胱、尿道）病变。

病变有：感染（急性、慢性细菌感染，结核感染，原虫、螺旋体感染等），尿路结石、肿瘤、外伤、异物、畸形，梗阻、肾囊肿等，药物所致肾及膀胱损伤；特发性高钙尿症；左肾静脉压迫综合征（胡桃夹现象）；肾血管畸形。

（2）全身性疾病引起的出血：如血小板减少性紫癜、新生儿自然出血症、白血病、血友病等。

二、血尿的诊断思路

（一）鉴别是真性血尿，还是假性血尿

血尿应以镜检为标准，镜检检出红细胞才算是真性血尿。潜血阳性而镜检阴性则为假性血尿，可见于：

1. 红色尿

服用某些食物（如火龙果、辣椒、甜菜）、某些药物（如酚红、氨基比林、利福平）等，可使尿液呈红色或淡红色；尿中某些代谢产物如卟啉尿、尿黑酸尿（酪氨酸代谢异常病），新生儿尿中排出较多的尿酸盐时也可呈红色，潜血试验及镜检红细胞均阴性。

2. 血红蛋白尿及肌红蛋白尿

如阵发性睡眠性血红蛋白尿、溶血性贫血等，潜血阳性，但镜检阴性。

3. 非泌尿道出血

泌尿系统邻近器官出血混入尿液，如阴道出血、月经、肛裂、直肠息肉出血等。

（二）确定血尿来源

1. 肉眼观察

均匀一致的暗红色或洗肉水样、烟灰水样血尿多来源于肾实质；鲜红色或带凝血块血尿多来源于下泌尿道；血块多来自膀胱；尿道口滴血多为尿道出血。

2. 尿三杯试验

仅在起初 10～15 mL 尿中有明显血尿（初段血尿），表示病变在尿道部位；最后 10～30 mL 见血尿（终末血尿），提示病变在膀胱三角区、膀胱颈

部、后尿道或前列腺等处；全程血尿则提示上尿路出血。

（三）区分肾小球性血尿与非肾小球性血尿

1. 尿常规检查

如血尿中发现管型，特别是红细胞管型提示出血来自肾实质。另外，若肉眼血尿的尿蛋白＞1 g/24 h，或镜下血尿的尿蛋白＞0.5 g/24 h，则多提示肾小球性血尿。血尿伴大量尿酸盐、草酸盐、磷酸盐结晶者，应考虑肾结石、高钙尿症。

2. 尿红细胞形态

（1）非肾小球性血尿红细胞从病变范围流出到肾盂、输尿管、膀胱或尿道，常为均一双凹型（在等渗或高渗尿中）。

（2）肾小球性血尿红细胞起源于肾小球（或肾间质疾病），随尿穿过肾单位时被毁掉，出现到终末尿时成为散片、变形红细胞（畸形红细胞尿）。这种畸形细胞用相差显微镜易于识别。识别的方法有 2 种，一种是用嗜曙红 Y（eosin-Y）或 Sternheimer-Malbin 染色后，用标准光学显微镜观察尿红细胞形态，尿中红细胞以变形为主者，为肾小球性血尿，反之则为非肾小球性血尿。另一种方法是取新鲜尿 10 mL，离心 1500 r/min，10 min，弃上清液，沉渣中加入 3％戊二醛固定液 1 mL，1 h 后摇匀取 1 滴置于玻璃片上，室温自然干燥，Wright's 染色，用普通光镜油镜头观察红细胞形态。凡红细胞形态表现为环形、穿孔，芽孢及体积大而浅染者，总称为严重变形红细胞。当严重变形红细胞＞30％时可诊断为肾小球性血尿，＜15％为非肾小球性血尿。由于肾小球性血尿在低比重尿时的严重变形红细胞百分率下降，故应采用浓缩尿（比重 1.016）进行观察，以减少漏诊、误诊。

3. 尿红细胞平均容积及分布曲线

（1）由于畸形细胞比正常细胞小，可采用血细胞自动分析仪测定尿中红细胞平均容积（MCV）。

（2）若尿红细胞 MCV＜72fl、分布曲线高峰在低容积区（50fl）且呈偏态分布者（呈小细胞性分布），多为肾小球性血尿。

（3）若尿红细胞 MCV＞72fl，分布曲线高峰在高容积区（100fl）且呈正常分布者（均一正形性），多为非肾小球性血尿。

（四）病史、体检及其他检查方法

1. 年龄特点

（1）新生儿期血尿常见于维生素 K_1 缺乏、严重缺氧、窒息、肾静脉血栓、膀胱插管等。

(2) 婴幼儿期最常见为泌尿系感染和先天性尿路畸形，其次为肾脏肿瘤、溶血尿毒综合征、重症遗传性肾炎及部分家族性良性血尿等。

(3) 儿童期最常见为急性肾炎综合征、各类原发及继发性肾炎，其次为泌尿系感染、家族性良性血尿、遗传性肾炎、高钙尿症及左肾静脉受压综合征等。

2. 有关的病史

(1) 有无前驱感染及时间关系，发病前 2～4 周内有皮肤或咽喉链球菌感染，可能提示急性链球菌感染后肾小球肾炎；呼吸道症状与血尿几乎同时发生，一般不超过 3 d，可能提示 IgA 肾病。

(2) 尿痛、尿频和耻骨上痛可能为泌尿系统感染。

(3) 有无外伤史，特别是在有泌尿道畸形时，很轻微的外伤可导致肉眼血尿。

(4) 血尿前剧烈运动，24～48 h 后血尿消失，考虑为运动后一过性血尿。

(5) 有无皮疹或关节炎，可能为系统性红斑狼疮、血管炎、过敏性紫癜或药物过敏；有皮肤紫癜史支持紫癜性肾炎。

(6) 有肝炎病史者要除外肝炎相关性肾炎。

(7) 近期有无用氨基糖苷类抗生素、磺胺类、复方镇痛药、抗凝剂和环磷酰胺或氮芥等药物史。

(8) 咯血和小细胞低色素性贫血可能提示肺出血-肾炎综合征。

(9) 有无与鼠类接触史，对流行性出血热诊断极为重要。

(10) 家族结石史要除外高钙尿及结石。

(11) 家族中出血史，可能提示为血友病。

(12) 家族中有无血尿、肾衰、耳聋、眼疾患者，可能提示为遗传性肾炎、家族性良性血尿。

3. 体格检查

如存在耻骨上瘤可能为膀胱疾病，腰痛可能为肾脏疾病。

4. 辅助检查

B 超、腹部 X 线平片、静脉尿路造影、彩色多普勒血流显像检查、CT 或 MRI 扫描等，有助于发现泌尿系统畸形、肾血管疾病、结石和肿瘤。

5. 肾活检

有些血尿需要经肾活检才能明确诊断，其指征如下：

（1）镜下血尿持续半年以上，或有肉眼血尿持续 1 个月以上。

（2）血尿伴蛋白尿，或伴高血压、氮质血症超过 1 个月者。

（3）血尿伴持续性补体 C3 下降者。

（4）血尿伴肾炎或血尿家族史者。

（邹　贤）

第二十八章

肾小球滤过率（GFR）的简便计算方法

一、肾小球滤过率的意义

肾小球滤过率用于早期了解肾功能减退情况，在慢性肾病的病程中可用于估计功能性肾单位损失的程度及发展情况，用于指导肾脏疾病的诊断和治疗。

（1）肾小球滤过率增高，可见于：① 糖尿病肾小球硬化症早期，由于生长激素分泌增加，促使肾小球肥大，肾小球滤过率升高。② 部分微小病变型肾病综合征，因肾小球毛细血管胶体渗透压降低，而肾小球病变轻，故滤过率增加。③ 妊娠期肾小球滤过率可增高，产后即恢复正常。

（2）肾小球滤过率降低，可见于：① 影响肾小球滤过功能的各种原发性和继发性肾脏疾病。② 随着年龄老化，肾小球滤过率也会逐渐减低，40岁以后肾小球滤过率每年降低约 1.15 mL/min。

（3）不宜计算：①泌尿道造影或动脉造影后。②应用利尿剂、轻泻剂、抗高血压药物后。③机体脱水或水肿时。

二、肾小球滤过率计算公式

1. 儿童肾小球滤过率计算公式

（1）Schwartz 公式：GFR＝K×身高（cm）/血肌酐（μmol/L）。

式中，K 为常数。

0～18 个月正常婴儿 K 为 40；

2～16 岁女孩及 2～13 岁男孩 K 均为 49；

14～16 岁男孩 K 为 62。

血肌酐的转化：1 μmol/L＝88.4 mg/dL。

（2）由于肌酐和 BUN 的评价易受体重、饮食影响，所以肾动态显像更具有诊断价值，99mTc-DTPA 肾动态显像是国际公认的 GFR 金标准。

2. 不同肾小球滤过率与肾脏病分期

表 2-12 慢性肾脏病的分期

分期	描述	GFR [mL/(min·1.73 m²)]	说明
1	肾损伤指标（＋），GFR 正常	≥90	GFR 无异常，重点诊治原发病
2	肾损伤指标（＋），GFR 轻度降低	60～89	延缓 CKD 进展，降低心血管病风险
3	GFR 中度降低	30～59	延缓 CKD 进展，评估治疗并发症
4	GFR 重度降低	15～29	综合治疗，治疗并发症
5	肾功能衰竭	<15 或透析	透析前准备及透析治疗

注：以上参考美国 KDOQI 专家组对慢性肾脏病分期方法的建议。

（邹　贤）

第二十九章

白血病肾损伤防治策略

一、白血病肾损伤的机制

1. 白血病与肾损伤

儿童白血病是造血系统的恶性增殖性疾病，是最常见的儿童癌症，大约占儿童癌症的33％，严重威胁着儿童的健康。因白血病细胞自我更新增强、增殖失控、分化障碍、凋亡受阻，而停滞在细胞发育的不同阶段。在骨髓和其他造血组织中，白血病细胞大量增生累积，使正常造血受抑制并浸润其他器官和组织。除浸润肝、脾、淋巴结之外，肾脏是白血病脏器浸润的另一常见器官。白血病引起肾脏损害，多数无临床表现，部分患者可出现镜下血尿、蛋白尿、白细胞尿等尿检异常。

2. 白血病肾损伤的发病机制

（1）白血病细胞直接浸润肾脏，急性淋巴细胞白血病最易浸润肾脏，其次为慢性淋巴细胞白血病，而急性粒细胞白血病相对少见。白血病细胞浸润肾脏可表现为肾脏体积增大，重量增加。肾脏病变部位主要在肾小管和间质，光学显微镜及电子显微镜下均见肾间质有大量核细胞堆积浸润。

（2）免疫反应导致肾脏损害，肿瘤相关抗原可形成循环免疫复合物及原位免疫复合物，从而导致肾脏损害，可表现为膜增生性肾小球肾炎、膜性肾病、微小病变肾病以及局灶节段硬化性肾小球肾炎。

（3）代谢异常导致肾损害，白血病患者核蛋白代谢加速，尿酸生成增加，可出现高尿酸血症并可引起急性高尿酸血症肾病、慢性高尿酸血症肾病以及尿路结石，甚至急性肾衰竭。

（4）电解质紊乱，白血病细胞可浸润骨骼引起骨质破坏，或肿瘤细胞旁分泌甲状旁腺激素相关蛋白，导致高钙血症，进而影响肾脏，形成高钙血症性肾病。

（5）肿瘤溶解综合征，在诱导化疗过程中肿瘤细胞溶解破坏，大量细胞内容物快速释放，可导致少尿性肾损伤。

（6）肾前性肾损害，由于腹泻、呕吐、进食差导致容量不足、营养不良、腹水形成或肿瘤栓塞导致血管阻塞引起肾前性肾损害。

（7）药物致肾损害，抗感染药物、化疗药物、放射治疗及造血干细胞移植等，可直接造成肾脏损害，也可导致肿瘤溶解、血管内皮损伤、血栓性微血管病变致肾损害。

3. 白血病肾损伤的早期识别

白血病肾损伤不仅增加了疾病治疗难度，也降低了患者的生活质量，因此早期识别白血病患者肾功能损伤和增强保护因素具有重要的临床意义。

肾脏有着巨大的代偿能力，只要有 1/4 的肾小球功能正常，肾脏功能仍处于正常，BUN、Cr 仍可维持正常水平，所以不能作为肾功能早期受损的指标。BUN 还受机体蛋白摄入量，分解水平，肾血流等因素影响，某些药物亦影响其测定值。

肾小球滤过率（GFR）下降至正常值的 50% 以下时肌酐才明显上升，肌酐还受肌肉量、肉食摄入量及体内代谢水平的影响，儿童、老年人、消瘦者中测值偏低，不能真实反映 GFR。单纯检测 BUN、Cr，易遗漏病变轻微的亚临床急性肾功能障碍的患儿。

CysC（血清半胱氨酸蛋白酶抑制 C）和 β_2-MG（β_2 微球蛋白）作为一种测定 GFR 的内源性标志物，因为肾脏是清除循环中 CysC 的唯一器官且肾小管不分泌 CysC，因此，血清 CysC 浓度主要由 GFR 决定，与 GFR 相关性好。无论是轻度、中度或重度肾功能降低时，对应的 CysC 值都能显示良好的敏感度。β_2-MG 则是由红细胞、淋巴细胞和有核细胞合成的小分子蛋白，极易从肾小球滤过，几乎完全在近端肾小管重吸收和分解代谢。近曲肾小管损伤及肾小管间质病变时，回吸收减少，尿 β_2-MG 排出显著增加。因此尿 β_2-MG 是经典肾小管标记蛋白，可直接反映肾小管的功能。增加敏感指标检测，提高肾损伤早期识别度，为治疗提供更多依据。

二、白血病肾损伤的预防治疗

白血病肾损害主要治疗白血病，随着白血病治疗缓解，肾脏病可相应好转。目前治疗多集中于化学治疗。化疗造成大量的肿瘤细胞、工作细胞的凋亡。细胞凋亡释放大量的嘌呤类物质，不能有效地代谢，造成了尿酸升高。同时，药物经肾脏排泄，造成的肾损伤，影响了尿酸的排泄与重吸收，进一步导致尿酸的增加。另外，有研究表明高尿酸环境可能加速肿瘤发展和转移，使机体成为肿瘤细胞的"培养皿"，增加癌症死亡风险。

白血病细胞崩解后可释放出黄嘌呤、次黄嘌呤、尿酸、磷酸和钾离子等，这些物质均通过肾脏排泄。为保护肾脏功能，减少肿瘤溶解综合征的发生率，应做到以下几点。

1. 水化

应在治疗前 24～72 h 开始水化，推荐水化液体量为：儿童 2000～3000 mL/(m² • d)，体质量小于 10 kg 的婴儿水化液 200 mL/(kg • d)，为不含钾的等渗液，同时维持婴儿尿量大于 4 mL/(kg • h)，儿童除婴儿外尿量大于 100 mL/(m² • h)，以保证肾脏血流灌注；水化患儿应每小时监测尿量，每 6 h 评估出入量是否平衡。

2. 碱化尿液

口服或者静脉滴注碳酸氢钠 3～4 g/(m² • d)，使尿液 pH 值大于 7.0。

3. 预防高尿酸血症

目前用于降低尿酸水平的药物主要有别嘌呤醇和拉布立酶（重组尿酸氧化酶）。别嘌呤醇为黄嘌呤氧化酶竞争性抑制物，抑制嘌呤代谢物质（黄嘌呤及次黄嘌呤）转化为尿酸，通过减少尿酸的产生来减轻肾脏尿酸负荷。别嘌呤醇治疗起效一般需要 2～3 d，推荐剂量为 250～500 mg/(m² • d) 或者 10 mg/(kg • d)。高尿酸血症合并肾功能不全可使用拉布立酶，拉布立酶能促进尿酸分解为尿囊素，后者在尿中溶解度更高，是尿酸的 5～10 倍。推荐用量为儿童 0.15～0.2 mg/(kg • d)，静脉输注大于 0.5 h，一般应用 5～7 d。

4. 透析

即使对高危患者及时进行干预，仍有部分患者会发展为急性肾功能衰竭，对于难以纠正的电解质紊乱、水化后液体超负荷以及肾功能急剧恶化的患者，更应该及时尽早进行透析治疗。治疗方法包括血液透析、腹膜透析等。

（刘莉诗）

第三十章

肾穿刺活检术指征、禁忌证与病理标本制作

肾活检技术已开展了近百年的历史，早在 1923 年，外国的 Gwyn 教授开展了外科手术获取病人的肾组织进行活检，到了 20 世纪 30 年代，发展到了不用开刀，用穿刺针穿取肾组织进行活检。在我国，1958 年也开展了此项技术，到现在已有 60 余年历史，已经是一项非常成熟、可常规开展的技术了。由于穿刺技术的改进，免疫组化技术和电镜的应用，其诊断的质量也大为提高，肾活检已成为对肾脏疾病进行诊断、指导治疗和预后判断的一种重要手段。肾活检可以了解肾脏组织形态学的改变，对临床医生判断病情、治疗疾病和估计预后方面提供了重要的依据，肾脏病理检查结果已经成为肾脏疾病诊断的金指标。

一、肾穿刺的意义与适应证

（一）肾穿刺检查的临床意义

（1）明确诊断：通过肾穿刺活检术可以使超过 1/3 患者的临床诊断得到修正。

（2）指导治疗：通过肾穿刺活检术可以使将近 1/3 患者的临床治疗方案得到修改。

（3）估计预后：通过肾穿刺活检术可以更为准确地评价肾脏病患者的预后。

（4）了解病理进展：有时为了了解治疗的效果或了解病理进展情况（如新月体肾炎、狼疮性肾炎及 IgA 肾病等），还需要进行重复肾脏病理检查。

（二）肾活检的适应证

（1）血尿，如持续镜下血尿，超过半年以上；或是肉眼血尿，持续超过 1 个月以上。

（2）蛋白尿，原因不明的无症状蛋白尿（持续 >1 g/d）。

（3）临床诊断不明的各种类型肾小球肾炎、肾小球肾病。

（4）肾病综合征激素耐药、依赖、频复发。

（5）全身疾病引起的肾脏病如系统性红斑狼疮、过敏性紫癜、血管炎、

乙肝阳性肾炎、糖尿病、尿酸性肾病、淀粉样变性等。

（6）原因不明的急慢性肾功能不全。

（7）遗传性肾病。

（8）移植肾，鉴别排异、感染、复发或药物肾损伤。

（三）肾活检的禁忌证

肾活检是一种创伤性检查，选择活检病例时不但需掌握好适应证，还要认真排除禁忌证，有以下情况者，不适合进行肾活检。

1. 绝对禁忌证

（1）明显出血倾向。

（2）重度高血压。

（3）孤立肾（只有一个肾）。

（4）肾萎缩。

2. 相对禁忌证

（1）急性肾感染（肾盂肾炎、肾结核），肾脓肿或肾周围脓肿。

（2）肾肿瘤或肾动脉瘤。

（3）多囊肾或肾脏大囊肿。

（4）肾脏位置过高（深吸气肾下极未达十二肋下）或游走肾。

（5）急慢性肾衰竭。

（6）高血压控制未足 1 周。

（7）长期大量使用激素。

（8）中度以上腹水。

（9）过度肥胖。

（10）其他，咳嗽、肺部感染、心功能不全、严重贫血、低血容量，精神病或不配合操作者，妊娠或年迈者。

二、穿刺准备及护理

（一）穿刺前准备

（1）向病人及家长说明肾活检的目的及可能出现的并发症，征得病人或监护人同意并签字。向患者介绍肾穿刺操作，解除恐惧心理，以取得病人配合。

（2）术前 3 d 停用抗凝药物，如双嘧达莫、阿魏酸哌嗪片、肝素、阿司匹林等，如有出血风险，可于术前 2～3 d 口服或肌注维生素 K。

（3）让病人练习术中所需要配合的体位，即俯卧位，并在腹部垫一个小枕头。

（4）让病人练习深吸气，吸气后屏住呼吸、憋气，能憋多久就尽量憋多久。

（5）让病人加强床上训练，因为术后要卧床休息，24 h 内不能下床，所以练习在床上吃饭、在床上大小便。

（6）练习俯卧屏气（10 s 以上）及卧床饮水、进食、排大小便（肾穿后需卧床 24 h）。

（7）检查血压、血常规、血型、凝血功能、肾功能；检查泌尿系 B 超，了解肾脏大小、位置及活动度。

（8）普鲁卡因皮试（利多卡因则不用皮试）、备血。

（9）女性患者月经期不能进行肾活检术。

（10）术前 24 h 停止透析，透析结束时应给鱼精蛋白中和肝素。

（二）病人术中配合

（1）患者术前排尿，活检术时取俯卧位，腹部垫以小枕（约 10 cm 厚），充分暴露腰背部穿刺部位。

（2）患者术中配合医生，注意屏气呼吸。

（3）患者在术中尽量放松，避免紧张情绪。

（4）穿刺后过床时，患者注意避免用力，尽量放松全身。

（三）术后护理

1. 一般护理

（1）病人肾活检后，局部伤口要小沙袋加压包扎 15～20 min，平车推入病房。

（2）观察病人面色和生命体征，开始每 15 min 测血压、脉搏 2 次，之后每半小时测 2 次，无异常则 2 h、4 h 各 2 次，血压平稳可停止测量。若病人血压波动大或偏低应测至平稳，并给予对症处理。

（3）平卧 24 h 后，若病情平稳、无肉眼血尿，可下地活动。若病人出现肉眼血尿，应延长卧床时间至肉眼血尿消失或明显减轻。必要时给静脉输入止血药或输血。

（4）术后嘱病人多饮水，以尽快排出少量凝血块。同时留取尿标本送检 4 次，如有肉眼血尿，还要检查血常规，了解有无贫血。术后无特殊情况可正常进食。

（5）卧床期间，嘱病人安静休息，减少躯体的移动，避免引起伤口出血，同时应仔细观察病人伤口有无渗血，如无渗血，12 h 后可撤腹带。

（6）应密切观察病人生命体征的变化，询问有无不适，如发现有异常，要及时处理。

2. 并发症的护理

（1）血尿：病人可能会出现不同程度的镜下血尿，一般不需要特殊处理。如出现肉眼血尿，应延长卧床时间，尽量饮水或补液，避免血块堵塞输尿管，必要时静脉输入止血药或输血。

（2）肾周围血肿：肾活检24 h后，虽可下床活动，但切记不可剧烈活动，以避免没有完全愈合的伤口再出血。术后24 h要行B超检查，如发现有较大的肾周围血肿，应延长卧床时间。

（3）腹痛、腹胀、腰痛及腰部不适：多数症状轻微，应查找原因，如腹带压迫过紧等，1～3 d症状可消失。

（4）发热：伴有肾周围血肿的病人，由于血肿的吸收，可有中等度发热，应按发热病人护理，并给予适当的药物处理。

（5）其他少见并发症，如肾内感染、肾动静脉瘘、肾静脉栓塞、内脏损伤、心衰等，现在随着活检技术的进步，这些并发症几乎见不到了。

三、肾脏病理标本制作与解读

肾活检标本应分为3份，供LM（光镜）、IF（免疫）和EM（电镜）检查。从活检标本的两端各取1 mm的小块做EM检查，从皮质端切取2 mm的小块做IF检查，剩下的做LM的常规石蜡包埋。一般做LM要求10个以上肾小球，IF要求5个以上肾小球，EM要求1个肾小球即可。

做LM的组织应在有缓冲液的10%的甲醛固定液中固定，固定后可用石蜡或塑料包埋，制成超薄切片，厚度要求2～3 μm，常规进行苏木素-伊红（HE）染色，过碘酸-雪夫（PAS）染色，六安银（PASM）染色和Masson三色染色。

做IF检查的组织应进行冷冻处理，首先将组织块置入冰冻切片用的OCT包埋液中，再置入冰冻切片机冷室中。

EM检查的标本，最好用锋利的刮胡刀片（用酒精或二甲苯将油洗净）将组织切成1mm立方的小块，然后尽快放入冷戊二醛或carson甲醛固定液中。

解读肾脏疾病病理结果，主要从肾小球疾病、肾小管疾病、肾间质疾病和肾血管疾病4个方面结合光镜、电镜与免疫进行诊断分析。

（邹　贤）

第三十一章

膀胱输尿管反流影像检查操作规范

排尿性膀胱尿道造影是指将造影剂通过导尿管直接注入膀胱后排尿时在电视荧光屏下观察摄片，可了解膀胱的形态、大小、黏膜光滑度，膀胱内有无憩室、结石、肿瘤、异物，有无膀胱输尿管反流，膀胱出口以下有无梗阻等，是小儿泌尿系的重要检查方法之一。

一、操作前准备与过敏处理

（一）检查前准备

造影前应控制炎症，前 1 天流质饮食，必要时做清洁灌肠，并嘱咐患者尽力排空小便，检查前在病房插好 6 号或 8 号双腔导尿管。

（二）造影剂的选择

临床常见的几种造影剂见表 2-13。

表 2-13　临床造影剂

分类	结构	通用名	分子量	碘含量 (mg/mL)	渗透压 [mOsm/(kg·H_2O)]	清晰度	肾损害
第一代 （高渗）	离子型 单体	碘酞酸盐	636	325	1 700		
第二代 （低渗）	非离子 型单体	碘海醇	821	300 350	680 830	++++	+++++
		碘帕醇	777	300 370	680 800	+++++	++
		碘普罗胺	791	300 370	590 770	+++++	++
		碘佛醇	807	320 350	710 790		
	离子型 二聚体	碘克酸	1 270	320	600	++++	+++++
第三代 （等渗）	非离子型 二聚体	碘克沙醇	1550	320	290	++++	+

(三）过敏处理方法

注射过程中要时刻注意过敏反应，及时有效处理。

注射碘海醇时先缓慢静脉推注 10 mL，边推边观察患者的面色，球结膜有无发红、水肿，吞咽及精神意识情况，若无异常再快速推入剩余碘海醇。注射时将碘海醇加温至 37℃ 以减少微循环障碍，增强患者对造影剂的耐受性。出现过敏性休克时，要立即停止注入，注意保留血管内针头，迅速给予抢救措施：

1. 肾上腺素

（1）起效快速，有效缓解支气管痉挛，并收缩外周小血管，是治疗过敏性休克的首选用药。

（2）一般儿童使用 1∶1000 肾上腺素，每次 0.01 mg/kg（1 mg/mL），建议每次做检查之前按体重计算与准备好，最大量不超过 0.5 mg，肌肉注射（目前已不推荐使用皮下注射），如需再用，一般间隔 15～30 min，观察血压、心率情况。

（3）如果极危重患儿，如收缩压 0～40 mmHg（1 mmHg≈0.133 kPa）或有严重喉头水肿征象，可以静脉推注肾上腺素，儿童推荐剂量 0.01 mg/kg，最大剂量 0.3 mg，但要稀释成 1∶10000 溶液，5～10 min 内缓慢静脉推注，同时观察心律和心率。

2. 积极静脉补液治疗

（1）补充从血管渗入组织间的液体，预防或治疗休克及酸中毒，这也是抢救的关键步骤。

（2）第 1 小时需要快速输液，常用 0.9% 氯化钠溶液，首剂 20 mL/kg，10～20 min 推注（一般不超过 200 mL），评估心率、血压、脉搏、毛细血管再充盈时间等。第 1 小时输液既要重视液量不足，又要注意心肺功能（如肺部啰音、奔马律、肝脏大小、呼吸作用增加等）。第 1 小时液体复苏时不用含糖液，可监测血糖，控制在正常范围即可。

（3）继续输液可用 1/2～2/3 张液体，输液速度 5～10 mL/(kg·h)，6～8 h 内输完。

（4）维持输液用 1/3 张液体，输液速度 2～4 mL/(kg·h)，24 h 内输完；通常不用碱性液体，如果缺氧明显，可行血气分析，根据结果酌情使用碳酸氢钠。

3. 抗过敏药物的应用

（1）糖皮质激素通常使用地塞米松及氢化可的松。一般地塞米松 0.3～

0.5 mg/kg 或氢化可的松每次 8～10 mg/kg 加于 5％葡萄糖注射液 20～40 mL中，静脉注射或静脉滴注，必要时 4～6 h 可以重复 1 次。

(2) 抗组胺药物通常使用异丙嗪针（2 岁内慎用）肌注。

(3) 但糖皮质激素和抗组胺药不应作为急救的首选药物。

二、检查方法步骤

送放射科后先摄一张膀胱区平卧位平片，然后经导尿管缓慢注入 3～5 mL/kg 碘海醇注射液（可按 1∶2 用生理盐水稀释，容量也可按以下公式计算）使膀胱充盈，注射后再次摄膀胱充盈片 1～2 张，然后拔除导尿管，使患儿排尿，在排尿过程中连续摄片，如小婴儿不能配合，可嘱患儿家属按压膀胱。注入容量：＜2 岁 30～50 mL，3～6 岁 50～100 mL，7～10 岁 100～150 mL，也可根据公式估算膀胱容量，预期膀胱容量为（年龄＋1）×30 mL（年龄以岁数为单位）。

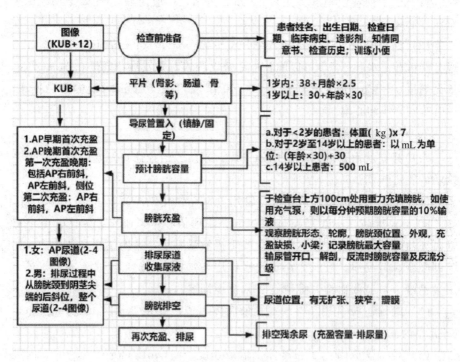

图 2－1 VCUG 检查步骤

美国儿科学会放射科和泌尿科达成的共识（2016）

三、反流诊断分级

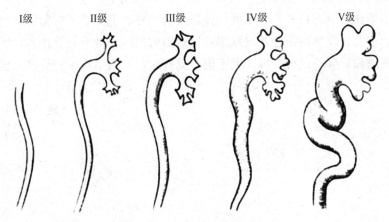

图 2 - 2　膀胱输尿管反流分级

Ⅰ级：输尿管无扩张；Ⅱ级：尿管盆段和肾盏无扩张；Ⅲ级：输尿管轻中度扩张，盆段和肾盏穹窿轻度变钝；Ⅳ级：中度输尿管迂曲，盆段和肾盏扩张；Ⅴ级：输尿管、盆段和肾盏显著扩张，乳头形态缺失，输尿管迂曲

四、诊断的疾病

（1）膀胱输尿管反流。

（2）膀胱本身病变，如肿瘤、憩室、结核、痉挛、损伤破裂、先天性膀胱畸形（重复膀胱）、膀胱阴道或尿道瘘等。

（3）膀胱内结石、异物、输尿管囊肿、脐尿管未闭等。

（4）神经源性膀胱、尿失禁。

（5）尿道瓣膜、憩室、狭窄等疾病。

五、排泄性尿路超声造影

排泄性尿路超声造影是检查膀胱输尿管反流的一种新技术。检查时，通过导尿管将超声造影剂注入膀胱内，在其充盈和排尿时依次实时动态观察膀胱、输尿管、肾盂及肾盏的造影增强情况，从而对膀胱输尿管反流进行诊断及分级，该技术在国内目前使用的造影剂是含惰性气体的第二代新型超声造影剂 SonoVue，优点是溶解性低、持续时间长、稳定性好。欧洲药品管理局于 2017 年批准了 SonoVue 在儿童膀胱输尿管反流中的应用。

排泄性尿路超声造影检查，适用于泌尿道感染、产前发现高级别肾盂输尿管积水或其他泌尿道异常、膀胱输尿管反流随访、可疑尿道异常等的检查。这项技术的优势在于无放射性暴露及辐射风险，便于随访复查，可通过实时观察以获得高质量的图像进行疾病诊断，操作安全可靠，国外学者报道4131 例检查病例未见明显并发症，如过敏性反应等。

本操作的检查目的除显示膀胱及尿道病变外，主要显示有无膀胱输尿管反流。小儿合作是排尿性膀胱尿道造影成功的关键，对不能合作者，可使用镇静剂或在麻醉下进行，因小儿不能自动排尿，可用手挤压膀胱排尿摄片。

（刘建新　邹　贤）

第三十二章

静滴 ACTH 具体操作与注意事项

一、应用 ACTH 基础原理

自 20 世纪五六十年代以来，促肾上腺皮质激素（ACTH）在临床上被广泛应用于儿童肾脏病的治疗，ACTH 可以降低肾小球对白蛋白的通透性。研究证实在治疗儿童肾病综合征时，不仅具有利尿、缓解蛋白尿以及稳定患儿肾功能的作用，还能降低血清胆固醇和提高血清蛋白水平而且对患儿的血电解质几乎没有任何影响。长期的 ACTH 治疗可持久缓解蛋白尿和稳定肾功能，且副作用较少；并且 ACTH 累积剂量越大，尿蛋白改善越明显。

糖皮质激素（GC）由肾上腺皮质束状带合成与分泌；GC 的生理功能极为重要，对人体三大物质代谢及水盐代谢具有调控作用，如果这些调控作用受到干扰，有可能导致一系列症状，如水钠潴留、蛋白质和脂肪分解、血糖升高、免疫障碍、第二性征异常等。外源性 GC 不论剂量高低，长期使用 GC 会导致肾上腺萎缩（结构变化）和 GC 分泌不足（功能障碍）。停药后会出现体内分泌器官的整体功能抑制，导致自身分泌减弱，无法满足人体生理需要。撤除外源性 GC 后，分泌器官的结构与功能也可在一定程度上逐渐恢复，但长期大剂量激素的应用可致抗利尿激素和促肾上腺皮质激素（ACTH）水平下降，肾上腺皮质萎缩，分泌功能减退，是小儿 NS 复发的重要因素之一。

二、ACTH 分泌的规律与应用

（一）ACTH 或皮质醇数值的正常值与规律

ACTH 是一种含 39 个氨基酸的多肽，可刺激肾上腺皮质合成和分泌氢化可的松、皮质酮等，具有抗炎、抗过敏、抗休克、免疫抑制等多方面作用，对血液和中枢神经系统也有一定作用。正常人体 ACTH 峰值在 6～8AM，下午 4:00 左右一般为上午数值的一半，夜间 12:00 最低，所以临床上抽血检查与分析结果要注意时间段。

（二）肾病患儿 ACTH 使用的适应证

（1）以下情况时应使用 ACTH：减药时复发或频复发；长期使用糖皮质激素；肾上腺皮质功能抑制；糖皮质激素用量不宜减少。

（2）ACTH 在以下肾病中适用：激素敏感型肾病综合征、频复发及激素依赖型肾病综合征、IgA 肾病。

（3）ACTH 在以下肾病病理中适用：局灶性节段性肾小球硬化（FSGS）、特发性膜性肾病、激素依赖性系统性红斑狼疮。

（三）肾病患儿 ACTH 的用法

由于 ACTH 为多肽，口服后易被胃蛋白酶分解失效，故而只能静脉使用。静脉滴注时，数分钟内起效，半衰期约 15 min。

肾病儿童 ACTH 用法：0.4～1 U/(kg·d)，总量＜25 U（有部分报道 50 U），加入 5% GS 溶液中持续静滴 6～8 h（静滴时上心电监护，监测血压及生命体征），每月 3～5 d，并检测患者皮质醇浓度，连续使用 6～8 个月。使用 2 个疗程后，可适当减量激素（一般每月减量 1.25～5 mg）；停服激素后，建议继续打 1～2 个疗程巩固治疗。

（四）ACTH 治疗时的主要不良反应及处理

（1）过敏。ACTH 制剂多来自动物垂体，为多肽类，可引起过敏反应，既往国内外报道不多见，主要发生在儿童，治疗时前可加用抗过敏药物，常见为皮疹，一般口服抗过敏药如氯雷他定等，皮疹会消失；如过敏反应过为剧烈，应停止静滴。

（2）感染。感染主要表现为霉菌以及呼吸道的感染，常发生腹泻，一般反应较轻，必要时可加用抗生素及益生菌。

（3）高血压及水肿。由于 ACTH 具有水钠潴留以及增强血管张力的作用，故其常可诱发轻度的高血压及水肿，可根据临床表现使用利尿剂及抗高血压药物，如福辛普利、氯沙坦等，极少部分患儿出现较重临床表现时应及时停用 ACTH。

总体而言，ACTH 治疗的耐受性良好，并且相关研究表明 ACTH 治疗对患儿体重及身高无影响。考虑到 ACTH 治疗的不良反应，临床用 ACTH 治疗小儿 NS 时，应警惕常及时识别这些副作用，需要增加临床观察时间，注意小剂量缓慢滴注。

三、ACTH 与中医

中医认为，糖皮质激素属于阳刚温燥之品，在时间和剂量的双重作用下，中医证型规律地变化。在撤减过程中，随着血 ACTH 程度的改变，中医证型亦伴随衍变：（激素足量诱导期）阴虚火旺—（维持期）气阴两虚—（撤减期）气虚型。也有研究指出，血浆皮质醇是阳气虚及阴虚证的物质基础。根据 ACTH 评估肾上腺皮质功能，可更准确地把握小儿证型，外源性 ACTH 治疗可在一定程度上改变证型。近来发现，温肾助阳中药对 ACTH 和皮质醇均有升高作用。而某些滋阴益肾中药亦能减轻外源性糖皮质激素对体内分泌器官的抑制。还有一些中药有双向作用，既能防止 ACTH 引起的肾上腺肥大，又可发挥 ACTH 样作用，抑制激素引起的肾上腺萎缩。基于中药的这些特殊作用，可根据临床需要，灵活选择来调节 ACTH 浓度。如停用激素后主要选用补肾益气药物，酌加养阴药物，可选择有类似 ACTH 作用的中药或加大剂量，如巴戟天、肉苁蓉、女贞子等。

最新有研究发现，人参可阻断 ACTH 对肾上腺皮质的作用，进而抑制应激引起的血浆皮质酮水平增加。所以在 ACTH 治疗的同时，可适当减少人参用量，以充分发挥外源性 ACTH 疗效。

中药也可促进肾上腺皮质功能恢复，减轻激素副作用，在一定程度上减少 ACTH 的临床用药剂量，并减少其并发症。

（梁其召）

第三十三章

常见单抗治疗前结核预防策略及使用方法

一、结核筛查流程与预防治疗

（一）单克隆抗体

抗体是由 B 淋巴细胞转化而来的浆细胞分泌的，每个 B 淋巴细胞株只能产生一种它专有的、针对一种特异性抗原决定簇的抗体。这种从一株单一细胞系产生的抗体就叫单克隆抗体（McAb），简称单抗，肾脏风湿科常用的单抗为：利妥昔单抗、英夫利昔单抗、贝利尤单抗等。

（二）结核筛查流程

对使用单抗的患者，均需详细询问结核病史，包括结核接触史与治疗，同时进行详细的体检，并重点关注下述情况：①接种卡介苗的日期。有资料显示，接种卡介苗可影响 PPD 皮试结果。②既往 PPD 皮试结果。③是否有与结核病患者的接触史（包括家庭成员，甚至包括孩童时期）。④是否有过活动性或隐性结核病史。⑤如曾接受抗结核治疗，需了解具体的药物、剂量和疗程。最终判断患者是否进行单抗的治疗，需结合病史、PPD 皮试及胸片。推荐结核筛查流程见图 2-3。

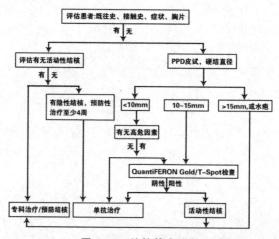

图 2-3 结核筛查流程

（三）治疗

1. 隐性结核

具有使用单抗适应证但存在隐性结核的患者，在使用单抗前，建议完成预防性抗结核治疗；如自身免疫病病情需要尽早开始单抗治疗，亦必须先行预防性抗结核治疗至少 4 周。根据中华医学会主编的 2005 年版《临床诊疗指南：结核病分册》的建议，常用的预防性抗结核治疗方案有下述 3 种：

（1）异烟肼，杀菌作用的合成抗菌药，本品只对分枝杆菌，主要是生长繁殖期的细菌有效。小儿每日按体重 10 mg/kg，一日总量不超过 0.3 g（3 片），顿服。如治疗用则按体重每日 10～20 mg/kg，每日不超过 0.3 g（3 片），顿服。某些严重结核病患儿（如结核性脑膜炎），每日按体重可高达 30 mg/kg（一日量最高 500 mg），但要注意肝功能损害和周围神经炎的发生（异烟肼为维生素 B_6 的拮抗剂，可增加维生素 B_6 经肾排出量，因而可能导致周围神经炎，服用异烟肼时维生素 B_6 的需要量增加），连续服用 6～12 个月。

（2）异烟肼＋利福平，其中利福平，1 月龄以上小儿每日按体重 10～20 mg/kg，空腹顿服，每日量不超过 0.6 g，连续服用 3～6 个月；为半合成广谱抗菌药，对多种病原微生物均有抗菌活性，对结核分枝杆菌和部分非结核分枝杆菌（包括麻风分枝杆菌等）在宿主细胞内外均有明显的杀菌作用；此二药合用时可增加肝毒性的危险性，因此头 3 个月要监测肝功能。

（3）异烟肼每周 2 次，利福喷汀每周 2 次（本品在 5 岁以下儿童应用的安全性尚未确定，半合成广谱杀菌剂，体外对结核杆菌有很强的抗菌活性），连续服用 3～6 个月。需要十分注意的是，此联合使用可致肝毒性发生危险增加，尤其是原有肝功能损害者和异烟肼快乙酰化患者，需要定期监测肝功能。

鉴于我国结核病发病率高，同时耐药结核病的比率高，故不推荐单药预防性治疗。预防治疗过程中需注意药物的肝毒性、过敏反应及其他不良事件。

（4）注意事项。

①由于肾病时多要口服激素（如泼尼松等），而抗结核药多有诱导肝微粒体酶活性作用，可使激素药物的药效减弱，所以必要时调整激素剂量。

②由于激素对胃有一定的损伤作用，又需要同时服用护胃药，如果同时服用制酸药，会明显降低抗结核药的生物利用度，应避免一起服用，或口服制酸剂前至少 1 h 服用异烟肼。

③本品还可增加抗肿瘤药达卡巴嗪（dacarbazine）、环磷酰胺的代谢，形成烷化代谢物，促使白细胞减低，也需调整剂量。

2. 活动性结核

如发现患者有活动性结核病，应转结核科诊治。在使用单抗前，必须完成足量、足疗程的抗结核治疗。英国胸科协会推荐，活动性结核患者如需要接受抗肿瘤坏死因子拮抗剂治疗，至少必须在接受为期 2 个月的抗结核药物强化治疗后进行。

不同部位及不同药物敏感性的结核病变，在单抗治疗前，其抗结核的疗程亦不同：肺结核和单发淋巴结结核，推荐疗程为 6～9 个月；播散性结核和多发淋巴结结核，推荐疗程至少 9 个月；骨结核或脑膜结核，疗程至少需要 12 个月。如结核菌株为耐药菌，疗程可长达 12～24 个月。

3. 重新开始单抗的治疗

目前尚无前瞻件资料建议，对接受抗结核治疗后的自身免疫病患者何时重新开始单抗的治疗。如果认为单抗的临床获益更大，可在抗结核治疗结束后，重新给予单抗。但必须确保无任何活动性结核的临床或影像学证据，且结核分枝杆菌的检查为阴性。

使用生物制剂尤其是 TNFa 拮抗剂，可能会增加结核病情活动的风险，故对使用生物制剂的患者，重视采集患者的结核史与接触史，加强结核的筛查与监测，减少结核复发的频率与严重程度。总之，在进行单抗治疗的同时应加强对结核病的监测。

二、利妥昔单抗应用

(一) 药理作用

利妥昔单抗是一种人鼠嵌合性单克隆抗体，能特异性地与跨膜抗原 CD20 结合。CD20 抗原位于前 B 和成熟 B 淋巴细胞的表面，而造血干细胞、前 B 细胞、正常浆细胞或其他正常组织不表达 CD20。95％以上的 B 细胞性非霍奇金淋巴瘤细胞表达 CD20。

抗原抗体结合后，CD20 不会发生内在化，或从细胞膜上脱落进入周围的环境；CD20 不以游离抗原的形式在血浆中循环，因此不可能与抗体竞争性结合。

利妥昔单抗与 B 细胞上的 CD20 抗原结合后，启动介导 B 细胞溶解的免疫反应。B 细胞溶解的可能机制包括：补体依赖的细胞毒作用（CDC），抗体依赖细胞的细胞毒作用（ADCC）。第一次输注利妥昔单抗后，外周 B 淋巴细胞计数明显下降，低于正常水平，6 个月后开始恢复，治疗完成后通常 12 个月之内恢复正常。

（二）RTX 应用于肾病综合征（NS）的理论依据

肾病综合征不是一种单一疾病，目前其具体发病机制尚不清楚，免疫失调、环境影响、基因突变是主要因素。

免疫失调分为 B 细胞介导的体液免疫失调和 T 细胞介导的细胞免疫失调。其中 B 细胞介导的体液免疫在 NS 的发生发展过程中的作用主要包括：①B 细胞产生的抗体损伤肾小球基底膜，使其通透性增加，通过尿液排出的白蛋白增加；②抗体依赖性细胞和补体介导的细胞毒性作用；③诱导 B 淋巴细胞的凋亡。而目前临床治疗 NS 主要以糖皮质激素冲击疗法为主，联合细胞毒性药物及免疫抑制剂，但其不良反应和复发率高，严重威胁患儿健康。因此可以从 INS 发病机制方面考虑，提供一种更有效的药物辅助治疗。

CD20 分子是表达于成熟 B 细胞表面的一种钙通道蛋白，抗 CD20 单克隆抗体能够识别表达于 B 细胞表面的 CD20 分子，结合后使得钙通道开放，通过信号转导和多种激酶的级联反应，介导 B 细胞凋亡。RTX 是一种人鼠嵌合型抗 CD20 单克隆抗体，其通过特异性结合 B 淋巴细胞表面的 CD20 而清除 B 淋巴细胞。

RTX 最早应用于 B 细胞淋巴瘤的治疗，它的应用延伸到抗体介导的肾脏疾病，如膜性肾小球肾炎。除了以上所提到的经典机制以外，在小鼠模型中发现，利妥昔单抗侧链氨基酸能通过和足细胞表面酸性鞘磷脂酶样磷酸二酯酶 3b（sphingomyelinphosphodiesterase acidlike 3b protein，SMPDL3b）结合，抑制足突细胞消失，这一理论是 RTX 应用于肾病综合征中的重要基础。国外从 2006 年开始用于治疗儿童频复发型肾病综合征，到 2012 年引入 KDIGO（儿童肾炎治疗指南），RTX 可用于治疗肾病综合征。

（三）输注前注意事项

（1）在无菌条件下抽取所需剂量的利妥昔单抗，置于无菌无致热源的含 0.9％生理盐水或 5％葡萄糖溶液的输液袋中，稀释到利妥昔单抗的浓度为 1 mg/mL。轻柔地颠倒注射袋使溶液混合并避免产生泡沫。由于本品不含抗微生物的防腐剂或抑菌制剂，必须检查无菌技术。静脉使用前应观察注射液有无微粒或变色。

（2）利妥昔单抗稀释后通过独立的不与其他药物混用的输液管静脉滴注，适用于不卧床患者的治疗。

（3）利妥昔单抗的治疗应在具有完备复苏设备的病区内进行，并在有经验的医师的直接监督下进行。对出现呼吸系统症状或低血压的患者至少监护 24 h。每名患者均应被严密监护，监测是否发生细胞因子释放综合征。对出现严重反应的患者，特别是有严重呼吸困难，支气管痉挛和低氧血症的患者应立即停止滴注。还应该评估患者是否出现肿瘤溶解综合征，例如可以进行适当的实验室检查。预先存在肺功能不全或肿瘤肺浸润的患者必须进行胸部 X 线检查。所有的症状消失和实验室检查恢复正常后才能继续滴注，此时滴注速度不能超过原滴注速度的一半。如再次发生相同的严重不良反应，应考虑停药。

（4）利妥昔单抗绝不能未稀释就静脉滴注，制备好的注射液也不能用于静脉推注。

（5）对于乙型肝炎高危患者而言，在开始利妥昔单抗治疗前应考虑进行乙型肝炎病毒（HBV）筛查。乙型肝炎病毒携带者和具有乙型肝炎病史的患者在使用利妥昔单抗治疗期间和治疗后几个月内，应密切监测活动性 HBV 感染的临床体征和实验室指标。

（6）超敏反应/速发过敏性反应：已有报道静脉给予患者注射后发生速发过敏反应和其他超敏反应。发生利妥昔单抗相关的超敏反应时，应当立即使用肾上腺素、抗组胺药和糖皮质激素。

（7）在使用前要仔细评估是否存在感染，特别是隐匿性的感染灶。目前，利妥昔单抗说明书中暂未见难治性肾综作为适应证之一，因此在使用前需按照医院的超说明书用药申请流程，同时需得到患者及家属的充分知情理解。

（四）用法用量

（1）剂量：375 mg/（m² · 次），每周 1 次或每月 1 次，可用 1～4 次。

（2）输注频率：南总儿童肾病诊疗中心建议每半年输注 1 次，监测 CD19 或 CD20 阳性淋巴细胞计数，初次检测低于 100/uL 暂不输注，一般建议分别于输注后 1 个月、5～6 个月及 11～12 个月时复查淋巴细胞亚群，高于 400/uL 可考虑输注。

（3）输注过程心电监护：监测生命体征与过敏反应，输注后半年内动态监测感染情况。

（五）RTX 在 NS 治疗过程中的不良反应

RTX 在大多数患者中使用时表现出一些不良反应，如在输液的过程中出现急性反应，发病率在 9.1%～56.3%；常见的包括流感样症状，如寒战、发热，头痛等。RTX 输注过程中，很少报道出现过敏反应和支气管痉挛。Grenada R. 等报道 1 例激素耐药型肾病综合征出现肺损伤。

（曾海生）

第三十四章

肾病综合征患儿生长迟缓机制与生长激素应用

原发性肾病综合征（primary nephrotic syndrome，PNS）是儿童常见肾内科疾病，临床表现为大量蛋白尿、低蛋白血症、高胆固醇血症及水肿，根据其对糖皮质激素治疗的效果可分为激素敏感型、激素依赖型及激素耐药型。糖皮质激素联合其他免疫抑制剂的使用，使得 PNS 的治疗水平取得了很大的进步，但远期并发症凸显，生长发育障碍就是儿童 PNS 常见的远期并发症之一。据相关文献报道，PNS 儿童矮身材的发生率为 17.6％～67.9％。正确认识 PNS 儿童矮身材的发生机制以及有效预防和治疗对肾病综合征儿童的身心健康具有重要意义。

一、肾病综合征儿童矮身材的机制

（一）疾病本身对生长发育的影响

1. 尿蛋白丢失生长因子

PNS 时大量的蛋白尿不仅仅是营养物质的丢失，也是生长因子的丢失。易著文等对初发的 PNS 儿童进行研究以探索 PNS 儿童生长轴的变化及其对生长障碍的影响时发现，PNS 儿童尿液中 IGF-1 及 IGFBP3 丢失。

2. 负反馈调节

PNS 儿童代谢紊乱导致 IGF-1 合成降低；而 GH 水平无明显变异，考虑为 IGF-1 对生长轴产生了负反馈调节有关，提示在对患儿身高影响不明显的 PNS 早期，体内调节体格生长的生长轴已发生改变。

3. 复发与各种感染

频繁复发导致营养物质及相关生长因子大量丢失，各种感染导致代谢消耗增加以及疾病期间的心理状态改变等都很有可能对儿童的生长发育产生影响。

（二）糖皮质激素对儿童生长发育的影响

糖皮质激素长期使用影响儿童身高增长并不少见，在支气管哮喘、炎症性小肠疾病及肾脏疾病均有报道。糖皮质激素导致生长发育障碍的具体机制仍未被阐明，但研究认为糖皮质激素主要能负反馈抑制下丘脑—垂体—生长轴分泌生长激素影响骨骼、肌肉的生长以及直接作用于骨骼生长板抑制其生长。

1. 糖皮质激素负反馈作用

正常生理状态下人体分泌的糖皮质激素能协同 GH 促进身高增长，而大量糖皮质激素应用将对下丘脑—垂体—生长轴具有抑制作用。超生理剂量的糖皮质激素治疗促使下丘脑分泌生长抑素升高、促生长激素释放激素减少，使 GH、IGF-1 及 IGFBP3 生成减少以及使生长因子受体对生长因子发生抵抗。另有相关文献报道，早晨补充外源性糖皮质激素对儿童生长发育的抑制作用相对于夜间要降低。

2. 糖皮质激素对骨骼系统抑制

糖皮质激素对生长发育的影响还可以通过直接作用于骨骼系统发挥作用。生理状态下糖皮质激素使免疫系统、骨骼系统及肝脏活动等生理状况处于动态平衡，大量的糖皮质激素则导致免疫抑制、骨质疏松、脂肪堆积及胰岛素抵抗发生。超生理剂量糖皮质激素对骨骼系统的影响如下。

（1）导致骨骼间充质细胞分化方向改变、合成大量脂肪细胞。

（2）骨骼前驱细胞分化抑制。

（3）成骨细胞分化抑制和凋亡增加，骨细胞自动凋亡。

（4）破骨细胞分化抑制而寿命延长。

（5）骨骼及血管形成受抑制等。

糖皮质激素应用还可能导致消化道及肾脏对钙的重吸收障碍而导致低钙血症的发生，并且促使甲状旁腺功能亢进，影响钙磷代谢。

（三）其他影响因素

生长发育是一个多因素调节的过程，人体内分泌代谢更是一个相当复杂的机制。PNS 儿童常常出现继发性甲状腺功能减退，尤其是激素抵抗的肾病综合征儿童，有文献报道其发生率可高达 1/3。继发性甲状腺功能低下对 PNS 儿童生长发育存在着怎样的调节机制，目前临床上缺乏相关研究。糖皮质激素是否会像抑制下丘脑—垂体—生长轴一样负反馈作用于其他下丘脑—垂体内分泌轴影响生长发育目前尚未被得知。

二、糖皮质激素用量与儿童成年身高

糖皮质激素的使用导致了骨小梁生成障碍、骨密度降低和骨骼发育延迟，最终影响骨骼纵向生长，影响儿童正常身高。糖皮质激素作为治疗 PNS 的首选药物，其对 PNS 儿童生长发育的影响已被大量文献报道。Simmonds 等对长期糖皮质激素治疗的激素依赖肾病综合征儿童身高影响的研究发现糖皮质激素量＜0.75 mg/(kg·d) 时不会对身高产生影响，当大于该剂量时将表现出生长抑制。另有研究显示，糖皮质激素用量大于 0.2 mg/(kg·d) 时将影响身高增长，大于 0.4 mg/(kg·d) 时将会对骨骼系统产生影响。Skrzypczyk 等对 60 例小年龄发病的激素敏感 PNS 患者进行身高调查，发现他们的成年终身高未出现落后现象，并由此得出结论：PNS 儿童相关问题并不会影响成年终身高，虽然糖皮质激素的使用影响了 PNS 儿童的正常身高增长，但评估 PNS 身高情况时遗传因素占主导地位。目前尚无糖皮质激素具体使用剂量对 PNS 儿童成年终身高影响的研究。

三、生长激素治疗的适用范围与时机

(一) 矮身材的定义

同年龄、同性别同一人种的平均身高的－2SD 以下或 P3（第 3 个百分比或－1.88SD）以下。

(二) 生长激素治疗适应证与禁忌证

1. 适应证

FDA 推荐生长激素可应用于治疗慢性肾功能不全及慢性肾脏疾病儿童矮身材并已写入相关指南，在除外其他原因导致的矮身材并罹患慢性肾功能不全患儿中，在排除相关禁忌证后则可考虑给予治疗。

2. 禁忌证

骨骺已完全闭合；严重全身性感染等危重病人在机体急性休克期内；有任何进展迹象的潜在性肿瘤患者及已确诊的肿瘤患者。

(三) 生长激素应用时机

重组人生长激素（recombinant human growthhormone，rhGH）于 1985 年上市，已广泛应用于身材矮小的患儿，其治疗有效性得到广泛临床验证。rhGH 治疗对改善糖皮质激素依赖型肾病综合征患儿生长有明显疗效，使用糖皮质激素的肾病综合征患儿经过 1.5 年 rhGH 治疗，随访 3 年后身高由 113.4 cm 增加至 161.5 cm。也有研究认为，难治性肾病综合征患儿可以在糖皮质激素控制原发病的同时使用 rhGH，生长速率可以从 3.7 cm/年增加到 9.4 cm/年，期间病情稳定，糖皮质激素正常减量，说明 rhGH 治疗可以改善肾病综合征患儿生长受限状况，但是对于原发病的病情并无影响。另外，rhGH 对肾病综合征患儿的 IGF-1 水平的升高也有明显的促进作用，停止 rhGH 治疗 6 个月后监测发现 IGF 又回到治疗前水平；IGFBP-3 血清水平的变化与 IGF-1 一致。

对于糖皮质素依赖型肾病综合征患儿来说，rhGH 可以缓解长期蛋白尿造成 IGF-1 和 IGFBP-3 大量丢失以致血清水平下降的问题，但是并不能从根本上彻底解决糖皮质激素对生长激素/IGF 轴的抑制问题，长期的改善仍然需要 rhGH 的持续应用以及原发病的彻底缓解。

（四）生长激素的用法用量

采用 rhGH 治疗时，剂量应个体化，宜从小剂量开始，在治疗过程中，根据受试者生长情况及生化检测结果等适时进行剂量调整。

（1）赛增（重组人生长激素注射液）：推荐剂量为 0.1～0.15 IU/(kg·d)［0.033～0.050 mg/(kg·d)］，每日 1 次，皮下注射。

（2）金赛增（聚乙二醇重组人生长激素注射液）：推荐剂量为 0.2 mg/(kg·次)，每周给药 1 次，皮下注射。

（3）常用注射部位为大腿中部外侧面，也可选择上臂或腹壁等处，睡前 30 min 皮下注射。

（4）1 个月内不要在同一部位注射 2 次，两针间距 1.0 cm 左右，以防短期重复注射导致皮下组织变性，影响疗效。

（5）疗程：建议用至骨骺闭合，或遵医嘱。

四、生长激素应用监测指标与评价

（一）生长激素监测指标与频率

表 2-14　生长激素监测指标与频率

监测指标	监测频率
生长发育指标	
身高、体质量、性发育情况	每 3 个月 1 次
生长速率	每 3 个月 1 次
身高	每 6 个月至 1 年 1 次
实验室检查指标	
甲状腺功能	每 3 个月 1 次（若治疗过程中生长速率降低，须及时复查）
血清 IGF-1、IGFBP-3	每 3～6 个月 1 次
空腹血糖、胰岛素	每 3 个月 1 次（若出现空腹血糖受损，须及时行糖耐量试验）
肝、肾功能，肾上腺皮质功能及 HbA1c	每 6～12 个月 1 次，或根据病情而定
骨龄	每 12 个月 1 次（若为青春期个体，必要时可半年复查 1 次）

监测指标	监测频率
垂体 MRI 检查	GHD 首诊后未即刻用药或停药后再次用药的患儿，若间隔 1 年以上，需复查头颅 MRI
安全性监测（不良反应）	每 3 个月 1 次及每次就诊时
其他监测项目	根据病情而定

（二）生长激素治疗效果的评价

1. 疗效影响因素

rhGH 的治疗剂量、开始治疗的年龄、rhGH 的治疗疗程、治疗时身高、患者的骨龄、治疗的依从性、GH 受体及受体后转导途径的效能等均影响 rhGH 的疗效。开始治疗的年龄与疗效呈负相关；rhGH 剂量、治疗时身高、疗程、父母平均身高、骨龄、rhGH 治疗第一年的反应与疗效呈正相关。其中靶身高和第一年身高增长是影响 rhGH 疗效的最主要因素。

2. rhGH 短期治疗效果评价指标

以身高 SDS 的变化为最好，生长速率、生长速率 SDS 或年生长速率变化可供参考。

3. rhGH 治疗第一年有效反应的指标

（1）身高 SDS 增加 0.3~0.5 以上。

（2）生长速度较治疗前增加 >3 cm/年。

（3）生长速率 SDS>1。

4. 长期治疗效果评价指标

成人身高 SDS、成人身高 SDS 与 rhGH 开始治疗时身高 SDS 的差值、成人身高与预测身高的差值、成人身高与遗传靶身高的差值。

（三）生长激素治疗过程中剂量的调整

1. 剂量调整的策略

临床通常根据病种、体重、青春期状态选择初始治疗剂量。在治疗过程中，rhGH 剂量调整的策略有：①根据体重调节剂量；②根据治疗反应；③根据性发育状态；④根据生长预测模型（目前研究结果不同，尚未有统一的生长预测模型）；⑤根据血清 IGF-1 水平调整剂量。

2. 评价主要指标

IGF-1 水平是评价 rhGH 安全性和依从性的主要指标。研究显示 IGF-1 水平与短期的身高增加有相关性，但血清 IGF-1 是否可作为判定 GH 治疗反应的指标还未在长期研究中得到证实；在治疗过程中应维持 IGF-1 水平在正常范围内。

3. 调整方法

（1）在依从性较好的情况下，若生长情况不理想，且 IGF-1 水平较低，可在批准剂量范围内增加 rhGH 剂量。

（2）在最初治疗 2 年后，若血清 IGF-1 水平高于正常范围，特别是持续高于 2.5SDS，可考虑减量或停药。

（3）在治疗的最初 6～12 个月，依从性好，且治疗剂量合适的情况下，若生长速率未增加，血清 IGF-1 水平未增加，通常提示继续 rhGH 治疗是无效的。需进一步评价诊断是否正确，应注意排除生长激素不敏感综合征或 IGF-1 缺乏或其受体缺陷等，二者对外源性生长激素治疗均无反应。

（四）生长激素的不良事件

生长激素临床应用虽已达 30 年，但其与肿瘤的发生及死亡风险的关系目前仍难以评估，不良事件包括颅内高压，可能与生长速率增加相关的肌肉疼痛，快速生长加速了脊柱侧弯，股骨头骨骺滑脱，刺激扁桃体生长，导致阻塞性睡眠呼吸暂停，胰腺炎以及引起皮质醇及甲状腺激素代谢变化等。

综上，生长激素的临床应用具有较强的专业性，需严格掌握适应证、治疗及安全监测，以保证药物的合理、有效、安全应用。

（曾海生）

第三十五章

儿童肾性高血压的药物应用

肾性高血压（renal hyperteition）分肾实质性及肾血管性高血压 2 大类，占小儿继发性高血压的绝大部分。儿童高血压目前尚未统一标准，美国 2004 年高血压定义：3 次或 3 次以上平均收缩压和（或）舒张压大于同性别、年龄和身高的第 95 百分位。我国通常认为高血压值在新生儿＞90/60 mmHg，学龄前儿童＞120/80 mmHg 学龄儿童＞130/90 mmHg。

一、病因和发病机制

（一）病因

（1）肾实质性疾病：急慢性肾小球肾炎（包括结缔组织病的肾脏病变），肾盂肾炎、肾盂积水，多囊肾，肾发育不全，肾肿瘤，溶血性尿毒症，肾钙化，放射性肾炎及肾乳头坏死等。

（2）肾血管疾病：肾动脉狭窄、栓塞，肾静脉栓塞等。

（二）高血压发病机制

在肾性高血压的发病中主要是容量调节及血管张力调节障碍。一般可大致分为容量性高血压（低肾素型）和血管收缩性高血压（高肾素型）2 类。肾脏调节血压主要通过 3 方面：

（1）调节水盐代谢。

（2）分泌缩血管的肾素-血管紧张素-醛固酮系统。

（3）扩血管的前列腺素、激肽-激肽释放酶系统及肾髓质的脂质降压物质。

二、诊断与鉴别诊断

（一）症状

除原发病症状外，同时有头疼、头晕、烦躁等症状，重症高血压可出现一过性视力障碍甚至惊厥。个别病人缺乏症状，仅在体格检查时发现高血压。

（二）体征

常有原发病体征如肾炎及肾病的颜面及下肢的水肿，紫癜肾可有皮肤紫癜，狼疮肾可有皮疹、多系统损害等。肾动脉狭窄病人可在肋脊角或腹部听到血管杂音。

（三）实验室检查

（1）尿常规检查，常有尿蛋白定性阳性，镜检有红细胞及管型。肾盂肾炎可有白细胞，溶血尿毒综合征可有血红蛋白尿。

（2）血清学检查：ASO，补体 C3，ANA，ds-DNA 等。

（3）肾功能检查：肾实质性高血压及重症高血压可伴肾功能受损。

（4）肾区 X 线平片：可显示肾钙化或不透光的结石，可用于高钙血症及尿路梗阻的筛查。

（5）B 型超声波检查：观察肾脏大小、位置及血管走行，可判断有无肾发育不全、肾实质病变及肾血管病变的筛查，尿路梗阻及多囊肾等。

（6）静脉肾盂造影：观察肾脏大小、位置、有无梗阻及肾节段性发育不全。

（7）肾素-血管紧张素测定：肾血管狭窄病人后者异常增高。

（8）数字减影血管造影，肾动脉造影：可确诊肾动脉狭窄。

（9）肾活体组织检查：判断肾实质病变的性质、严重性及预后。

（四）鉴别诊断

需要与儿童心血管系统疾病、内分泌系统疾病及神经系统疾病导致的高血压鉴别，如主动脉缩窄、多发性大动脉炎、原发性醛固酮增多症、皮质醇增多症、甲状腺功能亢进、嗜铬细胞瘤等。

三、治疗用药

（一）基本治疗

休息、利尿、限盐、治疗原发病。

（二）利尿剂

主要用于容量性高血压，也可作为肾血管性高血压的辅助用药。

1. 氢氯噻嗪

作用于远曲小管，通过排钠利尿减少细胞外液及血容量。

（1）用法用量。

每日按体重 1～2 mg/kg 或按体表面积 30～60 mg/m²，分 1～2 次服用，并按疗效调整剂量。小于 6 个月的婴儿剂量可达每日体重 3 mg/kg。

（2）适应证。

①水肿性疾病：充血性心力衰竭、肝硬化腹水、肾病综合征等。

②高血压：用于治疗原发性高血压。

③中枢性或肾性尿崩症。

④肾石症：主要用于预防含钙盐成分形成的结石。

（3）禁忌证。

①无尿或严重肾功能减退者，因本类药效果差，应用大剂量时可致药物蓄积，毒性增加。

②严重肝功能损害者，水、电解质紊乱可诱发肝昏迷。

③红斑狼疮，可加重病情或诱发活动。

④有黄疸的婴儿。

（4）副作用。

长期应用可致低血钾、高尿酸、高糖血症等。

2. 呋喃苯胺酸（速尿）

作用于肾小管髓袢升支粗段，抑制氯化钠的主动吸收。

（1）用法用量。

口服 10～20 min 起效，剂量口服每日 0.5～1 mg/kg，分 2～3 次服；静脉 1～2 mg/(kg·次)，每日 1～2 次，儿童单次最大剂量不超过 80 mg。长期（7～10 d）用药后利尿作用消失，故需长期应用者，宜采取间歇疗法：给药 1～3 d，停药 2～4 d。

（2）适应证。

心脏性水肿、肾性水肿、肝硬化腹水、功能障碍或血管障碍所引起的周围性水肿，并可促使上部尿道结石的排出。

（3）禁忌证。

①长期应用可致胃及十二指肠溃疡。

②个别病人长期应用可产生急性痛风。

③有使血糖增高的可能。

（4）副作用。

有低钾，代谢性碱中毒，听神经中毒。

（三）钙通道阻滞剂

减少血管平滑肌细胞内钙浓度，从而降低周围血管阻力。

1. 硝苯地平

（1）用法用量。

0.25~0.5 mg/kg，单次不超过 10 mg，舌下含服 5 min 起效，作用持续 6~8 h。

（2）适应证。

各种类型的高血压，对顽固性、重度高血压也有较好疗效。由于能降低后负荷，对顽固性充血性心力衰竭亦有良好疗效，宜于长期服用。

（3）禁忌证。

妊娠期妇女禁用。

（4）副作用。

不良反应一般较轻，初服者常见面部潮红，其次有心悸、窦性心动过速。个别有舌根麻木、口干、发汗、头痛、恶心、食欲不振等。

2. 苯磺酸氨氯地平（络活喜）

（1）用法用量。

6~17 岁儿童高血压患者应用本品的推荐剂量为 2.5~5 mg，每日 1 次。尚无儿童患者每日应用本品 5 mg 以上剂量的研究。尚无本品对 6 岁以下儿童患者的血压影响资料。6~8 周达最大效应，可显著逆转左心室肥厚，保护肾功能。

（2）适应证。

高血压与冠心病（CAD）。

（3）禁忌证。

对氨氯地平过敏的病人禁用本品。

（4）副作用。

①心血管系统：心律失常、胸痛、晕厥、头晕等。

②中枢及外周神经系统：感觉迟钝、感觉异常、震颤等。

③泌尿系统：尿频、排尿障碍、夜尿。

（四）血管紧张素转换酶抑制剂（ACEI）

通过减少血管紧张素主要是 AII 的产生降低血压。

1. 卡托普利

（1）用法用量。

每日 0.3~1 mg/kg，最大 5~6 mg/kg，分 2 次服，口服半衰期 2 h。

（2）适应证。

治疗各种类型的高血压。

（3）禁忌证。

①肾功能不全、严重自身免疫性疾病患者禁用。

②孕妇及哺乳期妇女、过敏体质者禁用。

③中性白细胞减少、粒细胞缺乏症患者禁用。

④禁用于双侧肾动脉狭窄或类似病变者、有低血压病史者、严重主动脉狭窄或梗阻性心肌病者。

（4）副作用。

刺激性咳嗽，粒细胞减少，可逆性肾功能衰竭等。

2. 依那普利（第 2 代）

（1）用法用量。

长效，每天 1 次即可，起始剂量 0.1 mg/(kg·d)，最大剂量 0.75 mg/(kg·d)，每日 1 次或分 2 次。

（2）适应证。

①用于治疗高血压，可单独应用或与其他降压药如利尿药合用。

②用于治疗心力衰竭，可单独应用或与强心药利尿药合用。

（3）禁忌证。

本品在 18 岁以下患者使用的安全性尚未得到验证，儿童慎用。

（4）副作用。

无巯基，副作用较少。

3. 贝那普利（洛汀新）

除 ACEI 作用外，还可抑制缓激肽的降解。口服 30 min 达峰值，降压作用持续 24 h。

（1）用法用量。

起始剂量 0.1 mg/(kg·d)，最大剂量 0.3 mg/(kg·d)，每日 1 次或分 2 次服用。

（2）适应证。

降低外周血管阻力，减轻后负荷，但不产生反调节，改善高血压糖尿病人的糖耐量，用于治疗高血压。

（3）禁忌证。

对本品过敏者，有血管水肿者及孕妇禁用。

（4）副作用。

有头疼、头晕，感觉减退，胃肠症状等。

（五）血管紧张素受体拮抗剂（ARB）

通过减少血管紧张素与受体的结合降低血压，剂量 $1\sim1.5$ mg/（kg·d），每日 1 次用药。

1. 氯沙坦

（1）用法用量。

起始剂量 1 mg/（kg·d），最大剂量 2 mg/（kg·d），每日 1 次。治疗 3 至 6 周可达到最大降压效果。

（2）适应证。

①原发性高血压的治疗，适用于联合用药治疗的患者。

②具有改善肾血流动力学作用，保护肾脏而延缓慢性肾功能不全的过程，特别对糖尿病肾病的恶化有逆转作用。

（3）禁忌证。

①对本品任何成分过敏者禁用。

②不推荐在肾小球滤过率 <30 mL/（min·1.73 m^2）的儿童，肝脏受损的儿童中使用本品。

③由于没有在新生儿中使用的数据，也不推荐使用本品。

（4）副作用。

耐受性良好；不良反应轻微且短暂，一般无须终止治疗。

2. 缬沙坦

（1）用法用量。

口服，$\geqslant6$ 岁，起始剂量每次 40 mg，每日 1 次，根据血压调整剂量，最大剂量 80 mg/d。用药 2 周内达确切降压效果，4 周后达最大疗效．降压效果不满意时，可增加至 160 ng/d，或加用利尿药。

（2）适应证。

抗高血压、轻中度原发性高血压，尤其适用肾脏损害所致继发性高血压。

（3）禁忌证。

①对该药过敏者、妊娠期及哺乳期妇女禁用。

②肾功能不全患者需要调整剂量，但由于没有严重病例的资料（肌酐清除率 <10 mL/min），因此使用时需要注意。

（4）副作用。

有头痛、头晕、咳嗽、腹泻、恶心、腹痛、乏力等。

（六）肾上腺素能阻滞剂

1. 美托洛尔（倍他乐克）

β受体阻滞剂，可以减慢心率，减少心排血量，降低收缩压。

（1）用法用量。

剂量 1～2 mg/（kg·d），分 2 次服。口服 1 h 起效，作用持续 6 h。

（2）适应证。

主要用于轻、中度原发性高血压；也用于劳力性心绞痛、心肌梗死后的Ⅱ级预防、心律失常等。

（3）禁忌证。

心率低于 45 次/min，Ⅱ～Ⅲ度房室传导阻滞，PR 间期大于或等于 0.24 s，收缩压低于 13.33 kPa，中到重度心力衰竭。

（4）副作用。

因该药能通过血-脑屏障，脑脊液中的浓度约为血浓度的 70%，引起眩晕、头痛、疲倦、失眠、多梦，对血糖、血脂影响较小。

2. 拉贝洛尔

α 及 β 受体阻滞剂。

（1）用法用量。

口服吸收快，作用持续 8 h，口服剂量 2～3 mg/（kg·d），分 2～3 次服。静脉：可治疗高血压脑病（见后）。

（2）适应证。

治疗高血压，原理是阻断肾上腺素受体，放缓窦性心律，减少外周血管阻力。

（3）禁忌证。

本品静脉注射禁用于儿童、孕妇、哮喘及脑出血患者。

（4）副作用。

疲乏，睡意，虚弱，失眠，性欲下降，服用后头皮刺痛，个别罕见的不良反应有哮喘加重、呼吸困难。

（七）周围血管扩张剂

作用强，多用于高血压危象。

1. 硝普钠

直接松弛全身所有血管平滑肌，静脉输注 0.5 min 起效，停药 3～5 min 作用消失。

（1）用法用量。

剂量用法见后。

（2）适应证。

各种高血压急症如急进型高血压、高血压危象、高血压脑病或高血压合并主动脉剥离。

（3）禁忌证。

肾功能不全而本品应用超过 48～72 h 者，每天须测定血浆中氰化物或硫氰酸盐，保持硫氰酸盐不超过 100 μg/mL；氰化物不超过 3 μmol/mL。

（4）副作用。

恶心、呕吐、精神不安、心动过速、肌肉痉挛、疼痛、血压下降过快。

（八）降压药的联合应用

现有的临床试验结果支持以下降压药的组合。

（1）利尿剂和 β 受体阻滞剂。

（2）利尿剂和 ACEI 或 ARB。

（3）利尿剂和钙通道阻滞剂。

（4）钙通道阻滞剂和 ACEI 或 ARB。

（5）ACEI 和 ARB。

（九）高血压脑病的治疗

1. 硝普钠

静脉滴注，初始剂量 0.5～1 μg/（kg·min），每隔 5 min 增加 0.1～0.2 μg/（kg·min），通常剂量 3～5 μg/（kg·min），最大剂量 8 μg/（kg·min）。监测氰化物水平，不能高于 100 mg/L。

2. 拉贝洛尔

静脉滴注，初始剂量 1 mg/（kg·h），最大剂量 3 mg /kg，起效时间 2～5 min，作用持续时间 12～24 h。

（曾海生）

第三篇　中医传统疗法

中医与西医的区别是什么呢？邓小平同志说，不管白猫黑猫，抓着老鼠的为好猫；如果从治病结果来看，只要能治好病，不管你采用中医还是西医，或者中西医结合，没什么区别。

第一章

中医治病理论 ——

一、中西医的区别

说到中医，在西医主导的现代社会，有部分人表示怀疑，甚至有部分人认为中医是伪科学。幸好，近年来，国家出台十分多的政策支持中医发展，特别是对非中医类别医师学习中医的相关方案出台，为中医的发展注入了巨大的能量。

那么，中医与西医的区别是什么呢？邓小平同志说，不管白猫黑猫，抓着老鼠的为好猫；如果从治病结果来看，只要能治好病，不管你采用中医还是西医，或者中西医结合，没什么区别。

如果从其理论体系来说，中医和西医是两种完全不同的学术体系。西医来源于精密仪器的观察，而中医来源于对精密仪器观察不到的关系的领悟。西医基于观察不到就不存在的理由否定了这些关系，造成了中医和西医之间的巨大矛盾，而中医恰恰是建立在对这两种关系的把握之上。如人与自然有什么关系？至今，科学家们依赖的精密仪器观察不到任何联系，这样一来，疾病的原因就和自然变化没有关系了！而中医呢？通过人体系统和地球系统的类比认识到大自然变化主要是通过作用于人体的水（潮汐效应）来影响人体的，从而得出了人是自然无限小的一部分，顺应自然则生，违背自然则死，疾病就是人与自然矛盾激化的产物。

二、中医是如何来治病的

1. 首先就是中医诊断

人体为什么会产生疾病，当然是整体不平衡，它就体现在血液对各组织的不对称供应之上。总是优先得到血液的供应，对应的组织就会功能亢进，总是得不到血液的充足供应，对应的组织就会功能低下，如果细胞功能亢进或功能低下到一定程度，组织细胞就会发生病变。中医诊断的目标就是判断出这种不平衡主要体现在哪里？而且偏离平衡程度有多远？

2. 其次就是对症下药

中医如何来治病的呢？当然是恢复整体的平衡。人体处处充满着不平衡，只有找出了不平衡的关键点，才能够判断出用什么样的药物，如肝功能亢进就要用疏肝的药物，心火旺盛就要用清火的药物；另外还要找到不平衡程度，采取对应的药物，从药性来说，中药各有不同的强度，不平衡越厉害，就要用药性较强的药物，不平衡比较轻，就需要用和缓一些的药物。比如肾阳虚，严重的话就用附子，轻的话就用肉桂、桂枝、仙灵脾等。总之，各有对应的药物。

3. 最后，中医是自然医学

自然在哪里呢？关键在于顺应。顺应什么？顺应人体正气的变化，重视天地之间的阴阳变化，强调人与天地相适应，即天人相应。我们常讲的五运六气，子午流注等相关理论，都强调人与自然的相联系，相统一。

我们已经知道，疾病发展变化的根本取决于人体正气的强弱。正足则邪退，病减而康复；正弱则邪进，病情加重。中医的治疗即是顺应人体正气变化的治疗。正邪交争于哪个层次，中医就在哪个层次上扶正祛邪。正退则扶正，正强而祛邪。正进则一鼓作气，祛邪外出；正退则顾护生命，积蓄力量，以待东山再起。所以，现在国家大力提倡中西医并重，如何结合，或许这就是一个十分好的方向，特别是对于慢性肾脏病的患者显得尤为重要。

（曾海生）

第二章

肾主骨生髓，其华在发

一、肾的中医认识

《黄帝内经》说："肾主骨生髓，其华在发。"

肾藏精，而精能生髓，髓有骨髓和脊髓之分，骨髓贮于骨中以养骨骼，骨的生长、修复，都要靠肾精的滋养，所以说"肾主骨"。而"齿为骨之余"，意思就是说牙齿为骨的外余部分，齿与骨同出一源，也属于肾，由肾精所充养。因此，肾精充足，骨髓生化有源，故骨骼及牙齿均坚固有力。肾精虚少，骨髓化源不足，则可出现骨骼脆软无力，小儿囟门迟闭，牙齿生长迟缓，甚至发育不良等；成人牙齿易于松动或过早脱落。脊髓上通于脑，脑为髓聚而成，所以又称"脑为髓之海"。古人认为人的精神活动，思维能力，除与心有关外，也与肾相关联。因为脑髓依赖肾精才能不断生化，肾精不足，则脑髓不充，可见头晕耳鸣，健忘失聪。

隋朝太医博士巢元方主持编撰的《诸病源候论白发候》中记载："若血气虚，则肾气弱；肾气弱，则骨髓枯竭，故发变白也。"精与血，互相滋生，精充则血旺。而发的濡养有赖于血，故有"发为血之余"之说，强调乌黑亮泽的头发要养肾养血调五脏，所以白发其实是五脏六腑和气血出了问题，它的出现预示人体元气的耗亏，预示血气和骨髓的枯竭；就像优质的和贫瘠生病的土地，长出来的绿油油植被和将要枯死的草木同理。发的营养虽然依赖于血，但其生机根于肾。因此发的生长与脱落，润泽与枯槁，均与肾的精气盛衰有关。青壮年肾的精气充沛，毛发致密光泽；老年人肾的精气渐衰，则毛发变白而脱落。成年人，头发枯萎，早白早脱者，责之肾精不足和血虚。

二、肾疲劳症状

人们都知道，为了确保出行安全，汽车行驶一段时间需要保养一次。人的肾脏是先天之本，是生命之本，那么，你的肾脏多长时间保养一次？你的肾疲劳了吗？以下指标供你参考。

（1）白发、发质枯黄，洗头时脱发多。

（2）常有腰酸背痛的感觉，全身无力，易疲劳、易困倦，休息后不能缓解。

（3）睡眠不好或经常做梦，晨起仍觉很累。

（4）怕风吹、怕冷，冬季更明显，经常头晕、耳鸣，牙齿松动。

（5）手不能提重物，走路长或上楼常感觉双腿无力，足跟疼。

（6）记忆力下降，总想闭目养神，不愿思考问题，注意力不容易集中。

（7）尿频尿急、夜尿增多，小便无力，总有排不尽的感觉。

（8）男性性功能减退，对房事不感兴趣，质量不高。

（9）女性月经不调，生育与性能力下降。

如果有以上的 1 条指标，你就要小心了，如果有 2 条以上，你就要养养你的肾脏了。

（曾海生）

第三章

中医肾虚与内分泌的关系

中医藏象学说指出肾藏精为"先天之本",并且肾可以纳藏五脏六腑之"后天之精",先天之精与后天之精共同主宰人体生长发育以及生殖。王浩等人通过非关联信息发现工具 Arrowsmith 在文献理论层面从内分泌角度对肾虚证的现代医学本质作了一个总结探讨,大致如下。

一、肾虚证与维生素 D

目前维生素 D 的研究焦点已经从钙磷代谢扩展到了神经系统疾病、免疫疾病以及内分泌等多个方面,并且维生素 D 目前被认为是一种类固醇激素,是一种脂溶性类固醇衍生化合物,人体主要通过食物摄入以及紫外线照射的方式补充维生素 D。

生物体内的维生素 D 主要存在形式包括 $25 (OH)_2 D_3$ 和 $1,25 (OH)_2 D_3$,而维生素 D 在生物体内发挥作用的主要活化形式则是 $1,25 (OH)_2 D_3$,其主要结合体内各部位表达的维生素 D 受体(Vitamin Dreceptor,VDR)来发挥生理功能,也就是说维生素 D 受体表达决定了维生素 D 是否有效发挥作用,而从 $25 (OH)_2 D_3$ 活化为 $1,25 (OH)_2 D_3$ 需要 CYP27B1 基因编码的羟化酶来进行,$25 (OH)_2 D_3$ 的失活则依赖于 CYP24A1 基因。较多维生素 D 缺乏表现出了肾虚证的症状表现,如维生素 D 缺乏较直接的表现为出现钙磷代谢方面疾病如骨质疏松等,而骨质疏松属于中医"骨萎""虚劳",以及"骨痹"等范畴,并且骨质疏松是肾虚证的表现之一。另外,国内有学者通过基因层面与代谢组学等多方面研究后提出衰老实际上是自然性肾虚的一种,衰老隶属于一种自然性肾虚证,而衰老与维生素 D 具有密不可分的关系,国外有调查显示老年人群较多伴有维生素 D 缺乏,并且维生素 D 缺乏可以导致更高的衰老全因死亡率,动物实验显示维生素 D 基因突变、缺失可以使小鼠较早出现多种衰老表现,提示肾虚衰老的发生与维生素 D 有关。另外已有研究发现利用激素制造小鼠肾阳虚以及肾阴虚模型时小鼠血清维生素 D 水平下降,提示肾虚证与维生素 D 轴存在联系。

二、肾虚证与肾上腺皮质

肾上腺皮质位于人体肾上腺的外层，可以分泌多种类固醇类激素，统称肾上腺皮质激素，还可以分泌部分性激素，是人体最重要的内分泌器官之一。肾上腺皮质由3层结构组成，分别为球状带、束状带、网状带，分别负责不同类型激素的分泌与调节。肾上腺皮质内表达多种P450家族的催化酶，并以人体内胆固醇为原料，通过这些酶的催化作用生成多种类固醇激素以及激素前体物质。而肾上腺皮质通过各种激素接受来自下丘脑与垂体的调节，并对下丘脑与垂体产生反馈作用，以此建立起来的复杂系统被称为下丘脑-垂体-肾上腺皮质轴（hypothalamic-pituitary-gonadal axis，HPGA）。

目前已有较多研究报道提示肾虚证与肾上腺皮质的功能及结构存在较大联系。动物实验表明肾阳虚证与体内垂体-肾上腺素轴的功能有关，肾虚的发生伴有肾上腺分泌功能变化。另外有小鼠实验发现肾虚模型小鼠的肾上腺组织以及血液中醛固酮等激素水平改变，在给予补肾药物干预后其激素水平紊乱得到显著改善。同时通过补肾药作用肾虚模型大鼠后也可以显著改善原本模型组的激素水平以及肾上腺分泌功能异常。而通过制作并观察肾阳虚动物模型的肾上腺皮质病理切片后发现，模型动物的肾上腺皮质结构发生改变并且整体从细胞水平发生萎缩变小，同时另一项研究发现应用补肾药物可以对肾上腺皮质的结构改变起到保护作用并阻止肾上腺细胞的凋亡。临床观察实验也提示了类似结果，有学者通过观察老年肾阳虚患者后发现老年肾阳虚的发生与垂体肾上腺皮质功能有较大联系，另一项临床试验证实肾阴虚证的发生可能与肾上腺皮质以及激素内分泌功能有关。

三、肾虚证与性腺轴

人体的性激素主要包括雄性激素、雌性激素以及孕激素3大类。性激素的分泌主要依赖于人体的性腺（睾丸、卵巢），而肾上腺皮质部分结构和胎盘也可少量分泌部分性激素。人体性腺的内分泌功能也同样接受下丘脑和垂体分泌的激素的调控，同时也对下丘脑和垂体产生反馈调节，形成下丘脑-垂体-性腺轴（hypothalamic-pituitary-gonadal axis，HPGA），共同维持人体内性激素分泌的平衡。关于性腺激素分泌与中医肾虚证关系的研究报道已较多。有动物实验显示肾阳虚模型雄性小鼠的血清睾酮以及小鼠睾丸中性激素受体基因表达以及蛋白表达整体下降，而补肾药物干预后可以有效改善这一状况。有学者通过肾阳虚模型雄性大鼠发现肾阳虚发生时大鼠的垂体-肾上腺轴可以和垂体-性腺轴发生比正常时更显著的相互影响。另外有研究发现老年男性肾阳虚证患者肾阳虚严重程度与血清部分雄性激素水平呈正相关，与雌激素水平则呈负相关。而对女性肾阴虚患者的观察发现，肾阴虚证患者血清部分雌性激素水平下降，经补肾方治疗后显效组的部分雌激素水平上升。

综上，临床上治疗肾病，这也是我们为什么要补维生素 D 与钙，或输注促肾上腺皮质激素（ACTH），以及适当辅以生长激素的原因。

（谢明玉　曾海生）

第四章

中医治疗肾脏病的优势

一、慢性肾脏病的发病率

据最新的国内流行病调查显示，我国慢性肾脏病的发病率约为 10％～13％，随着社会经济的发展，人们生活方式的改变，糖尿病、高血压的发病率呈逐年增高的趋势，糖尿病肾病、高血压肾病等继发性肾脏病的发病率必将也呈现越来越高的趋势；由于药物性肾损害等原因导致的医源性肾脏疾病也有逐年升高的趋势。

但是，由于很多慢性肾脏病起病隐匿，有些没有疼痛、浮肿等症状，加上没有规律体检，造成我国慢性肾脏病的知晓率低、治疗率低、重视程度不够，很多病人出现严重并发症才来医院就诊。慢性肾衰是大多慢性肾脏疾病的必然结局，而慢性肾衰具有渐进性、不可逆的特性，最终结局都是尿毒症，需要血液透析、腹膜透析或肾移植等替代治疗手段来维持患者的生命，给患者、社会、家庭带来沉重的经济负担和精神负担。因此，肾脏疾病的防治显得尤为重要。

中医治疗肾病的根本是根据患者的临床表现，得出一个"证"，据证用药。所谓辨证论治，"证"相同，其基本治法相同，体现其"共性"。同时由于每位患者体质因素、精神状态以及年龄、性别、饮食习惯等的不同，处方用药都有变化，有一定的灵活性，体现具体患者用药的"差异性"。许多肾脏疾病采用中医辨证论治能取得较好的临床疗效。

二、中医治疗肾脏病的优势

中医的优势之一：抵消西药的毒副作用。

对某些肾病而言，西医治疗有快速见效作用，但相应出现的药物毒副作用也不容忽视，严重时甚至危及生命。因而，中医尤其是中西医结合治疗肾病的优势近年来凸显出来，中医注重调养，注重人体整个内环境的平衡调理，可一定程度上缓解和抵消西药带来的毒副作用。

中西医结合，事半功倍，比如肾病治疗在西医上多采用激素或者联合免疫抑制剂类药物，根据中医阴阳学说，在应用糖皮质激素时应防止阳盛耗阴，由肾阳虚转变为肾阴虚，此时要佐以滋阴补肾的药物（如六味地黄丸、左归饮之类）保护肾脏。根据激素在体内的负反馈作用，长期应用会使肾上腺皮质功能减弱，所以当激素减少到维持量时，又需要在滋阴药的基础上加上助阳的药，以兴奋肾上腺皮质功能，促使其分泌皮质激素，达到逐渐撤掉外源性激素的目的。临床实践证明，中西医结合治疗可提高疗效并降低复发率，达到标本兼治的目的。

中医优势之二：可延缓肾衰进程。

慢性肾衰竭是多种肾脏病发展到最后的共同结局，病情重，预后差，尽管晚期尿毒症患者可以进行透析或肾移植，但由于费用高昂，多数难以得到及时、有效和长期的治疗。因此，及早中西医结合综合治疗，能有效地延缓慢性肾脏疾病的进展，延长肾功能衰退的进程，部分病例能稳定数年甚至十数年。慢性肾衰竭晚期的尿毒症表现为本虚标实，扶正祛邪为治疗的主要关键。扶正当温补为主，附子、肉桂、仙灵脾、干姜、黄芪、白术等为常用药，可增强机体抗病能力，改善肾功能。祛邪以生大黄为主，此药有活血解毒、推陈致新作用，可降低血肌酐、尿素氮，无明显不良反应。以大黄为主通腑泄浊治疗慢性肾衰已较普遍，并且取得了一定的疗效，目前大黄已成为治疗尿毒症的一味专药。

总之，中西医结合在肾脏病的治疗中有其明显的特色和优势，随着现代科技、分子生物学等积极引入中医药的研究，相信在不久的将来，中医联合现代西药在治疗肾病方面，尤其是难治性肾病和防治尿毒症等方面将起到更大的作用。

（曾海生）

第五章

血尿的中医疗法

血尿系因热伤血络或脾肾不固，致肾与膀胱脉络损伤，血溢水道，出现小便中混有血液甚至血块的症状。相当于"肾小球肾炎""肾结核""泌尿系肿瘤"等病。

一、诊断依据

(1) 小便中混有血液或血块，小便呈淡红色、鲜红色或淡酱油色。

(2) 部分患者可无肉眼血尿，但小便常规检查示镜下血尿。

(3) 做相关检测以明确诊断，B超尿路造影，核磁共振。

二、辨证施治

1. 膀胱蕴热证

症候：小便黄赤灼热，尿血鲜红，心烦口渴，面赤口疮，或伴恶寒发热，骨节酸楚，或伴乳蛾肿痛。舌质红，舌苔黄，脉数。

治宜：清热泻火，凉血止血。

方用：小蓟饮子加减：生地30 g，小蓟15 g，滑石（水飞）包15 g，蒲黄（炒）包9 g，淡竹叶9 g，当归6 g，山栀9 g，炙甘草6 g。

2. 肾阴虚热

症候：小便短赤带血，反复不已，色鲜红或淡红，头晕耳鸣，潮热盗汗，虚烦不寐，腰膝酸软。舌质红，舌苔薄，脉细数。

治宜：滋阴降火，凉血止血。

方用：知柏地黄丸加减：熟地黄24 g，山茱萸12 g，干山药12 g，泽泻9 g，茯苓9 g，丹皮9 g，知母10 g，黄檗10 g。

3. 脾不统血

症候：久病尿血，尿色淡红，面色无华，体倦乏力，气短声低，或兼齿衄、肌衄。舌淡，脉细数。

治宜：健脾益气，固摄止血。

方用：归脾汤加减：白术 10 g，茯神 10 g，黄芪 30 g，龙眼肉 10 g，酸枣仁 10 g，党参 20 g，木香 6 g，炙甘草 8 g，当归 10 g，远志 3 g。

4. 肾气不固

症候：久病尿血，尿色淡红，头晕耳鸣，腰脊酸痛，小便清长，畏寒肢冷。舌淡，舌苔薄，脉沉细无力。

治宜：补肾益气，固摄止血。

方用：无比山药丸加减：山药 10 g，肉苁蓉 9 g，熟地黄 20 g，山茱萸 12 g，茯神 9 g，菟丝子 6 g，五味子 6 g，赤石脂 15 g，巴戟天 9 g，泽泻 9 g，杜仲 9 g，牛膝 9 g。

5. 气滞血瘀

症候：尿血色暗，或伴血块，少腹刺痛拒按，或可触及积块，时有低热。舌紫暗，或有瘀点、瘀斑，舌苔薄，脉细涩或沉细。

治宜：理气化瘀，养血止血。

方用：血府逐瘀汤加减：桃仁 12 g，红花 9 g，当归 9 g，生地 9 g，川芎 5 g，赤芍 6 g，牛膝 9 g，桔梗 6 g，柴胡 6 g，枳壳 6 g，甘草 3 g。

三、其他疗法

肾气不固证可选用补肾益气类中成药；气滞血瘀证可选用理气化瘀类中成药。

四、注意事项

（1）做 B 超或 X 线摄片、CT 等影像学及尿液检查等理化检查，明确病变的部位、性质，以便进一步治疗。

（2）慎用加重血尿的药物。

（3）注意劳逸结合，尽量减少剧烈运动。

（曾海生）

第六章

遗尿症的中医诊疗

小儿遗尿症（enuresis in children）是指 3 岁以上小儿不能从睡眠中醒来而反复发生无意识排尿行为，每周超过一定次数，持续至少 3 个月。中医学又称"遗溺"。西医学称为"儿童单症状性夜遗尿"。

一、诊断及鉴别诊断

1. 诊断

主要症状：不能从睡眠中醒来而反复发生无意识排尿行为；睡眠较深，不易唤醒。发作频率：3～5 岁，每周至少有 5 次遗尿，症状持续 3 个月；5 周岁以上，每周至少有 2 次遗尿，症状持续 3 个月，或者自出生后持续尿床，没有连续 6 个月以上的不尿床期。

实验室检查：尿常规、尿细菌培养未见异常，泌尿系统 B 超或可见膀胱容量小，腰骶部核磁共振检查或 X 线检查或可见隐性脊柱裂。

2. 需与遗尿症鉴别的病种

泌尿系感染，糖尿病，泌尿系畸形，尿崩症，神经源性膀胱、脊髓病变。

二、辨证施治

1. 下元虚寒证

症候：以夜间遗尿为主，熟睡不易叫醒，天气寒冷时加重，小便清长，面色少华，形寒肢冷，腰膝酸软，舌质淡、苔薄白或白滑，脉沉细或沉弱。

治法：温补肾阳，固摄止遗。

主方：桑螵蛸散（《本草衍义》）合菟丝子散（《太平圣惠方》）加减：桑螵蛸、远志、附子（先煎）、山茱萸、鹿角霜（先煎）、石菖蒲、菟丝子、煅龙骨（先煎）、煅牡蛎（先煎）、肉苁蓉、茯神、五味子。

加减：

伴有寐深不易唤醒者，加麻黄。

兼有郁热者，加栀子、黄檗。

兼有湿热者，加龙胆、黄芩。

2. 肺脾气虚证

症候：以夜间遗尿为主，小便清长，可伴有白天尿频，感冒后遗尿加重，自汗、动则多汗，面色少华或萎黄，神疲倦怠，少气懒言，纳呆，大便溏薄，舌质淡或胖嫩、苔薄白，脉弱或细弱。

治法：补肺健脾，固摄小便。

主方：补中益气汤（《脾胃论》）：黄芪、柴胡、山药、白术、太子参、乌药、陈皮、炙甘草、益智仁、升麻、当归、覆盆子、菟丝子。

加减：

寐深难以唤醒者，加麻黄、石菖蒲。

兼有里热者，加栀子。

3. 脾肾两虚证

症候：时有睡中遗尿，熟睡不易叫醒，尿清长，进食冷饮后遗尿加重，白天或有小便失禁，精神紧张时小便次数增多，自汗、动则多汗，面色萎黄或白，神疲乏力，纳呆，大便溏薄，舌质淡、舌苔白，脉沉迟无力。

治法：健脾益肾，固摄缩尿。

主方：六君子汤（《太平惠民和剂局方》）加减合缩泉丸（《魏氏家藏方》）加减：太子参、茯苓、山药、白术、乌药、陈皮、砂仁（后下）、炙甘草、枸杞子、菟丝子、覆盆子、五味子。

加减：食少不化者，加炒谷芽、焦六神曲。

大便溏薄者，加薏苡仁。

夜尿增多者，加桑螵蛸。

4. 心肾不交证

症候：以夜间遗尿为主，夜寐难醒，五心烦热，性情急躁，多动少静，注意力不集中，记忆力差，形体消瘦，夜卧不安，多梦、呓语，易哭易惊，盗汗，舌质红、舌苔少，脉细数或沉细数。

治法：清心滋肾，安神固脬。

主方：交泰丸（《韩氏医通》）合导赤散（《小儿药证 直诀》）加减：黄连、肉桂、党参、甘草、车前子（包煎）、生地黄、淡竹叶。

加减：五心烦热者，加五味子、酸枣仁、牡丹皮、山萸肉。

烦躁叫扰者，加龙骨（先煎）、牡蛎（先煎）、白芍、龟甲（先煎）。

三、中成药

（1）五子衍宗丸（枸杞子、菟丝子、覆盆子、五味子、车前子）：每100粒10 g。建议用法用量：3～6岁，每服1.5～3 g；6＋～14岁，每服4～6 g，每日2次。用于下元虚寒证。

（2）缩泉丸（山药、益智、乌药）：每袋6 g。建议用法用量：3～6岁，每服1.5～3 g；6＋～14岁，每服4～6 g，每日3次。用于脾肾两虚证。

（3）醒脾养儿颗粒（一点红、毛大丁草、山栀茶、蜘蛛香）：每袋2 g。建议用法用量：3～6岁，每服2袋（4 g），每日3次；6＋～14岁，每服3～4袋（6～8 g），每日2次。用于脾肾两虚证。

四、针刺疗法

主穴：百会、神门、关元、气海、中极、三阴交、肾俞、膀胱俞。

操作方法：患儿首取仰卧位，浅刺百会、神门、关元、气海、中极、水道、三阴交，留针10 min。次取俯卧位，针刺肾俞、命门、膀胱俞、三焦俞，方法同上。用于下元虚寒证。

脾肾两虚证加足三里、脾俞，肺脾气虚证加肺俞，心肾不交证加内关、遗尿点。

五、艾灸疗法

取穴关元、中极、三阴交（双）。以艾灸条，雀啄灸，每个穴10 min，以局部皮肤发红为度。隔日1次，连续3次，休息2 d。治疗9次为1个疗程，疗程期间间隔2 d，共艾灸2个疗程。用于各个证型。

六、推拿疗法

补肾经、揉外劳宫各100～300次，按揉百会、揉丹田、揉关元、揉气海各1～2 min，按揉肾俞（双侧）、按揉三阴交（双）各50～100次，捏脊3～5遍，最后擦腰骶部，以透热为度，上推七节骨100次。每日推拿1次，6次为1个疗程，连续治疗3个疗程。用于下元虚寒证。

脾肾两虚证可加用补脾经、按揉足三里。

肺脾气虚证可加用补肺经、推三关。

七、穴位贴敷疗法

中药外敷神阙穴治疗。中药组方为五味子、桑螵蛸、补骨脂各40 g，将药物研成粉末，用纱布覆盖制成敷贴，使用时用姜汁调匀，每次1贴，用辅料外敷脐部，晨起取下。每晚1次，连用7 d，停2 d，30 d为1个疗程，共

3 个疗程。用于各个证型。

八、行为疗法

1. 膀胱锻炼

包括膀胱扩张和盆底肌锻炼法，即鼓励患儿白天多饮水，尽量延长 2 次排尿之间的时间间隔，训练增加膀胱贮尿量，同时日间鼓励患儿多做提肛运动或在排尿过程中中断 1～10 s 后再把尿排尽。但膀胱锻炼法不适用于有尿潴留患儿。

2. 反射训练

晚上临睡前让患儿排尿，夜间掌握患儿排尿规律，在膀胱胀满时唤醒排尿，鼓励患儿醒后自主排尿，以站起后主动排尿为目的，可帮助摆脱仰卧位睡眠中排尿的习惯。不能怕遗尿而多次叫醒。接受治疗后，可以把叫醒时间后延。

九、预防和调护

1. 预防

（1）避免过度疲劳及精神紧张，临睡前不宜过分兴奋。

（2）晚餐建议不吃西瓜、葡萄、甜瓜及小米稀饭等利尿食品。

（3）晚间入睡前 2 h，不饮水或进食液体食物。

（4）养成良好的卫生习惯，去除局部刺激因素。

2. 调护

（1）在孩子尿床后，切忌恐吓责骂，而应安慰宽容，鼓励患儿消除怕羞、紧张情绪，建立战胜疾病的信心；若孩子未尿床，则予以口头表扬或物质奖励。

（2）睡前不要看惊险游戏、动画片、电视、电影等。

（3）避免食用含茶碱、咖啡因的食物或饮料，中药汤剂白天服完。

（4）建议多食用纤维素丰富的食物，每日定时排便，对有便秘的患儿应积极治疗便秘。

（5）不要练游泳和滑冰，这两项易诱发遗尿。

（6）避免受凉，尤其注意足部和腰腹部的保暖。

（曾海生）

第三篇 中医传统疗法

第七章

肾病综合征的中医辨治

肾病综合征的病变早期水肿较甚，以标实为主，需辨风邪、湿热、湿毒、气滞、水停之偏盛，后期水邪退后，尿蛋白持续不消，病变重在脾肾两虚，临床辨证时需注意气虚、阳虚之不同。在整个病变过程，以脾肾功能失调为重心，以阴阳气血不足，尤其是阳气不足为病变之本。以水湿、湿热、瘀血为病变指标，表现为虚中夹实证，而且患者易患感冒，每因感冒而加重病情，形成恶性循环，致病情迁延难愈。正气愈虚，邪气愈盛，湿浊诸邪阻滞更甚，则会并发"癃闭""关格"等病，而治之棘手。

一、风邪袭肺

证候：全身浮肿，面目尤甚，偏风寒则见恶寒重，发热轻，咳嗽气促；偏风热则见发热头痛，口干，咽喉肿痛，小便短少；脉象浮数或浮紧，舌质淡，苔薄白。

辨证：属于风邪外袭，使肺失宣肃，水液输布失常，流溢肌肤而多浮肿；风邪犯肺阻遏卫气，故恶寒发热，脉浮数或浮紧；肺气闭郁不宣则见咳嗽气短；风邪入里化热，热灼肺津，则见口干，咽喉肿痛，头痛；肺气不宣不能下输膀胱，通调水道，故小便短少。

治则：疏风清热，宣肺利水。

方药：越婢加术汤加减：麻黄、白术各 10 g，石膏 15 g，甘草 6 g。

加减：

偏风寒，去石膏，加苏叶、桂枝、防风各 10 g，以助麻黄辛温解表。

偏风热，加板蓝根 15 g，桔梗、银花、连翘各 10 g，以疏解风热。

水肿重者，加白茅根 30 g，浮萍、泽泻、茯苓各 10 g，以助宣肺利水。

二、湿毒浸淫

症候：眼睑浮肿，身肿，身发痱疡，恶风发热，小便不利，舌质红，苔薄黄，脉浮数或滑数。

辨证：属于痱疡疮毒，未能清解消透，疮毒内归脾肺，脾失运化，肺失宣降，三焦水道失畅，水液溢于肌肤而成本病。

治宜：清热利湿，宣肺解毒。

方药：用麻黄连翘赤小豆汤合五味消毒饮：麻黄、甘草各 6 g，杏仁、桑白皮、连翘、野菊花、公英、地丁、紫背天葵各 10 g，赤小豆 20 g，金银花 15 g。

加减：

湿盛加苦参、土茯苓各 10 g。

瘙痒者加白鲜皮、地肤子各 10 g。

红肿加丹皮、赤芍各 10 g。

三、水湿浸渍

症候：全身水肿，按之没指，伴有胸闷腹胀，身重困倦，纳呆，泛恶，小便短少，舌苔白腻，脉象濡缓。

辨证：湿邪内侵，脾为湿困，运化失司，水湿不运，泛于肌肤而成本病。

治宜：健脾化湿，通阳利水。

方药：五皮饮合胃苓汤：桑白皮、大腹皮各 12 g，陈皮、生姜皮、茯苓皮、茯苓、苍术、白术、泽泻、猪苓各 10 g，甘草、肉桂、厚朴各 10 g。

加减：肿甚而喘，加麻黄 6 g，杏仁、葶苈子各 10 g，以宣肺泄水而平喘。

四、脾肾阳虚

症候：全身皆肿，腰背以下尤甚，或伴胸水腹水，小便不利，脘腹胀满，食少便溏，面色㿠白，鼻塞肢冷，舌质淡，苔薄白，脉沉细。

辨证：属于脾肾阳虚，水湿不运，开合失司，水液运行不循常道而游溢肌肤，故见水肿；腰以下肿，为肾阳虚衰，水液气化失常，小便不利，故腰以下肿甚；脾阳虚，水湿停滞，故脘腹胀满，小便不利；脾虚不能消磨水谷，输布精微，营养全身，故见面色㿠白，食少便溏，鼻塞肢冷；舌质淡、苔薄白、脉沉细均为阳虚之象。

治宜：温阳利水。

方药：真武汤合五皮饮加减：熟附子 9 g，干姜 9 g，茯苓皮 10 g，白术 10 g，白芍 10 g，桑白皮 12 g，陈皮 10 g，大腹皮 12 g，生姜皮 10 g。

五、阴虚湿热

症候：面红肢肿，怕热汗出，手足心热，口苦口黏，心烦少寐，小便短少，大便干结，舌质偏红，苔黄腻，脉弦滑数或细数。此证型多见服激素后。

辨证：肾阴亏虚，阴虚阳亢，湿热留恋，影响水液代谢，致水湿停聚，溢于肌肤则浮肿，阴虚生内热，扰乱神明，故见怕热汗出，手足心热，口苦，便干，心烦少寐；湿热留恋，气化不利，故小便短涩；舌红、苔黄腻、脉弦细数，均为阴虚湿热之象。

治宜：滋阴益肾、清热利湿。

方药：知柏地黄汤加味：知母 10 g，黄檗 6 g，生地 10 g，山药 10 g，茯苓 10 g，泽泻 10 g，山萸 10 g，丹皮 10 g，焦山栀 10 g，车前草 10 g，金银花 10 g。

六、气阴两虚

症候：面色无华，少气乏力，或易感冒，心悸少寐，午后或夜间低热，或手足心热，口干咽燥，咽部暗红，舌质红，少苔，脉细或弱。

辨证：属于患者久病气耗，阴血亏损。气虚无以充达机体，抵御外邪，故乏力易感冒；血虚无以华色，不能养心安神，故面色无华，心悸少寐；肾阴亏虚，阴虚生内热，因其病在阴分，故午后或夜间低热，手足心热；肾阴不足，津液不能上乘，故口干咽燥，咽部暗红；舌质红，少苔，脉细均为气阴两虚、营养不足之象。

治宜：益气养阴。

方药：参芪地黄汤加减：黄芪 10 g，生地 10 g，丹皮 10 g，地骨皮 10 g，山药 10 g，山萸肉 10 g，茯苓 12 g，泽泻 12 g，沙参 10 g，麦冬 10 g，女贞子 10 g，旱莲草 10 g。

七、瘀水互结

症候：尿少浮肿，面色黧黑萎黄，唇舌肌肤有瘀斑瘀点，常伴见腰痛如刺，固定不移，纳差泛恶，血尿，皮肤粗糙，舌质紫暗或有瘀斑，脉弦或涩。

辨证：水湿侵犯人体，客于经络，阻碍气机，日久致血行不畅而成瘀血，瘀水互结，血瘀水停，水液不循常道，泛溢肌肤，故尿少浮肿；瘀血阻滞，血瘀运行不畅，面部及肢体皮肤不能得到血液正常营养，皮肤粗糙；瘀血阻滞于肾腰部，不通则痛，故见腰痛如刺，固定不移；瘀血阻滞，血液不循经而溢于尿道，故为血尿；水湿停滞，脾运受阻，则见纳差泛恶；舌质紫暗或有瘀斑，脉弦或涩均为血瘀之证。

治宜：活血利水。

方药：桂枝茯苓丸加减：桂枝10 g，茯苓12 g，桃仁10 g，芍药10 g，丹皮10 g，丹参10 g，鸡血藤10 g。

八、肾阳衰微

症候：全身浮肿，按之凹陷不起，心悸气促，腰部冷痛酸重，小便量少或多，形守望神疲，面色灰滞，舌质淡胖，苔白，脉沉细或沉迟无力。

治宜：温肾助阳，化气行水。

方药：济生肾气丸合真武汤：附子、肉桂各6 g，车前子20 g，山萸肉、山药各12 g，丹皮、牛膝、白茯苓、泽泻各10 g，熟地15 g。

加减：心悸，唇绀，脉虚数或结代加桂枝、丹参各10 g，炙甘草6 g，以温阳化瘀。喘促，汗出，脉虚浮数，加人参、蛤蚧、五味子、山萸肉各10 g，以补肾纳气。

也可用中成药金匮肾气丸，按量服用。

（曾海生）

第八章

肾病综合征激素应用不同阶段的中医疗法

一、肾病综合征概述

肾病综合征（nephrotic syndrome，NS）简称肾病，是小儿时期泌尿系统的常见病，在小儿肾脏疾病中发病率仅次于急性肾炎。小儿肾病是一组由多种原因引起的肾小球滤过膜通透性增高，导致大量血浆蛋白自尿中丢失的临床综合征，具有以下4大特点：大量蛋白尿、低蛋白血症、高胆固醇血症（高脂血症）和不同程度的水肿。

目前现代医学主要采用激素治疗，但在激素应用过程中常出现肾上腺皮质功能抑制、诱发感染、停药易反复等不良反应。在激素应用过程中配合中药治疗，可减少其副作用，提高治愈率，且在激素应用过程中有一定的中医辨证规律及特点。

（一）小儿肾病的病机

肾病综合征是西医学病名，目前在中医学科内没有专属病名，根据其临床表现属于中医"水肿"范畴。《灵枢·水胀》曰："水始起也，目窠上微肿，如新卧起之状，其颈脉动，时咳，阴股间寒，足胫肿，腹乃大，其水已成矣。"古代医家的论述与小儿肾病的症状极为相似。

中医认为人体水液的正常代谢，依赖于肺的通调，脾的转输，肾的开阖与三焦、膀胱的气化。而小儿脏腑娇嫩，形气未充，明代著名儿科医家万全说"五脏之中肝有余，脾常不足，肾常虚，心热为火同肝论，娇肺遭伤不易愈"。所以小儿时期肺、脾、肾三脏更易发生疾病。如小儿先天禀赋不足，或久病体虚，均可使肺脾肾三脏功能失调，水液输化障碍，泛滥肌肤而成水肿。《景岳全书·肿胀》指出："凡水肿等证，乃肺脾肾三脏相干之病。盖水为至阴，其本在肾；水化于气，故其标在肺；水惟畏土，故其制在脾。今肺虚则气不化精而化水，脾虚则土不制水而反克，肾虚则水无所主而妄行。"

从古代医家对水肿病因病机的论述中可以总结出肾虚是小儿水肿发病的

关键。水为有形之邪，其性寒冽，最伤阳气，肾又为诸阳之本，故在水邪致病中肾亦首当其冲。现代医学对小儿肾病的病因及发病机制目前尚不明确，其中微小病变型可能与 T 细胞免疫功能紊乱相关，膜性肾病和膜增生性肾炎可能与免疫复合物形成有关。近年来研究还发现肾病具有遗传基础，其发病与人种及环境亦有关。

（二）激素的中西医认识

1. 现代医学对激素作用的认识

肾上腺皮质激素是由肾上腺皮质合成并分泌，具有很好的抗炎、免疫抑制、抗毒素、抗休克、增强代谢、增强血液中红细胞数和血红蛋白含量、增强凝血机制、减轻结缔组织之病理增生、提高神经系统兴奋、促进胃酸和胃蛋白酶分泌等作用。激素作为诱导蛋白尿消失的有效药物，其作用机制并不十分清楚，可能与直接抗炎作用、免疫调节作用、利尿作用有关。

2. 中医对激素的认识

从中医角度看，任何药物都具有阴阳偏性和脏腑归经。确定药物阴阳属性与归经的一条重要法则是看服用该药后机体出现何种反应。服用激素后，机体出现阳亢或耗阴反应，其药性属阳；服用或减停激素后出现肾脏功能的反应，其归属肾经。激素本是机体内固有的生理物质，与中医"少火"的性质相类似。《内经》云："少火生气。"使用激素就是利用其"生气"作用而扶正祛邪发挥治疗作用的。但大量外源性激素的使用，使其变为"壮火"，从而产生类似"壮火"的副作用。

（三）激素应用过程中医辨证

1. 大剂量激素诱导缓解阶段

由于小儿素体肾常虚，激素药性属阳又归肾经，累积到一定程度，首先灼伤肾阴，肾阴为诸阴之本，阴液不足，不能制约阳气，从而形成虚火内盛的阴虚火旺的表现，发病机制为医源性肾上腺皮质功能亢进。

（1）症候一：五心烦热、食欲亢进、口干舌燥、满月脸，舌质嫩红、少苔或无苔、脉虚数。

治法：滋阴降火。

方用：知柏地黄丸加减：知母、黄檗、生地黄、女贞子、五味子、龟板、鳖甲、白芍、玄参、地骨皮、旱莲草、枸杞子等。

现代药理研究表明，滋阴降火药能加强激素对淋巴组织的抑制作用，对肾上腺却有一定的保护作用，可免于腺体萎缩。中药与激素共同使用，在一定程度上能抵抗外源性皮质激素对肾上腺皮质的抑制作用，防止激素单独使用所致的下丘脑-垂体-肾上腺皮质轴（HPA）的功能紊乱。

本期除以阴虚火旺为主外，由于肾病患儿体内湿邪较重，湿热互结，还会出现湿热证。

（2）症候二：口苦、口干、口黏，舌苔黄腻等。

治法：清热利湿解毒。

方用：甘露消毒丹加减：飞滑石、黄芩、绵茵陈、石菖蒲、川贝母、藿香、连翘、白蔻仁、薄荷、射干。

加减：

黄疸明显者，宜加栀子、大黄清泄湿热。

咽喉肿甚，可加板蓝根等以解毒消肿利咽。

（3）症候三：火又易至肿疡，临床表现为各种化脓性感染，如痤疮感染、咽部感染、腹膜炎等，表现为满面通红、局部疮疡肿痛、口苦口干，唇舌红绛、舌苔黄燥、脉滑数等。

治法：清热解毒。

方用：五味消毒饮加减：金银花、野菊花、蒲公英、紫花地丁、紫背天葵子。

加减：

热重，加黄连、连翘之类清泄热毒。

血热毒盛，加赤芍、丹皮、生地黄等，以凉血解毒。

积液多、炎症包块大者，加败酱草、红藤、双花。

腹痛甚者，加赤芍、丹皮、红花、乳香、没药。

体质弱或内分泌失调者，加茯苓、生地。

有尿频、尿痛、尿急症状者，加滑石。

在治疗中应注意随证施方，辨证治疗。

2. 激素隔日巩固缓解阶段

本阶段激素对 HPA 轴功能的抑制作用逐渐减轻，随激素量的变化，外源性阳刚燥热之品减少，而"壮火食气"的副作用表现出来。火易耗气伤阴，可导致气阴两虚。主要症状有气短乏力、自汗、易感冒、手足心热、纳呆腹胀、大便稀溏、腰膝酸软，舌质淡，有齿痕、脉沉细或细数，即激素撤减综合征，其发生机制与 HPA 轴系统暂时性功能紊乱有关。

治法：益气养阴，补肾健脾。

方用：参芪地黄丸和四君子汤加减：生地、山药、山萸肉、泽泻、茯苓、丹皮、人参、黄芪、白术、陈皮、甘草。

加减：

偏气虚者，重用黄芪，加党参、白术以益气健脾。

阴虚偏重者，加玄参、怀牛膝、麦冬、枸杞子等以养阴。

亦可加菟丝子、杜仲等以补肾。

现代药理研究表明，在激素减量阶段，配合益气补肾药，有助于减少机体对激素的依赖，防止症状反跳，抵抗外源性皮质激素对垂体-肾上腺皮质轴的反馈抑制，防止激素撤减综合征，巩固疗效。

3. 激素减量至小剂量维持阶段

本阶段主要是巩固治疗，防止复发。经过积极有效的治疗，大多数肾病患儿病情都已缓解，激素用量已接近人体的生理水平。由于大量外源性激素对内源性"少火"产生的抑制，所以"少火生气"作用减少，表现出肾阳虚的症状，即肾上腺皮质功能不全的表现。发生机制为外源性激素对 HPA 轴长期负反馈抑制作用。此阶段肾上腺皮质处于长期抑制性萎缩状态，皮质醇分泌减少甚至停止，一旦激素减少或停用极易引起肾病复发。肾阳为诸阳之本，肾阳虚则阳气的温煦功能减弱，症见面色苍白、倦怠乏力、肢凉怕冷、纳呆，舌淡胖少苔、脉沉细或细数，辨证以肾阳虚为主。

治法：温补肾阳。

方用：金匮肾气丸加减：锁阳、补骨脂、菟丝子、山茱萸、肉桂、杜仲、巴戟天、肉苁蓉、淫羊藿、干姜等。

现代药理研究表明，温肾药可促进肾血流量增加及肾小球滤过率的增加，还可对抗激素对胸腺及脾脏的抑制作用，并能促使肾上腺肥大，故温补肾阳药能在一定程度上减弱外源激素对具有免疫功能的淋巴组织及肾上腺的抑制作用。近年来现代医学研究表明，单纯性肾病综合征患儿，在激素治疗前即存在肾上腺皮质功能低下。大剂量肾上腺皮质激素治疗，一方面虽能使肾病缓解，另一方面又使得 HPA 受到抑制，皮质醇水平不断下降。血清皮质醇水平的持续降低又可通过神经-内分泌-免疫网络，使肾小球病变持续发展，导致病情反复发作。补肾中药可以拮抗皮质激素对 HPA 的抑制作用，从而减少了激素的副作用，也降低了小儿肾病的复发率。

4. 激素停药阶段

本阶段主要是预防各种感染，提高机体抗病能力，防止肾病反复。感染已被公认为小儿肾病最常见的合并症及引起死亡的主要原因，其中以呼吸道感染最为常见。感染不仅与肾病的发生有关，还是小儿肾病复发的重要因素。小儿对各种疾病的抵抗力较差，加之寒温还不能自调，饮食又不知自节，一旦调护稍有失宜，就易被外邪所伤。现代医学也认为反复感染患儿与其机体的免疫力低下有关。免疫力属于中医"正气"范畴，中药对于辅助人体正气、预防疾病的发生有一定的作用。

症候：面色苍白、气短乏力、纳呆便溏、自汗、易感冒、腰膝酸软，舌淡胖、脉沉弱等。辨证属肺脾肾三脏俱虚。

治法：益气健脾补肾。

方用：玉屏风散合金匮肾气丸加减：黄芪、白术、防风、党参、山药、肉桂、熟地黄、肉苁蓉、菟丝子、茯苓等。

出自《丹溪心法》的玉屏风散由黄芪、白术、防风组成，是中医扶正固本的经典方剂。近年来研究发现玉屏风散对机体免疫系统具有双向调节作用，有利于肾病的治疗。中医药试验研究表明：应用玉屏风散可使患儿血清IgA、IgG水平显著升高，还能使患儿低于正常或高于正常的 IgM 恢复正常。动物实验也证明玉屏风散对体液免疫、细胞免疫及 T 细胞功能均有一定保护作用。玉屏风散可能不会直接导致肾病缓解，但其可改善肾病患儿免疫状态，降低合并感染和复发机会，所以玉屏风散治疗小儿肾病继发性免疫功能低下在临床中已被广泛应用。

5. 小结

综上所述，中西医结合治疗小儿肾病综合征取得了较大进展，在应用激素的基础上联合应用中药，不仅可以拮抗西药的副作用，减少并发症及撤减西药后的反跳现象，而且能缩短激素的用药时间，预防感染，增强机体抵抗力，减少复发。中医从整体观出发，辨证论治，灵活加减，标本兼顾，治疗小儿肾病综合征疗效显著、副作用小，弥补了西医单纯运用激素、环磷酰胺治疗的不足，显示了独特的优势。如在今后工作中能把西医的辨病与中医的辨证有机地结合并用于指导临床，就可以更好地提高患儿的生活质量，降低肾病患儿的易感性和反复性，使中西医结合治疗小儿肾病综合征的水平达到新的高度。

（曾海生）

第九章

过敏性紫癜的中医诊治

过敏性紫癜是一种以小血管炎为主要病变的全身性血管炎综合征。以皮肤紫癜、消化道黏膜出血、关节肿痛和肾脏损伤（血尿、蛋白尿等）为主要临床表现。本病一年四季均可发生，但以冬春季发病较多。各年龄段均可发病，以学龄儿童最多见，3～14岁为好发年龄。男孩多于女孩，男女发病比例大约为（1.4～2）：1。古代医籍中的紫癜、紫癜风、葡萄疫、肌衄等病症，与本病相似。

一、过敏性紫癜的诊断

（一）诊断要点

（1）发病前可有上呼吸道感染或服食某些食物、药物等病史。

（2）发病较急，紫癜多见于下肢远端及臀部，对称分布，形状不一，高出皮面，压之不褪色。可伴有荨麻疹、血管神经性水肿、游走性大关节肿痛、腹痛、便血及血尿、蛋白尿等。

（3）血小板计数多数正常或升高，出血、凝血时间、血块收缩时间均正常。

（4）应注意定期检查尿常规，可有镜下血尿、蛋白尿等肾脏损伤表现。肾组织活检可确定肾脏病变性质。

（二）实验室检查

血常规、尿常规、粪常规及隐血试验、肝肾彩超、24 h尿蛋白定量、尿NAG酶、尿红细胞形态、毛细血管脆性试验、血块收缩试验、凝血五项、肝肾功能、免疫学检查、过敏原筛查等。

（三）鉴别诊断

本病可与特发性血小板减少性紫癜、链球菌感染后肾小球肾炎、风湿性关节炎、急腹症、急性肾炎、IgA肾病等疾病相鉴别。

二、过敏性紫癜的辨证施治

（一）风热伤络

症候：紫癜以下肢和臀部为多，可伴荨麻疹，也可见于上肢，对称分布，颜色较鲜红，大小形态不一，可融合成片，或有痒感；并可见关节肿痛、腹痛、便血、尿血等症，前驱症状多为发热、微恶风寒、咳嗽、咽红、鼻衄、全身不适、食欲不振等；舌质红，苔薄黄，脉浮数。

治法：祛风清热，凉血安络。

主方：银翘散加减。

方药：金银花、连翘、牛蒡子、薄荷、荆芥、紫草、茜草、生地黄、牡丹皮等。

加减：

皮肤瘙痒者，加白鲜皮、牛蒡子、地肤子、浮萍、蝉蜕。

咳嗽者，加桑叶、菊花、前胡。

便血者，加苦参、槐花炭。

腹痛者，加广木香、赤芍。

尿血者，加藕节炭、白茅根、大蓟、小蓟、旱莲草。

关节肿痛者，加秦艽、防己、怀牛膝。

（二）血热妄行

症候：起病急，皮肤瘀斑密集，甚则融合成片，色鲜红或紫红；可伴发热面赤、口干、渴喜冷饮、心烦失眠、衄血、便血或大便干结、小便黄赤；舌质红，苔黄略干，脉数有力。

治法：清热解毒，凉血化斑。

主方：犀角地黄汤加味：水牛角、生地黄、牡丹皮、赤芍等。

加减：

皮肤紫斑多者，加丹参、荆芥、忍冬藤。

便血者，加生地榆、血余炭、槐花炭。

腹痛者，加广木香、白芍药。

尿血者，加大蓟、小蓟、白茅根、旱莲草。

关节肿痛者，加忍冬藤、海风藤、怀牛膝。

便秘，加生大黄（后下）。

目赤者，加青黛、菊花。

（三）湿热痹阻

症候：皮肤紫斑色黯，或起疮，多见于关节周围，伴有关节肿痛灼热，尤以膝、踝关节多见，四肢沉重，肢体活动受限；可伴有腹痛、纳呆、渴不欲饮、大便不调、便血、尿血；舌质红，苔黄腻，脉滑数或弦数。

治法：清热利湿，化瘀通络。

主方：四妙丸加味：黄檗、苍术、牛膝、薏苡仁、生白术、木瓜、紫草、桑枝、独活等。

加减：

关节肿痛、活动受限者，加赤芍、鸡血藤、忍冬藤、海风藤、牛膝。

泄泻者，加葛根、黄连、马鞭草。

尿血者，加小蓟、石韦、白茅根。

腹痛较甚者，可配用芍药甘草汤缓急止痛。

（四）阴虚火旺

症候：起病缓，病程长，皮肤紫癜时发时止，瘀斑色暗红；可伴低热盗汗、手足心热、心烦不宁、口燥咽干、头晕耳鸣、尿血；舌红少津，脉细数。

治法：滋阴清热，凉血化瘀。

主方：大补阴丸加减：熟地黄、龟板、黄檗、知母、牡丹皮、牛膝、蜂蜜等。

加减：

腰膝酸软甚者，加山萸、枸杞子、女贞子。

尿血色红者，可另吞服琥珀粉、三七粉。

低热者，加银柴胡、地骨皮以清虚热。

盗汗者，加煅牡蛎、煅龙骨、五味子以敛汗止汗。

（五）气不摄血

症候：病程较长，紫癜反复发作，隐约散在，色淡，形体消瘦，面色不华，体倦乏力，头晕心悸，食少纳呆，便溏；舌淡，苔薄白，脉细弱或沉弱。

治法：健脾益气，和营摄血。

主方：归脾汤加减：党参、黄芪、白术、当归、龙眼肉、茯神、酸枣仁、远志等。

加减：

腹痛便血者，加乌梅、白芍、防风炭、生地榆。

出血不止者，加鸡血藤、血余炭、阿胶。

兼有风邪表证者，可酌加荆芥、防风、牛蒡子等疏风解表之品，但用量不宜大，以防化燥伤阴。

三、紫癜性肾炎的辨证施治

（一）风热夹瘀

症候：起病急，皮肤紫斑，以下肢和臀部为多，对称分布，颜色鲜红，呈斑丘疹样，大小形态不一，可融合成片；可伴有发热、微恶风寒、咳嗽、流浊涕、咳黄痰、咽鲜红、鼻衄、尿血、便血；舌体瘀斑，苔薄黄，脉浮数。

治法：祛风清热，活血化瘀。

主方：连翘败毒散加减：当归、连翘、黄芩、麦冬、柴胡、前胡、生地黄、黄连、甘草等。

加减：

皮肤瘙痒者，加白鲜皮、地肤子等。

腹痛者，加木香、芍药。

便血者，加生地榆、苦参、槐花炭。

尿血者，加藕节炭、白茅根、大蓟、小蓟、旱莲草。

（二）血热夹瘀

症候：发病急骤，皮肤瘀点瘀斑密布，此起彼落，色深紫红，甚则融合成片；可伴有心烦、口干欲饮、鼻衄、齿衄、便血、便秘、小便短赤；舌红绛或有芒刺，舌下脉络迂曲，苔薄黄或黄厚，脉数有力。

治法：清热解毒，活血化瘀。

主方：犀角地黄汤加味：水牛角、生地黄、赤芍、牡丹皮、玄参、栀子、黄芩、紫草、连翘、甘草等。

加减：

皮肤紫斑多者，加知母、栀子、藕节炭、茜草炭、仙鹤草。

鼻衄量多者，可酌加白茅根、炒蒲黄（包煎）、仙鹤草、三七粉（吞服）。

齿衄者，加藕节炭。

尿血者，加大蓟、小蓟。

便血者，加生地榆、益母草。

（三）阴虚夹瘀

症候：起病较缓，病程较长，紫癜时发时隐，色暗红，或紫癜已消退，低热，潮热盗汗，手足心热，口干喜饮，夜寐不安，咽暗红，大便干燥；舌红少津，舌体瘀斑，少苔或无苔，脉细数。

治法：滋阴清热，活血化瘀。

主方：知柏地黄汤加减：生地黄、牡丹皮、山茱萸、茯苓、黄檗、知母、旱莲草、牛膝、泽兰等。

加减：

低热者，加银柴胡、青蒿、地骨皮。

盗汗者，加煅牡蛎、煅龙骨、五味子。

尿血者，加白茅根、小蓟、大蓟、仙鹤草。

便血者，加生地榆、槐花炭。

（四）气阴两虚夹瘀

症候：起病较缓，病程较长，紫癜时发时隐，色暗红，或紫癜已消退，自汗盗汗，咽干唇裂，口渴喜饮，五心烦热，面色潮红，午后潮热，平日易感冒，倦怠乏力，少气懒言，纳差食少；舌体瘀斑，舌红少津，少苔，脉细无力。

治法：益气养阴，活血化瘀。

主方：参芪地黄汤加减：人参、黄芪、茯苓、生地黄、山药、山茱萸、牡丹皮、泽泻等。

加减：

口干咽燥者，加玄参、石斛、玉竹等。

尿血者，加炒蒲黄（包煎）、藕节炭、小蓟、大蓟。

便血者，加生地榆、槐花炭等。

（五）中药成药

1. 口服中成药

（1）雷公藤多苷片：1～1.5 mg/(kg·d)，分2～3次口服。适用于过敏性紫癜反复不愈及各型紫癜性肾炎。单纯皮肤紫癜疗程2～3个月，紫癜性肾炎疗程3～6个月。

（2）归脾丸（党参、炒白术、炙黄芪、炙甘草、茯苓、炙远志、炒酸枣仁、龙眼肉、当归、木香、大枣）：3～6岁1/3丸，6～9岁1/2丸，9岁以上1丸，1日2～3次。用于气不摄血证。

（3）荷叶丸（荷叶、藕节、大蓟炭、小蓟炭、知母、黄芩炭、地黄炭、棕榈炭、焦栀子、白茅根、玄参、白芍、当归、香墨）：7岁以上儿童每次4.5 g，1日2～3次，空腹温开水送服。用于血热妄行证。

（4）肾炎康复片（西洋参、人参、地黄、炒杜仲、山药、白花蛇舌草、黑豆、土茯苓、益母草、丹参、泽泻、白茅根、桔梗）：每次5片，1日3次。适用于紫癜性肾炎气阴两虚证。

2. 中药注射剂

（1）清开灵注射液（胆酸、珍珠母、猪去氧胆酸、栀子、水牛角粉、板蓝根、黄芩苷、金银花。辅料为依地酸二钠、硫代硫酸钠、甘油）：

0.5 mL/(kg·d)，加入 5% 葡萄糖注射液 100～250 mL 中静脉点滴，1 日 1 次，疗程 4 周。用于血热妄行证。

（2）复方丹参注射液（丹参）：0.5 mL/(kg·d)，加入 5% 葡萄糖注射液 100～250 mL 中静脉点滴，1 日 1 次，疗程 4 周。用于过敏性紫癜血热妄行证及各型紫癜性肾炎。

（曾海生）

第十章

急性肾小球肾炎的中医治疗

急性肾小球肾炎（acute glomemlonephritis，AGN）是一种急性起病，以血尿、蛋白尿、高血压、水肿，或伴有暂时性肾小球滤过率降低为临床特征的肾小球疾病。病初伴有血清补体 C3 下降，病理表现为毛细血管内增生性肾小球肾炎。多见于 A 组 β 溶血性链球菌感染后，也可见于其他细菌、病毒和原虫感染。该病多能自发痊愈，但重症患者可出现心力衰竭、脑病、急性肾衰竭等并发症。任何年龄均可发病，但以儿童及青少年多见。根据本病的主要临床表现，属于中医的"水肿"范畴，部分以血尿为主者则属于"尿血"范畴。

一、诊断依据

（一）临床表现

常在咽炎、扁桃体炎、脓皮病、丹毒及猩红热等链球菌感染后 1～3 周出现，起病较急，有以下表现。

（1）血尿：肉眼血尿占 1/3，镜下血尿见于所有患者。

（2）蛋白尿：轻、中度蛋白尿，约 1/4 患者的 24 h 尿蛋白定量＞3.5 g。

（3）水肿：多为晨起眼睑水肿，严重时波及全身，可见凹陷性。

（4）少尿：见于 50％患者，无尿罕见。

（5）高血压：见于 60％～80％患者，血压轻、中度升高，重度高血压少见。

（6）高血容量：严重者可有气急、呼吸困难、心脏扩大及奔马律。

（7）全身症状：包括疲乏、厌食、恶心、呕吐等。

（二）体征

1. 水肿

为常见体征，先见于眼睑，渐及全身，按之凹陷不平。

2. 眼底改变

为高血压引起，可见视网膜小动脉痉挛，偶有火焰状出血及视神经头水肿。

（三）理化检查

1. 尿液检查

血尿几乎见于所有患者，尿红细胞呈多形性，常伴有肾小管上皮细胞、白细胞、透明或颗粒管型，轻、中度蛋白尿，约有 1/4 患者的 24 h 尿蛋白定量＞3.5 g，尿中纤维蛋白降解产物增加。

2. 血沉

急性期病变血沉常增快。

3. 肾功能测定

多数患者急性期有轻度肾小球滤过率下降，血尿素氮和肌酐浓度在正常上限，肾血流量正常。极少数肾小球滤过率严重下降，出现尿毒症、高血钾表现。

4. 血清补体及免疫球蛋白测定

一过性血清补体降低是本病重要的诊断依据之一。疾病早期血清总补体浓度（CH50）、C3、C4 及备解素下降，其后逐渐恢复，6～8 周恢复正常。

5. 细菌培养及血清学试验

咽拭子或皮肤培养常见 A 组 β 溶血性链球菌；血清抗链球菌溶血素"O" 抗体常在链球菌感染后 2～3 周出现，3～5 周滴度达高峰后逐渐下降；在感染后 4 周可检测到抗链球菌胞壁 M 蛋白抗体。

6. 肾脏 B 超检查

双肾大小正常或增大。

7. 活检

以下两种情况下应进行肾活检：少尿 3～7 d 以上或进行性尿量减少，肾小球滤过功能呈进行性损害，疑为急进性肾小球肾炎者。病程 1～2 个月以上，临床表现无好转趋势，考虑其他原发或者继发肾小球疾病者。

二、辨证论治

急性肾小球肾炎多由于感受外邪引起，首先辨外邪的性质，其次辨属寒属热、属实属虚，再次辨病变部位，在肺、脾、肾三脏，与心、肝两脏及三焦、膀胱有关。治疗原则不外乎扶正与祛邪两大方面，祛邪以疏风解表、宣肺利水、清热解毒、活血化瘀、凉血止血等为法，扶正则以益气养阴、健脾益肾收功。

（一）风水泛滥证

症候：起病急，颜面及四肢或全身浮肿，尿少，恶风寒，脉浮紧或浮数；或发热，咳嗽，舌苔薄白或薄黄，脉浮数。

治法：疏风清热，宣肺利水。

方药：偏于风寒者，用越婢加术汤加减；偏于风热者，用麻黄连翘赤小豆汤加减。

（1）风寒：麻黄9 g，石膏（先煎）3～30 g，白术9 g，甘草4.5 g，生姜5 g，大枣10 g。

加减：

风寒偏盛，石膏可减量，加紫苏叶10 g、桂枝6 g、防风6 g。

尿血，加血余炭12 g、蒲黄（包煎）9 g。

纳呆，舌苔白腻，加厚朴10 g、法半夏10 g、陈皮9 g。

（2）风热：麻黄9 g，杏仁9 g，桑白皮15 g，连翘15 g，赤小豆30 g。

加减：

风热偏盛，加金银花15 g、板蓝根15 g、鲜白茅根30 g。

咳嗽甚，加前胡9 g、桔梗9 g。

咽痛甚，加山豆根9 g、射干9 g。

中成药：银黄口服液，口服，1次5～10 mL，1日3次。

（二）湿毒浸淫证

症候：身发疮痍，皮肤溃烂，面浮肢肿，尿少色赤，舌红苔黄，脉数或滑数。

治法：宣肺解毒，利湿消肿。

方药：麻黄连翘赤小豆汤合五味消毒饮加减：麻黄9 g，杏仁9 g，桑白皮15 g，连翘15 g，赤小豆30 g，金银花15 g，野菊花30 g，蒲公英30 g，紫花地丁15 g，紫背天葵15 g。

加减：

湿盛皮肤糜烂，加苦参9 g、土茯苓15 g。

风盛皮肤瘙痒，加白鲜皮9 g、地肤子9 g。

血热肌肤红肿，加牡丹皮9 g、赤芍9 g。

大便不通，加大黄6 g、芒硝（冲服）9 g。

尿血甚，加血余炭12 g、侧柏9 g、牡丹皮9 g、赤芍9 g或琥珀粉2 g冲服。

中成药：清开灵注射液，肌肉注射，1日2～4 mL；重症患者，清开灵注射液20～40 mL加入10％葡萄糖注射液200 mL或生理盐水注射液100 mL中，静脉滴注，1日1～2次。

（三）水湿浸渍证

症候：遍体浮肿，身重困倦，胸闷纳呆，泛恶，舌质淡，舌体胖大，舌苔白腻，脉沉缓。

治法：健脾化湿，通阳利水。

方药：五皮饮合胃苓汤加减：桑白皮15 g，陈皮9 g，大腹皮15 g，茯苓皮30 g，生姜皮9 g，白术15 g，苍术15 g，厚朴9 g，猪苓15 g，泽泻9 g，肉桂3 g。

加减：肿盛而喘，加麻黄9 g、杏仁9 g、葶苈子（包煎）9 g。

中成药：

（1）香砂六君子丸，口服，1次6～9 g，1日2～3次。

（2）参苓白术丸，口服，1次6 g，1日2次。

（四）湿热内壅证

症候：遍体浮肿，尿黄赤，口苦，口黏，腹胀，便秘，舌红苔黄腻，脉滑数。

治法：分利湿热，导水下行。

方药：疏凿饮子加减：泽泻12 g，赤小豆15 g，商陆6 g，羌活9 g，大腹皮12 g，椒目3 g，秦艽9 g，槟榔9 g，茯苓皮15 g。

加减：

尿血，小便灼热，加大小蓟各15 g、白茅根15 g。

发热咽痛，加牛蒡子15 g、蝉蜕9 g、山豆根9 g。

见大便秘结，加己椒苈黄丸。

中成药：

（1）肾炎四味片，口服，1次8片，1日3次。

（2）肾炎康复片，口服，1次5片，1日3次。

（五）下焦湿热证

症候：尿呈洗肉水样，小便频数，心烦，口干，舌红少苔，脉细数。

治法：清热利湿，凉血止血。

方药：小蓟饮子加减：生地黄15 g，小蓟30 g，滑石（包煎）30 g，通草9 g，炒蒲黄（包煎）15 g，淡竹叶9 g，藕节15 g，当归12 g，炒子9 g，甘草 9 g。

加减：尿血甚，可吞服三七粉 3 g，琥珀粉 2 g。

中成药：

(1) 三金片，口服，小片 1 次 5 片，大片 1 次 3 片，1 日 3～4 次。

(2) 八正合剂，口服，1 次 15～20 mL，1 日 3 次。

(六) 阴虚湿热证

症候：腰酸乏力，面热颧红，口干咽燥，舌红，舌苔薄黄或少苔，脉细数。

治法：滋阴益肾，清热利湿。

方药：知柏地黄丸或大补阴丸加减：生地黄 15 g，山药 18 g，茯苓 15 g，牡丹皮 9 g，泽泻 9 g，山茱萸 9 g，黄檗 9 g，知母 9 g。

加减：

低热，加银柴胡 9 g，青蒿 (后下) 9 g，地骨皮 15 g。

咽干而痛，加玄参 9～15 g，藏青果 9 g。

中成药：

(1) 二至丸，口服，1 次 3～9 g，1 日 2～3 次。

(2) 六味地黄胶囊，口服，1 次 1～3 粒，1 日 3 次。

三、其他治法

(一) 单方验方

(1) 鱼腥草汤：鱼腥草 15 g，倒叩草 30 g，半枝莲 15 g，益母草 15 g，车前草 15 g，白茅根 30 g，灯芯草 10 g。具有清热利水，活血解毒作用。用于治疗急性肾炎水肿、高血压、蛋白尿、血尿诸症。

(2) 鲜茅根 250 g，水煎服，1 日 1 剂，适用于急性肾炎血尿显著者。

(3) 玉米须 60 g，水煎服，适用于急性肾炎水肿者。

(二) 针刺

(1) 体针。主穴为水穴、水道、三焦俞、委中、阴陵泉。风水泛滥者，加肺俞、列缺、合谷；水湿浸渍者，加脾俞、足三里、三阴交；肾虚为主者，加灸肾俞、关元、足三里。

(2) 耳针。取穴肺、脾、肾、膀胱、三焦。毫针中等强度刺激，也可埋针或用王不留行贴压。

(曾海生)

第十一章

泌尿道感染的中医治疗 ——

一、泌尿道感染诊断

(一) 概述

小儿泌尿道感染（urinary tract infection in children）是指病原体直接侵入尿路，在尿液中生长繁殖，并侵犯泌尿道黏膜或组织而引起的炎症，是小儿常见的泌尿系疾病。临床以尿频、尿急、尿痛、排尿困难或发热恶寒为主要表现。四季皆可发病，以婴幼儿、女孩多见。引发泌尿道感染的致病菌以革兰氏阴性杆菌多见，主要为大肠埃希菌、副大肠埃希菌、变形杆菌、克雷白杆菌，少数为肠球菌和葡萄球菌，其中大肠埃希菌是泌尿道感染中最常见的致病菌。古代医籍中无此病名，按其主要临床表现，属于中医学"淋证""尿频"等范畴。

(二) 临床表现

小儿泌尿道感染的临床表现因患儿年龄不同存在较大差异。新生儿以全身症状为主，主要表现为发热、纳乳差、嗜睡、呕吐、泄泻、体质量不增，或有黄疸。婴幼儿以发热为主，常见纳差、泄泻、排尿时哭闹、顽固性尿布疹，部分可出现黄疸及神经系统症状。年长儿除发热外，往往以膀胱刺激征（尿频、尿急、尿痛）较为明显，可见排尿困难、腰腹痛、尿液混浊、肉眼血尿、肾区叩击痛等表现。

(三) 实验室及其他检查

1. 尿常规检查

清洁中段尿离心尿沉渣白细胞＞5 个/HP 或未离心尿标本白细胞＞10 个/mL，即疑为泌尿道感染。

2. 尿细菌培养

清洁中段尿细菌培养菌落计数≥1×10^5/mL 者可确诊，$1 \times 10^4 \sim 1 \times 10^5$/mL 为可疑，＜$1 \times 10^4$/mL 多为污染；经导尿或膀胱穿刺行尿培养菌

落计数＞$1×10^4$/mL 者有诊断意义。革兰氏阳性球菌菌落计数＞$1×10^3$/mL 即应考虑泌尿道感染。

3．血常规检查

外周血白细胞正常或升高。

4．其他检查

反复泌尿道感染者应选做静脉肾盂造影、泌尿系 B 超、X 线、CT 扫描、排尿性膀胱尿路造影等，以了解有无泌尿道畸形和尿道动力学改变。

5．需与泌尿道感染鉴别的病种

白天尿频综合征，急性肾小球肾炎，肾病综合征，泌尿系结石，肾结核。

二、辩证治疗

（一）治疗原则

本病多因湿热内蕴所致，治疗以清热利湿通淋为基本原则。病程初期，正盛邪实，正邪搏结，治疗以清热利湿为主。若病程迁延难愈，则易致正气不足，气阴两伤或脾肾气虚，形成虚实兼杂之证，治以益气养阴或健脾补肾，佐以祛邪化湿。但要注意正邪孰轻孰重，做到祛邪不伤正、养阴不助湿。本病还常结合其他治法，如中成药、针灸法、洗浴法等。重症患儿可配合敏感抗生素治疗。

（二）膀胱湿热证

症候：小便频数刺痛，点滴而下，小便黄赤或混浊，大便秘结，小腹胀满，甚则痛引脐中，哭闹不安，或伴发热，舌红、苔黄厚腻，脉滑数，指纹紫。

治法：清热解毒，利湿通淋。

主方：八正散（《太平惠民和剂局方》）加减。

常用药：车前子（包煎）、瞿麦、萹蓄、滑石（先煎）、栀子、甘草、通草、灯芯草、大黄等。

加减：

寒热往来者，加柴胡、黄芩。

恶心呕吐者，加姜半夏、竹茹、广藿香。

纳差者，加陈皮、麦芽。

泄泻者，加苍术、黄连、焦山楂。

（三）心火炽盛证

症候：小便频急，灼热刺痛，尿色黄赤甚则尿血，少腹拘急，口舌生疮，心烦失眠，面色红赤，口渴欲饮冷，大便秘结，舌尖红、苔黄，脉滑数，指纹紫。

治法：清心泻火，导赤通淋。

主方：导赤散（《小儿药证直诀》）加减。

常用药：地黄、甘草、淡竹叶、灯芯草、黄连、黄芩、莲子心、茯苓、滑石（先煎）、白茅根等。

加减：

大便秘结者，加大黄。

大便溏薄而黏滞者，加薏苡仁。

尿痛而急、色赤而涩者，加石韦、萹蓄、瞿麦。

（四）肝肾阴虚证

症候：病程较久，小便淋漓，色黄短赤，低热盗汗，五心烦热，颧红咽干，夜寐不安，腰膝酸软，目眩耳鸣，舌红而嫩、苔少，脉细数，指纹淡。

治法：滋阴降火，利湿通淋。

主方：知柏地黄丸（《医方考》）加味。

常用药：熟地黄、山茱萸、山药、泽泻、牡丹皮、茯苓、知母、黄檗、石韦等。

加减：

小便频数者，加萹蓄、瞿麦、白茅根。

心烦不得眠者，加酸枣仁、柏子仁、天冬。

潮热盗汗者，加地骨皮、煅龙骨（先煎）、煅牡蛎（先煎）。

（五）气阴两虚证

症候：病势缠绵，时轻时重，尿频淋漓，腰膝酸痛，面色苍白，神疲乏力，气短懒言，五心烦热，失眠，潮热，盗汗，咽部暗红，舌淡、苔少，脉细数，指纹淡。

治法：益气养阴，利湿通淋。

主方：六味地黄丸（《小儿药证直诀》）合四君子汤（《太平惠民和剂局方》）加减。

常用药：熟地黄、山茱萸、山药、泽泻、牡丹皮、茯苓、人参、白术、萹蓄、瞿麦、甘草等。

加减：

腰膝酸软者，加续断、桑寄生。

心烦、夜寐不安者，加酸枣仁、合欢皮。

腰痛、舌质瘀暗者，加益母草、红花。

平日易感冒者，加黄芪、防风。

（六）脾肾气虚证

症候：病程日久，小便频数，淋漓不尽，尿色混浊，神倦乏力，面色萎黄，纳差，小腹坠胀，腹痛绵绵，大便稀溏，甚则畏寒怕冷，手足不温，眼睑浮肿，舌质淡或有齿痕、苔薄腻，脉细弱，指纹淡。

治法：健脾补肾，利湿通淋。

主方：缩泉丸（《魏氏家藏方》）加味。

常用药：乌药、益智仁、山药、白术、薏苡仁、淫羊藿、石韦等。

加减：

尿液混浊者，加茯苓、车前子（包煎）。

夜尿增多者，加覆盆子、桑螵蛸、海螵蛸。

畏寒怕冷、四肢不温者，加附子（先煎）、肉桂。

（七）中成药

1. 八正片

（1）组成：瞿麦、车前子（炒）、萹蓄、大黄、滑石、川木通、栀子、甘草、灯芯草。

（2）片剂，每片重 0.6 g。

（3）口服，成人每服 3～4 片，每日 3 次。

（4）每服剂量：<3 岁 1 片，3～6 岁 2 片，>6 岁 3 片，每日 3 次，或遵医嘱，温开水送服。用于膀胱湿热证。

2. 复方石韦片

（1）组成：石韦、黄芪、苦参、萹蓄。

（2）片剂，每片重 0.4 g。

（3）口服，成人每服 5 片，每日 3 次。

（4）每服剂量：1～4 岁 1 片，4+～9 岁 2 片，9+～14 岁 3 片，每日 3 次，或遵医嘱，温开水送服。用于膀胱湿热证。

3. 三金片

（1）组成：金樱根、菝葜、羊开口、金沙藤、积雪草。

（2）片剂，每片重 0.29 g（相当于饮片 3.5 g）。

（3）口服，成人每服 3 片，每日 3～4 次。

（4）每服剂量：3～5 岁 1/2 片，5＋～12 岁 1 片，每日 3～4 次，或遵医嘱，温开水送服。用于膀胱湿热证。

4. 知柏地黄丸

（1）组成：知母、熟地黄、黄檗、酒炙山茱萸、山药、牡丹皮、茯苓、泽泻。

（2）丸剂，水蜜丸，每 30 粒重 6g。

（3）口服，成人每服 30 粒，每日 2 次。

（4）每服剂量：5～10 岁 15 粒，10＋～16 岁 25 粒，每日 2 次，或遵医嘱，温开水送服。用于肝肾阴虚证。

5. 金匮肾气丸

（1）组成：地黄、山药、酒炙山茱萸、茯苓、牡丹皮、泽泻、桂枝、制附子、去头牛膝、盐炙车前子。

（2）丸剂，大蜜丸，每丸重 6 g。

（3）口服，成人每服 1 丸，每日 2 次。

（4）每服剂量：＜6 岁 1/2 丸，≥6 岁 1 丸，每日 2 次，或遵医嘱，温开水送服。用于脾肾气虚证。

（八）针灸疗法

（1）主穴：委中、下髎、阴陵泉、束骨。

配穴：小便灼热刺痛加曲池；尿血加血海、三阴交；少腹胀满加曲泉；寒热往来加内关；腰痛加耳穴，取肾、腰骶区。

适用于实证。

（2）主穴：委中、阴谷、复溜、照海、太溪。

配穴：腰背酸痛加关元、肾俞；多汗补复溜、泻合谷；尿频尿痛加中极、阴陵泉；低热、盗汗加中脘、照海；形寒肢冷、大便稀薄加关元、肾俞。适用于虚证。

（九）点穴疗法

（1）方法：以示指或拇指在穴位上点按 30 次左右，以得气为度，继而由轻到重，每次持续 30 min，每日 1～2 次。

主穴：肾俞、膀胱俞、三阴交、关元。

配穴：小肠俞、阴陵泉、大钟、复溜。

适用于各证型。

（2）耳穴压豆法选穴：肾、膀胱、三焦、肝、脾、心、小肠。将王不留行置于 0.5 cm×0.5 cm 的胶布上，固定于上述穴位，轻者单侧，重者双侧，压贴 3 d 更换 1 次，每日患儿可自行触压各穴 6 次，以增强疗效。适用于各证型。

（十）推拿疗法

（1）先用拇指、示指及中指提拿小腹部肌肉，后用掌摩之；继用拇指按揉膀胱俞、肾俞、肺俞、太溪，重点为阳陵泉、三阴交；最后揉按背部，重点为膀胱俞、肾俞、腰骶部。适用于实证。

（2）先揉按小腹部，重点为关元、中极、气海、水道；继用拇指按揉足三里、三阴交；最后掌擦腰背部，重点为气海俞、膀胱俞。适用于虚证。

（3）每日下午揉丹田 200 次，摩腹 20 min，揉龟尾 30 次，学龄期儿童可用擦法，横擦肾俞、八髎。适用于脾肾气虚证。

（十一）药物外治法

（1）坐浴。金银花 30 g、蒲公英 30 g、地肤子 30 g、艾叶 30 g、赤芍 15 g、通草 6 g、苦参 10 g、蛇床子 10 g。布包水煎，注意温度，避免烫伤。坐浴，每日 1～2 次，每次 15～20 min。用于治疗尿频、尿急、尿痛。适用于膀胱湿热证。

（2）外洗。外阴部感染患儿局部红肿或溃烂者，可用野菊花 30 g、金银花 30 g、黄檗 15 g、苦参 15 g、车前草 30 g 煎汤，温洗，每日 3 次。适用于实证。

（陈树杰　曾海生）

第三篇 中医传统疗法

第十二章

泌尿系结石的中医疗法

一、概述

泌尿系结石是指肾、输尿管、膀胱、尿道结石，是小儿时期的常见病，临床表现轻重悬殊，轻者无明显症状，重者可出现腰腹绞痛、血尿、排尿困难等，甚或因肾功能衰竭而危及生命。根据其发病特点及临床表现，应归属中医学"石淋"等证范畴。石淋的发生主要与饮食不节（洁），损伤脾胃，湿热蕴结密切相关，其他如感受外邪、七情过激、素体亏虚等因素也可引起本病。

小儿脾常不足、肾常虚，乳食不知自节，若调护失宜，伤于乳食，致脾胃受损，脾失健运，聚湿生热，湿热下注，肾虚气化不行，膀胱湿热蕴积，煎熬尿液，日积月累，结为砂石。感受外邪、七情过激、素体亏虚者，或因湿热蕴结，或因气滞血瘀，或因肾虚气化不行，水液蓄积，日久而形成本病。若失调治，病情进展，热灼血络，迫血妄行，则出现血尿；若结石梗阻，气血运行不畅，水液代谢障碍，则出现腰腹绞痛、水肿、癃闭等；甚则湿热久蕴，耗气伤阴，阴损及阳，脾肾两衰而危及生命。

二、分证论治

（一）湿热蕴结

症候：尿中有时有砂石，小便艰涩或排尿时突然中断，尿道窘迫刺痛，尿频尿急，小腹拘急，尿液混浊或黄赤，舌质偏红，舌苔薄黄或黄腻，脉滑数或细数。

治法：清热利湿，通淋排石。

方药：石苇散合八正散加减：石韦、滑石、车前子、海金沙、金钱草、白芍各30 g，冬葵子、牛膝各15 g，瞿麦、鸡内金各10 g，生大黄6 g。

加减：

上焦心肺热重者，酌加桑白皮、连翘、淡竹叶、生地、黄芩。

兼血尿者，酌情选加小蓟、白茅根、凤尾草。

尿培养检验为大肠杆菌、变形杆菌感染严重，热毒较盛者可酌情选加黄芩、黄檗、金银花、败酱草、白花蛇舌草、蒲公英；尿检有绿脓杆菌感染者加地榆；尿常规检查脓细胞多数可酌加当归、连翘、赤小豆。

湿重明显者，酌情加选猪苓、茯苓、薏苡仁、玉米须、泽泻等利水渗湿药。

肝火挟湿者，可加龙胆草、柴胡、泽泻、茵陈。

发热者，可加荆芥穗、柴胡、防风、薄荷、淡竹叶、淡豆豉。

痛引腰腹者，加枳壳、川楝子、乌药等理气疏导以止痛。

（二）气滞血瘀

症候：腰部酸胀刺痛，甚则绞痛难忍，痛引胁腹，并向少腹或骶尾部放射，腰痛之后可见尿血，色淡红或暗红，偶有血丝或血块排出，舌淡红苔薄或薄黄，脉沉弦或细略数。

治法：行气活血，通淋排石。

方药：沉香散合五淋散加减：冬葵子、牛膝、当归各 15 g，赤芍、王不留行各 30 g，栀子、青皮、枳壳、三棱、莪术、桃仁各 10 g，厚朴 6 g，沉香粉（冲服）3 g。

加减：

肾绞痛，加白芍、甘草。

血尿，加白茅根、琥珀粉。

气虚，加黄芪、党参。

阴虚，加生地、旱莲草。

小便涩痛，加石韦、金钱草。

（三）肾阳亏虚

症候：腰部沉重酸胀，冷痛，面色无华，四肢欠温，畏寒，口不渴，尿少色白，舌淡胖苔白润，脉沉缓。

治法：温阳利水，通淋排石。

方药：济生肾气汤加减：制附片 6 g，肉桂 3 g，生地、茯苓、车前子、石韦、金钱草各 30 g，山药、内金、山萸肉各 10 g，泽泻、牛膝、冬葵子各 15 g。

（四）脾肾亏虚

症候：腰酸痛，足膝无力，倦怠无力，食少纳呆，脘腹胀满，小便不利，或手足心热，头晕耳鸣，视物不清，口干咽干，舌淡苔薄，脉沉细，或舌质偏红少苔，脉沉细略数。

治法：健脾补肾，通淋排石。

方药：

（1）偏气虚：参芪地黄汤加减：党参、黄芪、生地、茯苓、车前子各30 g，山药、山萸肉、丹皮、牛膝、广木香、内金、狗脊、胡桃各10 g，泽泻15 g，砂仁6 g。

（2）偏阴虚：知柏地黄汤加减：生地、茯苓、车前子各30 g，山药、山萸肉、丹皮、牛膝、广木香、内金、狗脊、知母、黄檗、胡桃各10 g，泽泻15 g，砂仁6 g。

加减：

尿血，加女贞子、旱莲草、阿胶、白茅根。

肝肾亏虚，加枸杞子、桑寄生、杜仲。

（五）轻症

症候：除泌尿系结石外，无其他伴随症状，舌淡红，苔薄腻，脉滑或指纹紫。

治法：利尿排石。

方药：三金汤加味。方药：金钱草15 g、海金沙9 g、鸡内金6 g、石苇9 g、甘草3 g。

加减：

属肾输尿管结石者，加川牛膝9 g、王不留行9 g。

膀胱结石者，加竹叶6 g、通草6 g。

肾积水者，加猪苓12 g、泽泻9 g。

（六）重症

症候：腰腹绞痛，甚或牵引脐中、达于外阴，小便滞涩不畅，或尿流中断，或小便混浊，或尿有砂石，或血尿。乳幼儿可表现为哭吵不安、呕吐、面色苍白、出冷汗等。舌苔腻，脉弦滑，指纹紫滞。

治法：利尿通淋排石。

方药：三金汤合石苇散加减。方药：金钱草15 g、海金沙9 g、鸡内金6 g、石苇9 g、瞿麦9 g、萹蓄9 g、甘草3 g。

加减：

腰腹疼痛者，加延胡索9g、白芍15 g。

尿血者，加大蓟9 g、小蓟9 g。

排尿不畅者，加乌药9 g、沉香3 g。

恶心呕吐者，加半夏6 g、竹茹6 g。

乏力多汗者，加黄芪 12 g、浮小麦 9 g。

浮肿尿少者，加猪苓 12 g、泽泻 9 g。

结石不易排出者，加穿山甲（醋炙）3 g、三七粉 0.5 g。

（陈树杰）

第十三章

神经性尿频中医治疗

神经性尿频是儿科常见的泌尿系统疾病。临床表现以尿频为主，可伴尿急，不伴有尿痛、遗尿、排尿困难、发热、水肿等。

本病病因不一。小儿大脑皮层发育尚未完善，高级中枢对骶髓排尿反射初级中枢控制功能较弱。膀胱容量小，舒缩调节功能欠佳。不良环境因素的刺激，支配膀胱的副交感神经兴奋性增高，以致膀胱逼尿肌持续收缩，膀胱括约肌松弛，排尿反射亢进而引起尿频。此外，还与前列腺素分泌过多、锌缺乏有关。好发于学龄前期和学龄期儿童。古代医籍无此病名，可参见于中医"尿频"病症。

一、诊断

（一）病史

一年四季均可发病。既往无泌尿系统疾病、手术、外伤史，可有受精神刺激的病史。

（二）临床表现

临床表现以尿频为主，可伴有尿急，日间及入睡前排尿次数增加，轻重程度不一，分散注意力可减轻尿频症状，入睡后恢复正常。每次尿量较少，总尿量正常。无尿痛和排尿哭闹史，不伴有遗尿、尿潴留、尿失禁、排尿困难、发热、腰痛、水肿、血尿、多饮等。本病病程较长，症状无进行性加重，查体无阳性体征。

（三）实验室检查

尿常规、血常规、肾功能检查正常，清洁中段尿细菌培养阴性，泌尿系统B超检查正常。必要时可做尿浓缩试验、垂体加压素试验、尿动力学检查、静脉尿路造影等检查。

（四）需与神经性尿频鉴别的病种

尿路感染，儿童前列腺炎，尿路畸形，尿崩症，糖尿病，膀胱过度活动症，神经源性膀胱等。

二、辨证施治

（一）脾肾气虚证

病程日久，小便频数，淋漓不尽，入睡自止，尿液清或不清，神倦乏力，面色萎黄，食欲不振，或自汗出，易外感，甚则畏寒怕冷，手足不温，大便稀薄，舌质淡，或有齿痕、苔薄腻或薄白，脉细弱。

治法：健脾益肾，升提固摄。

主方：缩泉丸（《校注妇人良方》）合补中益气汤（《脾胃论》）加减。

常用药：益智仁、山药、乌药、黄芪、白术、陈皮、升麻、柴胡、党参、甘草、当归。

加减：

纳少厌食者，加鸡内金、炒谷芽、焦六神曲、焦山楂。

大便溏薄者，加炒薏苡仁、煨木香、煨葛根。

兼肺气虚者，合用玉屏风散。

兼肾阳虚者，合用济生肾气丸。

（二）肾虚湿热证

病程迁延，小便频数，尿意窘迫，余沥不尽，夜尿正常，尿黄浑浊，精神困惫，常伴有烦躁，口渴不欲多饮，手足心热，舌质红、苔薄黄腻，脉濡细数。

治法：温肾固摄，清利湿热。

主方：缩泉丸（《校注妇人良方》）合萆薢分清饮（《医学心悟》）加减。

常用药：益智仁、山药、乌药、粉萆薢或绵萆薢、石菖蒲、茯苓、白术、车前子（包煎）、黄檗。

加减：

烦躁口渴者，加天花粉、芦根、石斛。

手足心热者，加莲子心、胡黄连。

腰酸明显者，加菟丝子、肉苁蓉。

湿热甚者，加萹蓄、瞿麦。

（三）肝郁脾虚证

日间小便频数，尿急，量少，尿液不清，常反复发作，平素精神抑郁或急躁易怒，胸闷太息，小腹胀满，肠鸣矢气，大便溏结不调，或伴有神疲乏力，饮食不振，苔薄白，或有齿痕，脉细弦。

治法：疏肝解郁，健脾利水。

主方：逍遥散（《太平惠民和剂局方》）加减。

常用药：柴胡、当归、白芍、茯苓、白术、甘草、薄荷（后下）、生姜。

加减：

胸胁胀痛者，加香附、郁金、川楝子。

情志抑郁者，加佛手。

脾虚较甚者，加党参、山药。

大便溏结不调者，加广藿香、茵陈、厚朴。

（四）中成药

（1）缩泉胶囊（益智仁、山药、乌药）：每粒 0.3 g，口服。

建议用法用量：3～4 岁 1 粒，4＋～5 岁 2 粒，＞5 岁 3 粒，口服，每日 3 次。

用于脾肾气虚证。

（2）六味地黄丸（熟地黄、山茱萸、牡丹皮、山药、茯苓、泽泻）：每 8 丸重 1.44 g。

建议用法用量：3～6 岁 4 粒，6＋～10 岁 6 粒，10＋～12 岁 8 粒，口服，每日 3 次。

用于肾虚湿热证。

（五）针灸疗法

1. 体针

主穴：中极、膀胱俞、三阴交、太溪等。

配穴：肾阳虚配肾俞、关元；脾肺气虚配气海、列缺、足三里；夜梦多配百会、神门。

针用平补平泻法，动作应轻柔徐缓。每日 1 次，7 d 为 1 个疗程。

2. 耳穴贴压

主穴：肾、膀胱、皮质下、三焦等。

配穴：精神紧张，心神不宁加神门、心穴；湿热下注加脾、尿道、外生殖器穴；脾肺不足加脾、肺穴。

每日按压 3～5 次，每穴按压 1～2 min，每次贴压后保持 3～7 d（学龄前儿童贴敷 3～4 d，学龄期儿童贴敷 5～7 d），贴压 3 次为 1 个疗程。

3. 穴位敷贴

（1）取桔梗、小茴香、肉桂、五倍子、覆盆子、五味子、补骨脂、川花椒各等份，烘干，研末，过 200 目筛，装瓶密封。每次取 5～10 g，以米酒调匀，敷于神阙穴。每 3 d 换药 1 次，5 次为 1 个疗程。

（2）取丁香、吴茱萸、肉桂、五倍子各等份，烘干，研末，过 80 目筛，装瓶密封。每次取 3～5 g，以黄酒调和成糊状，敷于神阙穴。每日换药 1 次，5 次为 1 个疗程。

（3）取肉豆蔻、吴茱萸、补骨脂、五味子各等份，烘干，研末，过 100 目筛，装瓶密封。取穴为神阙、关元、中极和双侧肾俞穴，将药用蜂蜜调成糊状，敷于所取穴。敷贴 3 d 即取掉，3 次为 1 个疗程。

（六）推拿疗法

取脾经、肾、外劳宫、二马、气海、足三里、三阴交、膀胱俞、肾俞、八髎穴。补脾经 300 次，揉肾顶 100 次，揉外劳宫 200 次，揉二马 300 次，按揉气海 300 次，按揉足三里 300 次，按揉三阴交 200 次，按揉膀胱俞 200 次，擦八髎穴 50 次，捏脊 10 次。每日 1 次，治疗 7 d 为 1 个疗程。

（七）预防和调护

（1）合理饮食，避免高糖、高盐等摄入过多，注意休息，加强锻炼，提高免疫力。

（2）营造舒适宽松的生活环境，避免不良环境因素和精神因素的刺激。

（3）结合心理疗法及认知行为疗法。充分了解患儿病史及性格特征，找出导致疾病发生的原因。进行排尿矫正教育，通过正强化法让患儿学会自我放松情绪，自我控制排尿习惯。同时改善家长的认知和教养方式，预防疾病的复发。

（曾海生）

第十四章

慢性肾功能衰竭的中医治疗方法

一、诊断

（一）症状

有慢性肾脏病史，出现食欲不振、恶心、呕吐、头痛、倦怠、乏力、嗜睡等。

（二）体征

当病人某一系统受到损害时，就可有该系统的体征。如水肿、贫血貌、心动过速、心包摩擦音等。不明原因的高血压、贫血等，应考虑本病的可能。

经过肾活检或检测损伤标记物证实的肾脏损伤或肾小球滤过率（GFR）持续<60 mL/(min·1.73 m²) ≥3 个月。肾脏损伤的标志物包括蛋白尿、尿试纸条或尿沉渣异常或肾脏影像学检查异常。

（三）病期诊断

1. 代偿期

肾单位受损超过 50%（GFR 50～80 mL/min），血肌酐维持在 133～177 μmol/L，临床上无症状。

2. 失代偿期

肾单位受损，剩余肾单位低于正常之50%（GFR 50～20 mL/min），血肌酐达 186～442 μmol/L，临床出现乏力、轻度贫血、食欲减退等症状。

3. 衰竭期

血肌酐升至 451～707 μmol/L，病人出现贫血，代谢性酸中毒；钙、磷代谢紊乱；水电解质紊乱等。

4. 尿毒症期

血肌酐达 707 μmol/L，肌酐清除率在 10 mL/min 以下，酸中毒症状明显，全身各系统症状严重。

二、辨证论治与治疗方案

（一）辨证论治

中医辨证治疗主要针对慢性肾衰代偿期、失代偿期、衰竭期患者，依据中医辨证原则，一般在本虚辨证的基础上，结合标实证进行药物加减，药物加减不超过 3 种。医生需根据中成药的组成，注意药物之间的相互作用，避免重复用药，并结合患者的具体情况酌量使用。

1. 正虚诸证

（1）脾肾气虚证。

主症：倦怠乏力，气短懒言，食少纳呆，腰酸膝软。

次症：脘腹胀满，大便烂，口淡不渴，舌淡有齿痕，脉沉细。

治法：补脾益肾。

方药：香砂六君子汤加减。党参 20 g、北黄芪 30 g、白术 15 g、淮山药 20 g、茯苓 15 g、山萸肉 12 g、首乌 15 g、砂仁 12 g（后下）、陈皮 15 g、仙茅 12 g、淫羊藿 12 g 等。

中成药：金水宝、百令胶囊、海昆肾喜胶囊等。

（2）脾肾阳虚证。

主症：畏寒肢冷，倦怠乏力，气短懒言，食少纳呆，腰酸膝软。

次症：腰部冷痛，脘腹胀满，大便烂，夜尿清长，舌淡有齿痕，脉沉弱。

治法：温补脾肾。

方药：实脾饮合肾气丸加减。干姜 10 g、白术 15 g、茯苓 15 g、党参 20 g、草果 12 g、仙灵脾 15 g、山萸肉 12 g、熟地 15 g、菟丝子 20 g、草果 10 g 等。

中成药：金水宝、百令胶囊、海昆肾喜胶囊、尿毒清颗粒等。

（3）气阴两虚证。

主症：倦怠乏力，腰酸膝软，口干咽燥，五心烦热。

次症：夜尿清长，舌淡有齿痕，脉沉。

治法：益气养阴。

方药：参芪地黄汤加减。北黄芪 30 g、山萸肉 12 g、太子参 20 g、熟地 15 g、淮山药 20 g、茯苓 15 g、丹皮 12 g、首乌 15 g、菟丝子 20 g、熟附子 10 g（先煎）、仙茅 12 g、肉桂 3 g（焗服）等。

中成药：肾炎康复片、金水宝、百令胶囊等。

（4）肝肾阴虚证。

主症：头晕，头痛，腰酸膝软，口干咽燥，五心烦热。

次症：大便干结，尿少色黄，舌淡红少苔，脉弦细或细数。

治法：滋补肝肾。

方药：六味地黄汤合二至丸加减。山萸肉 12 g、熟地 20 g、淮山药 20 g、茯苓 15 g、丹皮 15 g、女贞子 12 g、旱莲草 20 g、白芍 15 g、泽泻 15 g、枸杞 15 g 等。

中成药：金水宝、百令胶囊等。

（5）阴阳两虚证。

主症：畏寒肢冷，五心烦热，口干咽燥，腰酸膝软。

次症：夜尿清长，大便干结，舌淡有齿痕，脉沉细。

治法：阴阳双补。

方药：金匮肾气丸合二至丸加减。肉桂（另焗）10 g、仙灵脾 15 g、山萸肉 12g、熟地 15 g、茯苓 15 g、泽泻 15 g、淮山药 20 g、女贞子 12 g、旱莲草 20 g、熟附子 9 g（先煎）等。

中成药：金水宝、百令胶囊、尿毒清颗粒等。

2. 邪实诸证

（1）湿浊证。

主症：恶心呕吐，肢体困重，食少纳呆。

次症：脘腹胀满，口中黏腻，舌苔厚腻。

治法：祛湿化浊。

药物：法香砂六君子汤加减。半夏 12 g、白术 15 g、陈皮 15 g、白蔻仁 12 g、春砂仁 15 g（后下）等。

中成药：海昆肾喜胶囊、尿毒清颗粒等。

（2）湿热证。

主症：恶心呕吐，身重困倦，食少纳呆，口干，口苦。

次症：脘腹胀满，口中黏腻，舌苔黄腻。

治法：清热利湿。

药物：黄连温胆汤加减。黄连 12 g、黄芩 12 g、大黄 15 g、枳实15 g、竹茹 12 g。

中成药：黄葵胶囊等。

（3）水气证。

主症：全身水肿，尿量少。

次症：心悸、气促，甚则不能平卧。

治法：行气利水。

药物：猪苓汤加减。猪苓 15 g、泽泻 15 g、茯苓皮 15 g、薏苡仁 20 g 等。

中成药：海昆肾喜胶囊、尿毒清颗粒等。

（4）血瘀证。

主症：面色晦暗，腰痛。

次症：肌肤甲错，肢体麻木，舌质紫暗或有瘀点瘀斑、脉涩或细涩。

治法：活血化瘀。

药物：桃红四物汤加减。丹参15 g、桃仁 10 g、当归 15 g、红花12 g、赤芍 15 g、泽兰 12 g、田七 3 g（冲服）等。

中成药：阿魏酸哌嗪片等。

（5）浊毒证。

主症：恶心呕吐，口有氨味，纳呆，皮肤瘙痒，尿量少。

次症：身重困倦，嗜睡，气促不能平卧。

治法：泄浊蠲毒。

推荐方药：大黄、崩大碗（积雪草）等。

中成药：尿毒清颗粒等。

（二）肠道给药疗法

根据病情，可给予中药保留灌肠，生大黄（后下）15～30 g、附子 10 g、煅牡蛎 50 g、益母草 30 g、蒲公英 50 g、甘草 6 g 等药物，水煎取液 200 mL，保持温度 37～38℃，患者排尽大便，侧卧位，操作者将导管用石蜡油润滑管端，缓缓插入肛门内约 5～8 cm，用胶布固定，松开螺丝夹，匀速滴入，滴完拔管，让患者卧床休息，尽量保留灌肠 45 min 以上。一般每日 1 次，体质尚可，病情危重患者可每日 2 次，5～7 d 为 1 个疗程。也可隔日 1 次，或 1 周 2 次。亦可采用大肠水疗仪、中药结肠透析机等设备进行治疗。

（三）中药药浴疗法

肾衰水肿明显，以及部分皮肤瘙痒患者，可用中医"开鬼门"的药浴疗法，药用橘子皮 100 g、生姜 50 g、柚子皮 100 g 等透表发汗药，煮开加入浴缸温水（38～40℃），浸浴 30 min 左右，达到出汗的目的，有明显的消肿作用，并改善患者的症状。

（四）针刺疗法

针刺疗法可改善患者症状，调整全身状态。如改善消化系统的症状，可选中脘、气海、足三里、三阴交等；加强肾血流量等，可选中脘、肾俞、心俞、三焦俞等；促进排尿等可选关元、中极、阴廉、肾俞、三焦俞等。

（五）静脉输液中成药

可使用丹参注射液、疏血通注射液、川芎嗪注射液等改善肾血流量；静滴黄芪注射液以调节免疫。

（何　婷）

第十五章

系统性红斑狼疮治疗经验

中医认为本病起于先天禀赋不足，脾肾亏虚，在情志内伤、劳倦过度、六淫侵袭、阳光暴晒等诱发因素的作用下，导致热毒内盛或瘀血阻络，内侵脏腑而成。

SLE病情纷繁复杂，临床表现变化多端，辨证分型复杂，目前尚未统一，临床较常见的有热毒炽盛、阴虚内热、瘀热痹阻、风湿热痹等证型。在临床当中，善于抓住疾病的主要矛盾，据"急则治标，缓则治本"的原则，将 SLE 分为急性发作期和慢性缓解期，并强调活血化瘀药的应用，注重保护脾胃以及平时的护理调摄，执简驭繁，纲举目张，取得了理想的疗效。

（一）急性发作期

症候：壮热不退，皮肤斑疹鲜红，烦渴面赤，口舌生疮，口咽干燥，偶有关节肌肉酸痛，局部肤温高，甚或谵语神昏，小便黄赤，大便秘结，舌质红绛，苔黄或燥，脉滑数或弦数等症状。

治法：清热解毒为主，同时兼顾健脾化湿。

方用：清瘟败毒饮、化斑汤等化裁，药用蒲公英、白花蛇舌草、紫花地丁、生石膏、生地黄、知母、赤芍、丹皮、玄参等。

加减：

热毒炽盛，壅遏气血，则加水牛角，重用丹皮、赤芍以疏利血热，并仿清营汤轻用金银花、连翘、竹叶一二分"透热转气"，使热邪有外达之机。

由于本病以脾肾阴虚为本，除热毒炽盛之外，尚有阴虚内热见症，表现为低热起伏或伴烦躁夜甚、两颧潮红、面颊烘热、盗汗，刘健教授在上方的基础上，酌加地骨皮、青蒿、银柴胡、胡黄连，取青蒿鳖甲汤之意，以清阴分伏热。

此期患者多为新病急性发作，病情较为单一，治之较易，若病程日久，只恐热与湿相合，胶结难分。湿为阴邪，其性重浊黏腻，热为阳邪，其性燥烈发扬。二邪相合，无形之热以有形之湿为依附，湿郁则热愈炽，热蒸则湿愈动，遂弥漫于内外表里，充斥于三焦上下。《金匮要略》"见肝之病，知肝传脾，当先实脾"中得到启示，每于此期病人酌加一二味健脾化湿药物，如白术、茯苓、薏苡仁、藿香、佩兰、白扁豆等，以截断病势，防止湿邪与热毒相合，致使疾病迁延难愈。

（二）慢性缓解期

症候：低热持续，盗汗，面颧潮红烘热，局部斑疹暗褐，口干咽燥，腰膝酸软，脱发，眼睛干涩或视物模糊，月经不调或闭经，舌质暗红，苔少或光剥，脉细数。

治法：养阴清热为主，同时注重顾护脾胃。

方用：知柏地黄丸或大补阴丸，药用知母、黄檗、山药、山萸肉、熟地黄、泽泻、牡丹皮、茯苓等。

加减：

兼见气虚者，加党参、麦冬、五味子益气养阴。

兼见口眼干涩者，加夏枯草、野菊花、枸杞子清肝明目。

兼见口腔溃疡者，加生地黄、生甘草、黄连滋阴降火。

脱发明显者，加制首乌、旱莲草、侧柏叶补肾固发。

腰膝酸软者，加杜仲、狗脊、川牛膝强筋健骨。

盗汗明显者，加黄芪、五倍子、浮小麦固表止汗。

此期患者多为病久体弱者，而且 SLE 临床治疗过程中所使用的多种免疫抑制药物如环磷酰胺、甲氨蝶呤等及一些抗感染药物常常会引起胃肠道反应，出现湿浊内阻、胃气衰败之象，表现为食欲下降、胃脘痞闷、嗳气连连，甚至呕恶不断、腹泻频频，舌苔厚腻。《景岳全书》曰："（故）人之自生至老，凡先天之有不足者，但得后天培养之力，则补先天之功，亦可居其强半，此脾胃之气所关于人生者不小。"因此，在治疗当中，不忘顾护脾胃的调理，常于方中配伍使用白术、茯苓、山楂、炒谷麦芽、建曲、山药、白扁豆、陈皮、薏苡仁、甘草等药，补后天以充养先天，使先天资生有源。

（三）活血化瘀药物的应用

SLE 患者无论是在急性发作期还是在慢性缓解期，都存在血瘀因素，雷诺现象、发斑、皮疹、关节疼痛、舌质暗红或有瘀斑，舌下络脉曲张等皆为瘀血痹阻经脉的具体表现。因此活血化瘀法应该贯穿整个 SLE 治疗过程。但活血化瘀法不是简单的活血化瘀药物的机械堆砌，而应当审证求因，秉持"治病必求于本"的用药理念。

因热毒迫血妄行，血液离经而为瘀者，加生地、丹皮、赤芍清泻血分热毒。

因真阴暗耗，血液不充，行而缓迟，或热毒之邪煎灼津液，津亏不能载血以行而成瘀者，加生地、麦冬、玄参，意取增液汤以增液行舟。

因痹证日久而为瘀血者，加桃仁、红花、鸡血藤活血化瘀，通络止痛。

瘀热蕴结日久成血癖者，非一般活血药所能胜任，加鳖甲、全蝎、蜈蚣等有情之品，缓消癥块，即所谓"虫以动血"之义。

因郁而为瘀者，加香附子、佛手、郁金、元胡疏肝解郁，行气活血。

对于 SLE 而言，"虚"主要指卫气虚。脾为卫之主，肾为卫之根，卫气虽源于脾胃，而实根于肾。脾肾亏虚，则气血不足，卫外不固，易感受外邪侵袭；脾肾亏虚，则津液运行输布失常，湿聚成痰，血凝为瘀，痰瘀互结；脾肾亏虚，湿浊内生，与风寒湿热等邪气夹杂，使病情繁复难愈。

所以，临床治疗一定要细辨体质，用药方能事半功倍。

（曾海生）

第十六章

过敏性紫癜肾炎治疗经验

"瘀血"贯穿小儿过敏性紫癜肾炎病程进展的始末，外感"风、湿、热"之邪或喂养不当，蕴为"热毒"致瘀及疾病后期脾肾亏虚夹瘀为本病的主要病机，宜"从瘀论治"本病。

一、活血化瘀贯彻治疗始末

小儿过敏性紫癜肾炎的病机为小儿先天禀赋异常，加之外感邪毒化热与血分伏热相结合，损伤脉络而发病。邪热损伤皮肤血脉，则见血溢于肌肤为斑；毒热损伤肾络，则见血尿；离经之瘀血化水，则见水肿。病久则邪毒耗伤气阴，致脾肾亏虚，可见气不摄血或阴虚火旺之虚证。

强调瘀血贯穿于过敏性紫癜肾炎的始终，并且瘀血又可为新的致病因素，致疾病加重或反复，迁延难愈。所以，"从瘀论治"过敏性紫癜肾炎，强调活血化瘀应贯穿整个治疗的始末。

二、辨证论治不同证型

根据多年临床经验及结合小儿过敏性紫癜性肾炎的疾病特点，概括本病的病机：急性期为"热毒瘀血"，后期为"虚证夹瘀"，并总结出"从瘀论治"本病的基础方消癜汤（由水牛角、生地黄、赤芍、牡丹皮、茜草根、紫草、蝉蜕、紫苏叶、荆芥、防风、地肤子、土茯苓、甘草组成）。以活血化瘀为基本原则，根据不同症候加减，辨证论治。

（一）急性期

小儿阳常有余，加之"风、湿、热"外邪侵袭或喂养不当，蕴为"热毒"，损伤脉络，致血液离经化为瘀血，出现皮肤发斑、血尿等症状。治疗以祛除邪实为主，加以活血化瘀为法。

1. 风热夹瘀

症候：起病急，伴有发热，微恶风寒，咽痛口渴，全身酸痛，继之出现皮肤紫斑，以下半身居多，对称分布，颜色鲜红，呈斑疹样，大小形态不一，可伴有尿血，鼻衄，水肿；舌红，苔薄黄，脉浮数。小儿的生理病理特点决定了易受风邪侵袭，因此强调在凉血化瘀的基础上，加入足够的祛风药，从而达到风血同治之效。

治法：疏风清热，凉血活血。

方用：消癜汤合银翘散加减。药用连翘、银花、桔梗、薄荷、竹叶、芥穗、淡豆豉、牛蒡子。

加减：

尿血者，加白茅根、小蓟、仙鹤草，以清热凉血利尿。

此型还善用蝉蜕、荆芥、防风祛风类药物与清热凉血之品配伍使用，既可驱散外风，又可透发内郁之热毒，具有"火郁发之"之深意。

2. 湿热夹瘀

症候：病程迁延，头身困重，口苦口黏，胸脘满闷，纳少，渴不欲饮，大便黏滞，继之出现皮肤紫斑，多见于下肢，颜色发暗；可伴有水肿，尿血，关节肿痛，皮肤瘙痒；舌质红，苔黄腻，脉滑数。主要为湿困中焦化热、瘀血阻滞。

治法：清热利湿祛浊，化瘀通络。

方用：消癜汤合甘露消毒饮加减。药用飞滑石、淡黄芩、绵茵陈、石菖蒲、川贝母、藿香、连翘、白蔻仁、薄荷、射干。

加减：

关节肿痛者，加木瓜、牛膝、忍冬藤、海风藤、鸡血藤。

尿血者，加小蓟、石韦、白茅根。

皮肤瘙痒者，加苦参、地肤子、白鲜皮、土茯苓。

浮肿明显者，加大腹皮、猪苓、车前子。

此外，在祛湿的基础上喜用木香、陈皮、砂仁等理气之品，以行气化湿。

3. 血热夹瘀

症候：发病急，伴有身热，口渴欲饮，咽痛头痛，大汗出，心烦，继之出现皮肤紫斑，色深紫红，斑点密集，甚则融合成片；可伴有尿血、鼻衄、齿衄、便血、小便短赤，舌质红绛或有点刺，舌下脉络迂曲，苔薄黄或干，脉数有力。

治法：清热解毒，凉血化瘀。

方用：消癜汤加减。

加减：

热盛者，加金银花、连翘、栀子、水牛角。

尿血者，加大蓟、小蓟。

紫斑多者，加藕节炭、茜草炭、仙鹤草。

鼻衄者，加白茅根、炒蒲黄、荷叶炭。

便血者，加侧柏叶、大黄、槐花炭。

临证时诸类凉血之品灵活运用，疗效显著，正所谓"热不除则血不止，热既清则血自安"。此型热毒炽盛，迫血外出为主，治疗在凉血化瘀的基础上，强调以"清"为法，正如叶天士曰："入血犹恐耗血动血，直须凉血散血"。

（二）后期

小儿过敏性紫癜日久，热毒耗气伤津，阴虚津亏。气虚则无力推动血液运行，致血行瘀阻；阴虚化热，热伤血络致血溢出脉外而成瘀。而瘀血又可为新的致病因素，致疾病加重或反复，迁延难愈。治法扶正为主，兼以活血化瘀。

1. 阴虚夹瘀

症候：起病缓，病程长，以血尿为主，可伴或不伴有紫癜，颜色暗淡，伴有低热，潮热盗汗，手足心热，口燥咽干，心烦失眠，大便干燥，舌红少津，可伴或不伴有舌体瘀斑，少苔，脉沉细数或沉细无力。此型多为发病日久或本病后期，热毒伤津，热毒祛除后，津伤日久化热致瘀，强调在凉血化瘀的基础上，重用滋阴清热类药物。

治法：滋阴清热，凉血化瘀。

方药：消癜汤合知柏地黄丸加减。

加减：

血尿多者，加白茅根、小蓟、女贞子、旱莲草。

低热者，加青蒿、地骨皮。

盗汗者，加煅龙骨、煅牡蛎、五味子。

睡眠差者，加远志、酸枣仁、麦冬。

2. 气阴两虚夹瘀

症候：起病缓，病程长，以血尿、蛋白尿为主，易反复发作；伴或不伴有紫癜，颜色淡暗；伴有少气乏力，自汗盗汗，口燥咽干，慢性咽痛，腰膝酸软，下肢水肿，五心烦热，面色潮红，午后潮热，纳差；舌红少津，可伴有舌体瘀斑，少苔，脉细无力。此型多为本病后期，热毒祛除后，气阴不足，日久成瘀，为虚实夹杂之证，强调在凉血化瘀的基础上，重用益气养阴类药物，慎用温补类药物，避免加重病情。

治法：益气养阴，凉血化瘀。

方用：消癜汤合参芪地黄汤加减。

加减：

血尿者，加炒蒲黄、藕节炭、小蓟。

口干咽燥者，加玄参、石斛、麦冬。

少气自汗者，重用黄芪，加太子参、五味子。

盗汗者，加煅龙骨、煅牡蛎、五味子。

水肿者，重用黄芪，加猪苓、大腹皮。

蛋白尿者，重用黄芪，加金樱子、益母草。

此外，对于此型患者，邪势已衰，正气亦损，喜用仙鹤草、鸡血藤等补血活血之品，以扶正祛邪，攻补兼施，仙鹤草药性苦、涩、平，具有收敛止血、养血补虚，有"赛人参"之誉，尤为喜用。

三、巧用外治，佐助内治

重视中药外治法在小儿过敏性紫癜肾炎中的作用，辅助以内治之法，消紫癜内外之邪。

消癜外洗方：紫苏叶 50 g、蝉蜕 30 g、蒲公英 50 g、紫草 50 g。紫苏叶、蝉蜕质轻浮，以祛外风；蒲公英、紫草性寒，以清热解毒、凉血透疹。4 味药物共同作用，起外散风邪、内透郁热之效。紫草为凉血透疹消斑之佳药，现代药理研究也证明，其具有抗菌、抗炎、止血等功效，用于治疗烧烫伤、出血类疾病，其抗炎以减轻局部炎性渗出、改善局部血液循环；抗菌可对多种表皮细菌有抑制作用，以加强其抗炎作用；其止血机制主要通过增加纤维蛋白原含量，促进纤维蛋白原转变为纤维蛋白的过程来实现缩短凝血酶时间来实现。

四、重视诱因，预防复发

小儿过敏性紫癜肾炎的发生及病程进展与发病诱因密切相关，及时处理发病因素，可极大改善患儿的预后和降低复发率。本病发病初期，常因外感"风湿热"等因素，郁而化为"热毒"，导致"血瘀"致病或引起疾病复发，因此，早期应避免或及时治疗相应的致病因素。现代医学也认为，呼吸道及胃肠感染和接触性过敏原（如油漆、农药等）与本病的进展密切相关，积极清除感染灶和致敏原，可促进疾病康复。小儿先天禀赋异常，饮食不节，服用海鲜类食物、牛奶、蛋及煎炸食物等，也可导致内生蕴热致病。

本病后期，多存在脾肾亏虚，导致阴虚或气阴两虚，此时除祛除病邪外，扶正也尤为重要。因此，及时祛除致病因素，调整脏腑阴阳之偏胜，注重自身调护，是改善小儿过敏性紫癜肾炎的病程进展、减少复发的关键。

（曾海生）

第十七章

常见肾损害中药及原因分析

社会的进步使得中药的应用受到了前所未有的关注，很多人选择中药防治疾病，认为中药无毒、无副作用，但是中药的双重性决定了中药对人体起到预防、治疗疾病作用的同时又产生不良反应。近年来，中药导致肾损害的报道逐年增多，成为当今医药学界关注的热点和焦点，引起医药工作者的高度重视。

肾脏血流量丰富，占心输出量的 25％，因此大量药物可随血流到达肾脏引起病变。肾脏耗氧量大，肾组织代谢率高，多种酶作用活跃，故易受损伤；若在缺血缺氧状况下，肾脏的负担加重，更易造成损伤。肾脏的逆流倍增机制使许多药物在肾小管腔内被浓缩，到达肾髓质乳头区的浓度甚高，使肾小管细胞变性坏死发生率增高。

肾脏为多种药物或其代谢产物进行排泄过滤的场所，故药物或其代谢产物在滤过、重吸收、排泄过程中易损伤肾脏，特别在肾功能不全时更明显。肾损害是中药毒性的一种表现，又称为"肾毒性"或中草药肾病。

一、常见有肾毒性的中药

（一）植物药

1. 生物碱类（7 种）

雷公藤、附子、川乌、草乌、益母草、北豆根、麻黄。

2. 马兜铃酸类（6 种）

关木通、广防己、马兜铃、寻骨风、青木香、天仙藤。

3. 豆科（5 种）

山豆根 、黑豆 、皂荚、决明子 、望江南。

4. 百合科（4 种）

有山慈姑、野百合 、芦荟、藜芦。

5. 葫芦科（3 种）

天花粉、土贝母、瓜蒂。

6. 蛋白类（3 种）

巴豆、苍耳子、相思子。

7. 大戟科（2 种）

甘遂、巴豆。

8. 其他

土荆芥等含挥发油类，土牛膝等含皂苷类。

（二）动物药

斑蝥、全蝎、海马、蜈蚣、水蛭、鱼胆。

（三）矿物药

雄黄、砒霜、朱砂、轻粉、胆矾。

（四）复方制剂

含上述中药的中成药或复方制剂，使用不当也可引起肾毒性，如大黄清胃丸、小儿金丹片、龙胆泻肝丸、导赤丸、三黄片、十香返生丸、安宫牛黄丸、冠心苏合丸、纯阳正气丸等。

二、中药导致肾损害的发病机制与监测

（一）肾小管上皮细胞的毒性损伤与持续修复不良

肾小管上皮具有非常强大的自身修复能力。肾毒性损伤发生后，肾小管上皮细胞严重坏死脱落以致出现裸基底膜，在清除脱落的、坏死的上皮细胞的同时，未损伤或者损伤较轻的肾小管上皮细胞能进入增殖活跃状态，恢复肾小管的完整性。

实验表明，在中药导致的急性肾损伤病人的肾活检组织中，肾小管上皮细胞并没有出现增殖现象。进一步研究发现，急性肾损伤病人肾活检标本中，肾小管上皮细胞表皮生长因子的表达显著低于抗生素导致的急性肾小管坏死数量。动物实验已证实中药中含有的马兜铃酸或其代谢产物如果在细胞中或组织中，尤其是在肾小管上皮细胞中储存，就可能造成不可复性的肾脏损害和细胞修复不良。

（二）肾小管上皮细胞转分化

肾小管上皮细胞转分化是多种慢性肾疾病中肾间质纤维化产生和发展的重要机制之一。国内许多研究表明，在急性和慢性肾病病人的肾活检标本中，肾小管上皮细胞都发生了转分化并可表达生长因子 β_1（$TGF\beta_1$）增加。

（三）肾小管间质缺血

临床研究发现，急性肾病病人的肾组织中小动脉大多出现内皮细胞肿胀现象，慢性肾病病人多表现为管壁增厚，管腔狭窄，引起缺血，小管间质对缺血敏感，进而导致间质纤维化和肾小管萎缩，表明缺血机制可能参与了肾病肾小管间质病变进展。

（四）临床表现与监测指标

1. 临床表现

中药导致肾损害临床表现多为肾功能衰竭，根据病情发展快慢，可分为急性肾功能衰竭、渐进性肾功能衰竭和肾小管疾病等，临床表现主要有恶心、呕吐、氮血症，少尿甚至无尿，尿中存在肾小管性低分子蛋白等。

药源性肾损害大多表现为肾间质或者肾小管损伤，临床缺乏特异表现，早期可以出现肾小管功能损伤，随着病情发展逐渐出现肾小球功能异常。因此，注意监测肾功能和肾小管功能的变化，对于及早发现药源性肾损害有非常重要的临床意义。

2. 监测指标

尿酶检测（γ-谷氨酰转肽酶、N-乙酰-β-D-氨基葡萄糖苷酶、尿溶菌酶、中性肽链内切酶、亮氨酸氨基肽酶），低分子量尿蛋白检测，尿浓缩与稀释试验，肾小管酸中毒诊断试验，肾小球滤过功能检测等。

三、中药肾损害的原因与预防

（一）中药本身具有肾毒性

某些中药及其制剂所含毒性成分，能直接或间接导致肾小管损伤甚至坏死。鱼胆汁含有的组胺样物质和鱼胆汁毒素等，主要经过肾脏排泄，可直接损害肾小管导致肾小管坏死。苍耳子主要毒性成分可能是毒蛋白，能损害肾脏、肝脏等内脏实质细胞，使其发生混浊、肿胀、坏死，导致毛细血管渗透性增高，引起广泛出血。细辛临床用于风寒感冒、头痛、牙痛及鼻塞流涕等症，但细辛地上部分马兜铃酸含量过高，易导致肾损害，故 2005 年版《中国药典》已由原来的全草入药改为根及根茎入药。

（二）品种混乱导致中药误用

由于历史原因，一些中药品种的使用较为混乱。全国范围内有不少品种出现同名异物、同物异名的现象，由此引发很多药物误用事件。当年比利时发生的因服用中药减肥而导致肾损害的病例就是因为药物误用，当时患者误将广防己当作粉防己使用，这两种防己功效虽类似，但是化学成分差别很大，广防己含有马兜铃酸，能造成肾损害。

木通的误用在临床也较常见，临床上使用较多的木通主要有 3 种：来源于马兜铃科的关木通、来源于毛茛科的川木通和来源于木通科的木通。通过研究发现关木通毒性最大，关木通的主要成分为马兜铃酸，具有较大的肾毒性。川木通的主要成分为绣球皂苷和糖苷等，木通的主要成分为木通皂苷，这2种均无肾毒性，临床应严格区别，防止因误用而造成的肾损害。

2010年版《中国药典》已经把关木通、广防己等中药删除，为避免医疗事故发生，一定要分清楚，不要误用。

（三）服用过量及蓄积

中医使用中药讲究"中病即止"的原则，而现在很多人为了追求药物快速起效而盲目加大剂量，从而导致肾损害的发生。斑蝥为剧毒性药物，药典规定用量为 0.03～0.06 g，实验表明，正常人口服 0.6 g 即可导致严重毒性反应，口服剂量达到 1.3～3 g 即可导致死亡。

有些有毒成分排泄较慢的中药如果长期服用易发生药物蓄积，尤其是慢性肾功能不全者对药物的排泄迟缓，易出现蓄积中毒。一些本来无毒的药物，如果超剂量长期使用也会造成严重的肾损害，如益母草本为妇科调经的常用药，具有活血、祛瘀、调经、消水等作用，药典规定用量为 9～30 g，而有报道称1例妇因痛经用益母草 200 g 入汤剂，24 h 后出现头痛、腹泻、多汗、尿血、尿蛋白（＋＋＋）等症状，经诊断为益母草服用过量导致的急性肾衰竭。研究表明，益母草可引起肾间质轻度炎症、肾小管轻度脂肪病变，且随着剂量的增大病变也相对加重。

（四）炮制或煎煮不当

部分有毒中药需要经过特殊炮制处理以达到增效减毒的作用，保证患者的用药安全。附子含有的乌头碱毒性剧烈，经过炮制可降低乌头类总生物碱含量，促使剧毒的双酯型生物碱转化成毒性较低但药理作用较强的单酯型生物碱。附子入汤剂应先煎以减少毒性成分，如果炮制或者煎煮不当会导致肾损害的发生。

苍耳子、巴豆、相思子含有毒蛋白，如果未经炮制降低毒蛋白含量，则会损害肾脏。

（五）其他原因

海马、水蛭等中药有可能引起患者发生溶血反应，从而导致肾功能的损害。含重金属的朱砂、雄黄、轻粉等药使用不当会抑制某些酶的活性而导致肾损害。另外很多中药含有蛋白质、多糖等大分子物质，与某些西药配伍后有沉淀析出，对肾功能有一定损害。

（六）中药导致肾损害的预防

1. 重视对中药肾毒性的认识

加强安全用药教育，坚持辨证论治和"中病即止"的原则，避免中药的重复使用和超剂量使用。对有肾毒性的中药慎重使用，注意监测肾功能，尤其是肾小管功能。

2. 规范中药的名称，避免误服药物

按照要求严格炮制，达到增效减毒的作用。通过炮制可降低中药导致肾损害的成分，如生物碱、马兜铃酸、毒蛋白、苷类等。临床用药时必须小心仔细，特别是毒性中药一定要经过特殊炮制处理才能使用。

3. 通过合理配伍减轻毒副作用

很多有毒中药常配伍甘草来抵制其毒性。通过大量实验和临床研究证明，冬虫夏草、大黄、川芎、黄芪和丹参等中药对肾脏具有保护作用，可以治疗肾脏疾病，改善肾功能，在服用具有肾损害中药的同时，可以适当配伍这类中药。

4. 根据体质开方用药

个人体质不同，对中药毒副作用的耐受程度也不同，医生应根据临床经验，针对不同个体质、年龄、性别、种族等制订不同的给药方案。如果患者已经存在心血管疾病或者是肾脏疾病，则应慎重使用含马兜铃酸的中药。

5. 注重中西药物的联合应用。

临床医师应注意中西药物联合应用的合理性、安全性，在不了解药物之间相互作用的情况下，不宜滥用。

所以，在临床实际应用时应加以注意，权衡利弊，慎重使用，并注意正确的辨证、炮制、用法、用量、疗程等，尽量避免肾毒性的发生。

（曾海生）

第十八章

六味地黄汤临床上的加减应用

六味地黄汤被誉为滋阴补肾之祖方，为肾气丸化裁而来，二者之精髓均系"三补三泻"，《医方论》曾赞其"药止六味，而有开有合，三阴并治，洵补方之正鹄也"。六味地黄汤流传甚广，亦被后世医家化裁成各种名方，或温阳、或滋阴、或益气、或利水，功效不一。因该方主入肝脾肾三阴经，且以足少阴肾经为主，故被诸多医家用治各种原发性及继发性肾脏病。

一、六味地黄汤出处

六味地黄汤出自宋·钱乙《小儿药证直诀·卷下诸方》，是一应用极为广泛的传统滋阴补肾方，可以治疗内、外、妇、儿、五官、皮肤等临床各科疾病，但主要应用于辨证为肾阴不足、肝肾亏虚，或兼有虚火上炎的疾病，为"异病同治"代表方剂之一。

二、六味地黄汤组成与比例

熟地 12 g，山萸肉 6 g，山药 6 g，丹皮 4.5 g，泽泻 4.5 g，茯苓 4.5 g，比例关系是 8∶4∶4∶3∶3∶3。

三、方解

方中重用熟地黄，滋阴补肾，填精益髓，为君药。山萸肉补养肝肾，并能涩精；山药补益脾阴，亦能固精，共为臣药。三药相配，滋养肝脾肾，称为"三补"。

熟地黄的用量是山萸肉与山药两味之和，故以补肾阴为主，补其不足以治本。配伍泽泻利湿泄浊，并防熟地黄之滋腻恋邪；牡丹皮清泄相火，并制山萸肉之温涩；茯苓淡渗脾湿，并助山药之健运。三药为"三泻"，渗湿浊，清虚热，平其偏胜以治标，均为佐药。

六味合用，三补三泻，其中补药用量重于"泻药"，是以补为主；肝脾肾三阴并补，以补肾阴为主，这是本方的配伍特点。

四、传统加味中成药

（一）桂附地黄丸（即金匮肾气丸）

（1）组成：上方加肉桂、附子。

（2）功效：引火归原，温肾助阳。

（3）主治：肾阳不足，症见腰痛脚软、小腹冷痛、小便不利或尿频、甚则阳痿不育等。

（二）济生肾气丸

（1）组成：上方加车前子、牛膝。

（2）功效：强化利水消肿功能。

（3）主治：腰部痛重、脚肿、腹胀便溏等。

（三）麦味地黄汤

（1）组成：上方加麦冬、五味子。

（2）功效：突出生津液，以治肺气，取金水相生之义。

（3）主治：某些慢性咳喘属肺肾阴虚者，症见口燥咽干、潮热盗汗、干咳少痰、消瘦、体倦、劳热等。

（四）知柏地黄汤

（1）组成：上方加知母、黄檗。

（2）功效：突出壮水制火之能。

（3）主治：肾阴虚火旺、相火妄动，症见劳热骨蒸、五心烦热、甚则筋骨痿软枯瘦、咽痛尿赤等。

（五）归芍地黄汤

（1）组成：上方加当归、白芍。

（2）功效：突出滋肾水养肝血之能。

（3）主治：肾阴亏损、肝血不足，症见腰膝酸软、胁痛乏力、月经量少、甚则闭经、少寐多梦、头晕耳鸣，亦可见潮热或手足心热等。

（六）杞菊地黄丸

（1）组成：上方加枸杞子、菊花。

（2）功效：突出滋肾柔肝息风明目之功能。

（3）主治：肝肾阴虚，症见胁痛、畏光、两目干涩或遇风流泪、久视昏花、有时眩晕等。

（七）都气丸

（1）组成：上方加五味子。

(2) 功效：突出肺肾呼吸吐纳之功能，都气下行，使气归元。

(3) 主治：肺虚劳嗽，肾虚浮喘，甚则喘不得卧等见症。

（八）耳聋左慈丸

(1) 组成：上方加柴胡、灵磁石。

(2) 功效：突出滋阴潜阳之功。

(3) 主治：肾虚相火妄动，火扰肝胆、窍道郁闭之耳鸣、耳聋、眩晕等。

（九）左归丸

(1) 组成：上方去泽泻与丹皮之清泻，重用熟地，加枸杞、炙甘草。

(2) 功效：滋肾养肝益脾之功。

(3) 主治：真阴不足，症见腰酸且痛，遗精盗汗，咽燥口渴等，纯壮水之剂。

（十）右归丸

(1) 组成：右归丸用六味地黄丸之"三补"（熟地、山萸肉、山药）加枸杞子、炙甘草、肉桂、附子、杜仲。

(2) 功效：填精益气，温补肾阳，以达"阴中求阳"之效。

(3) 主治：用于治疗肾阳不足之证。

五、加减临床应用

在临床实践中，应用六味地黄汤加减化裁，使得六味地黄汤的临床应用更为广泛，特别在肾脏相关疾病中，加减运用恰当，可以减少激素的副作用，增强疗效，使患儿舒适度增加。

(1) 阴虚阳亢，头晕目眩者，加石决明、龟甲以平肝潜阳。

(2) 肾府失养，腰膝酸软者，加怀牛膝、桑寄生益肾壮骨。

(3) 肾虚不摄，遗精滑泄者，加覆盆子、煅龙骨、煅牡蛎以涩精止遗。

(4) 阴虚肠燥，大便干结者，加玄参、火麻仁以润肠通便。

(5) 脾虚不运，纳差腹胀者，加白术、陈皮等以理气健脾。

(6) 阴虚血热，崩漏下血者，合二至丸（女贞子、旱莲草）以凉血止血。

(7) 腰脊冷痛者，加杜仲、狗脊，壮肾阳而通督脉。

(8) 热伤阴络尿血、小腹胀痛者，加冬葵子、鱼腥草、黄檗、白茅根、竹叶、灯芯草，以清利湿热。

(9) 伴腰、腿、膝痛者，加牛膝、地龙、生薏米，利湿通络散结。

（10）若见心烦者，加丹皮、栀子，清心包之热。

（11）虚烦不眠者，加炒枣仁、夜交藤、合欢皮，交通少阴心肾。

（12）梦多惊吓者，加珍珠母、龙齿、生龙牡、朱砂以镇静，共奏潜纳阳气、归于下元之功。

（13）热病后期表邪已净，独留咳嗽胸腔痛者，加栝蒌、天冬、桔梗，以清润肺气。

（14）若胸膈痛，加栝蒌仁、枳壳，以利胸膈。

（15）胸引背痛加桂枝、栝蒌、薤白，以利肺散寒通络。

（16）两胁痛加当归、白芍、郁金，以养血调肝通络。

（17）胁下痞硬者，加姜黄、生牡蛎，以开郁软坚。

（18）肺气虚加太子参、党参以助肺气，肺阴虚者加沙参。

（19）兼浮肿者，加车前草、姜皮、五加皮、大腹皮，以利水化气。

（20）腹泻者，去生地、丹皮，加炒白术、太子参补气健脾。

（21）湿困脾虚腹胀者，去丹皮、生地，加苍术、川朴、炒薏米，以健脾燥湿理气。

（22）伴见耳聋者，加白芍、胆草、蝉蜕，以清相火而利窍。

（23）动辄汗出者，加附子、生黄芪，壮肾阳以卫外固表。

（24）风湿四肢烦疼者，加桂枝、白芍、桑枝、牛膝，和营卫调气血。

（25）须发早白者，加何首乌、黑豆、黑芝麻，以填精补髓。

（26）水气凌心见心下悸动不安者，加半夏，配方中茯苓燥湿化痰利水。

（27）有痰饮者，加桂枝、陈皮、半夏，配方中茯苓温化痰饮，健胃安中。

（28）头晕目眩者，于杞菊地黄加钩藤、薄荷，额疼加泽兰三钱，以平肝息风而清头目；眩晕并腰膝无力者，加菟丝子五钱。

（29）伴少阳证者，当配合小柴胡汤，由少阳转枢于太阳，使其火散而风息。

（30）伴见阳痿遗精者，加金樱子、仙茅、芡实、莲须、仙灵脾之类，择其一二以壮肾阳；久病者合三才封髓丹以制相火而助封藏。

（31）消渴病至后期多伴有脾虚及肾者，加参、芪、桂、附之类，补脾益肾。

（32）因气结水停致小腹胀者，加台乌药、川楝子，以消散之。

（33）小便自利、饮一溲二者，为下消，肾气丸主之，以渗泄有形之水，蒸腾无形之气，气腾则津液自生。

（34）或言脉结代、心动悸者，主用炙甘草汤，于六味地黄去丹皮、茯苓、泽泻，倍炙甘草加参、阿胶、麦冬、黑芝麻、桂枝、姜、枣，取"中焦受气取汁，变化而赤是为血"之义，与六味合用在于心肾相交。

总之，六味地黄汤，在肾脏疾病中的地位十分显著，十分多的方剂均是在此基础上变化而成，临床上应用效果显著，帮助了不少患者重获希望，广大医师妙手回春。

（曾海生）

附录 A 食物蛋白质交换份表

按照常见各类食物的蛋白质含量以每份0~1 g，4 g，7 g为标准分为8类食物，同类食物间可以相互交换，见附表1。

附表1 以食物蛋白质为基础的交换份

（一）谷薯类
每份 50 g，蛋白质 4 g，能量 754 kJ（180 kcal）

谷类

稻米 50 g	籼米 50 g	薏米 50 g	玉米面 50 g	荞麦 50 g
粳米 50 g	糯米 50 g	黄米 50 g	小米 50 g	莜麦面 40 g
挂面 60 g	小麦粉 60 g	面条 60 g	花卷 70 g	米饭 130 g

薯类

马铃薯 200 g	木薯 200 g	甘薯 200 g	山药 200 g	芋头 200 g

（二）淀粉类
每份 100 g，蛋白质 0 g~1 g，能量 1507 kJ（360 kcal）

蚕豆淀粉 100 g	豌豆淀粉 100 g	玉米淀粉 100 g	芡粉 100 g	粉条 100 g
藕粉 100 g	豌豆粉丝 100 g	粉丝 100 g	地瓜粉 100 g	马铃薯粉 100 g

（三）豆类
每份 35 g，蛋白质 7 g，能量 377 kJ（90 kcal）

黄豆 25 g	黑豆 25 g	蚕豆 35 g	豇豆 35 g	扁豆 30 g
绿豆 35 g	赤豆 35 g	芸豆 35 g		

豆类制品

豆腐干 35 g	豆腐卷 35 g	油豆腐 35 g	千张 35 g	素火腿 35 g
素鸡 35 g	烤麸（熟）35 g	豆奶 300 g	豆腐脑 400 g	豆浆 400 g

（四）绿叶蔬菜类
每份 250 g，蛋白质 4 g，能量 210 kJ（50 kcal）

西蓝花 100 g	黄豆芽 100 g	长豇豆 150 g	刀豆 150 g	茼蒿 250 g
荠菜 200 g	荷兰豆 200 g	芹菜 200 g	香菇 200 g	大白菜 300 g
豆角 200 g	金针菇 200 g	香菇 200 g	四季豆 200 g	马兰头 250 g
茄子 350 g	平菇 250	空心菜 250 g	苋菜 250 g	绿豆芽 250 g
茭白 500 g	芦笋 300 g	油菜 250 g	菜花 250 g	菠菜 250 g
海带 500 g	油麦菜 300 g	茴香 300 g	生菜 300 g	

（五）瓜类蔬菜及水果类

瓜类蔬菜 ［每份 200 g，蛋白质 1 g，能量 210 kJ（50 kcal）］

| 佛手瓜 100 g | 菜瓜 200 g | 葫芦 200 g | 方瓜 200 g | 冬瓜 300 g |
| 丝瓜 150 g | 苦瓜 150 g | 黄瓜 200 g | 南瓜 200 g | 西葫芦 200 g |

水果 ［每份 200 g 蛋白质 0~1 g，能量 377 kJ（90 kcal）］

樱桃 150 g	荔枝 150 g	桃 150 g	香蕉 150 g	草莓 150 g
葡萄 200 g	橙 200 g	杧果 300 g	苹果 200 g	菠萝 300 g
哈密瓜 300 g	西瓜 300 g			

（六）肉、蛋、奶类

肉类 ［每份 50 g，蛋白质 7 g，能量 377 kJ（90 kcal）］

香肠 25 g	酱牛肉 25 g	火腿 25 g	鸡翅 50 g	大排 50 g
猪肉（瘦）35 g	牛肉（瘦）35 g	兔肉 35 g	鸡肉 50 g	火腿肠 50 g
鸭肉 50 g	羊肉（肥瘦）50 g	烤鸡 50 g	肯德基炸鸡 50 g	

水产品 ［每份 75 g，蛋白质 7 g，能量 377 kJ（90 kcal）］

鲢鱼 50 g	鲑鱼 50 g	带鱼 50 g	黄鱼 75 g	罗非鱼 75 g
草鱼 75 g	鲫鱼 75 g	鳊鱼 75 g	青鱼 75 g	生蚝 75 g
基围虾 75 g	对虾 75 g	鲤鱼 75 g	鱿鱼 50 g	白鱼 75 g
蟹肉 75 g	海参 50 g			

蛋类 ［每份 60 g，蛋白质 7 g，能量 377 kJ（90 kcal）］

| 鸡蛋 60 g | 鸭蛋 60 g | 松花蛋 60 g | 鹅蛋 60 g | 咸鸭蛋 60 g |
| 鹌鹑蛋（5 个）60 g | | | | |

奶类 ［每份 230 g，蛋白质 7 g，能量 377 kJ（90 kcal）］

| 牛乳 230 g | 酸奶 230 g | | | |

（七）坚果类

每份 20 g，蛋白质 4 g，能量 377 kJ（90 kcal）

核桃仁 20 g	松子仁 20 g	榛子仁 20 g	芝麻 20 g	瓜子 20 g
杏仁 20 g	腰果 20 g	花生仁 20 g	榛子 70 g	葵瓜子 30 g
核桃 70 g	松子 50 g			

（八）油脂类

每份 10 g，蛋白质 0 g，能量 377 kJ（90 kcal）

| 花生油 10 g | 橄榄油 10 g | 豆油 10 g | 茶籽油 10 g | 羊油 10 g |

（中华人民共和国卫生行业标准 WS/T557 - 2017）

附录 B 常见食物营养成分表

附表 2 常见食物每 100 g 中能量、蛋白质、钾、钠、钙、磷含量表

食物名称	能量/kJ	能量/kcal	蛋白质/g	钾/mg	钠/mg	钙/mg	磷/mg
牛肉（瘦）	444	106	20.2	284	53.6	9	172
猪肉（瘦）	598	143	20.3	305	57.5	6	189
羊肉（瘦）	494	118	20.5	403	69.4	9	196
牛肉干	2301	550	45.6	51	412.4	43	464
牛肉松	1862	445	8.2	128	1945.7	76	74
牛肝	582	139	19.8	185	45	4	252
猪肝	540	129	19.3	235	68.6	6	310
鲫鱼	452	108	17.1	290	41.2	79	193
草鱼	469	112	16.6	312	46	38	203
鲤鱼	456	109	17.6	334	53.7	50	204
带鱼	531	127	17.7	280	150.1	28	191
甲鱼	494	118	17.8	196	96.9	70	114
对虾	389	93	18.6	215	165.2	62	228
虾皮	640	153	30.7	617	5057.7	991	582
龙虾	377	90	18.9	257	190	21	221
海参（干）	1097	262	50.2	356	4967.8		94
鸡	699	167	19.3	251	63.3	9	156
鸡蛋	577	138	12.7	98	94.7	48	176
鸭蛋	753	180	12.6	135	106	62	226
松花蛋（鸭）	715	171	14.2	152	542.7	62	165
鸭	1004	240	15.5	191	69	6	122
咸鸭蛋	795	190	12.7	184	2076.1	118	231
鸽	841	201	16.5	33.4	63.6	30	136
牛奶	226	54	3	109	37.2	104	73
酸奶	301	72	2.5	150	39.8	118	85
奶粉（全脂）	2000	478	20.1	449	260.1	676	469
大米	1448	346	7.4	103	308	13	110

食物名称	能量/kJ	能量/kcal	蛋白质/g	钾/mg	钠/mg	钙/mg	磷/mg
糯米（江米）	1456	348	7.3	137	1.5	26	113
小米	1498	358	9	284	4.3	41	229
高粱	1469	351	10.4	281	6.3	22	329
玉米（黄）	1402	335	8.7	300	3.3	14	218
面粉（标准粉）	1439	344	11.2	190	3.1	31	188
面粉（富强粉）	1464	347	10.3	128	2.7	27	114
挂面（精白粉）	1452	347	9.6	122	110.6	21	112
方便面	1975	472	9.5	134	1144	25	80
玉米面（黄）	1423	340	8.1	249	2.3	22	80
淀粉（玉米）	1443	345	1.2	8	6.3	18	25
黄豆（大豆）	1502	359	35.1	1503	2.2	191	465
黑豆	1594	381	36.1	1377	3	224	500
绿豆	1322	316	21.6	787	3.2	81	337
面条（切面）	1172	280	8.5	161	3.4	13	142
大豆淀粉	1427	341	0.5	10	18.2	36	29
豆浆	54	13	1.8	48	3	10	30
豆腐（南）	238	57	6.2	154	3.1	116	90
扁豆	155	27	2.7	178	3.8	38	54
豌豆	121	29	2.9	112	2.2	27	63
黄豆芽	184	44	4.5	160	7.2	21	74
绿豆芽	75	18	2.1	68	4.4	9	37
荸荠	247	59	1.2	306	15.7	4	44
慈姑	393	94	4.6	707	39.1	14	157
甘薯（红心）	414	99	1.1	130	28.5	23	39
胡萝卜	155	37	1	190	71.4	32	27
白萝卜	84	20	0.9	173	61.8	36	26
土豆	318	76	2	342	2.7	8	40
藕	293	70	1.9	243	44.2	39	58
大白菜	63	15	1.4	90	48.4	35	28
大葱（鲜）	126	30	1.7	144	4.8	29	38
葱头（洋葱）	163	39	1.1	147	4.4	24	39
芋头	331	79	2.2	378	33.1	36	55

食物名称	能量/kJ	能量/kcal	蛋白质/g	钾/mg	钠/mg	钙/mg	磷/mg
山药	234	56	1.9	213	18.6	16	34
韭菜	109	26	2.4	247	8.1	42	38
金针菜	833	199	19.4	610	59.2	301	216
龙须菜（芦笋）	84	20	1.2	206	159	80	38
芹菜（茎）	126	30	2.4	168	9.3	24	25
青蒜	155	37	2.1	226	5.1	29	44
香菜（芫荽）	130	31	1.8	272	48.5	101	49
苦瓜	79	19	1	256	2.5	14	35
圆白菜	92	22	1.5	124	27.2	49	26
油菜	96	23	1.8	210	55.8	108	39
雪里蕻	100	24	2	281	30.5	230	17
小白菜	63	15	1.5	178	73.5	90	36
香椿	197	47	1.7	172	4.6	96	147
莴苣笋	59	14	1	212	36.5	23	48
红苋菜	130	31	2.8	340	42.3	178	63
绿苋菜	105	25	2.8	207	32.4	187	59
菜瓜	75	18	0.6	136	1.6	20	14
黄瓜	63	15	0.8	102	4.9	24	24
西葫芦	75	18	0.8	92	5	15	17
茄子	88	21	1.2	142	5.4	24	2
西红柿	79	19	0.9	163	5	10	2
西红柿酱	339	81	4.9	989	37.1	28	117
柿子椒	92	22	1	142	3.3	14	2
蘑菇（鲜）	84	20	2.7	312	8.3	6	94
紫菜	866	207	26.7	179	710.5	264	350
榨菜	121	29	2.2	363	4252.6	155	41
蘑菇（干）	1054	252	21	122	23.3	127	357
冬菇（干）	887	212	17.8	1155	20.4	55	469
冬瓜	46	11	0.4	78	1.8	19	12
生菜	54	13	1.3	170	32.8	34	27
荠菜	113	27	2.9	280	31.6	294	81
菜花	100	24	2.1	200	31.6	23	47

附录 B 常见食物营养成分表

食物名称	能量/kJ	能量/kcal	蛋白质/g	钾/mg	钠/mg	钙/mg	磷/mg
菠菜	100	24	2.6	311	85.2	66	47
丝瓜	84	20	1	115	2.6	14	29
西瓜	142	34	0.5	79	4.2	10	13
香蕉	381	91	1.4	256	0.8	7	28
梨（鸭梨）	180	43	0.2	77	1.5	4	14
苹果（富士）	188	45	0.7	115	0.7	3	11
橙	197	47	0.8	159	1.2	20	22
柿子	297	71	0.4	151	0.8	9	23
蜜橘	176	42	0.8	177	1.3	19	18
鲜枣	510	122	1.1	375	1.2	22	23
干红枣	1105	264	3.2	542	6.2	64	51
杏	151	36	0.9	226	2.3	14	15
菠萝	172	41	0.5	113	0.8	12	9
桃	172	41	0.6	100	2	10	16
柠檬	146	35	1.1	209	1.1	101	22
葡萄	180	43	0.5	104	1.3	5	13
葡萄干	1427	341	2.5	995	19.1	52	90
草莓	126	30	1	131	4.2	18	27
哈密瓜	142	34	0.5	190	26.7	4	19
花生仁（生）	2356	563	25	587	3.6	39	324
花生仁（炒）	2431	581	24.1	674	445.1	284	315
核桃	2613	627	14.9	385	6.4	56	894
茶叶（绿茶）	1238	296	34.2	1661	28.2	325	191
酱油	264	63	5.6	337	5757	66	204
醋	130	31	2.1	351	262.1	17	96

（中华人民共和国卫生行业标准 WS/T 557 - 2017）

附录 C 0～18 岁身高体重表 (2009)

附表 3　0～18 岁儿童身高体重的百分位数标准值

年龄/岁	男						女					
	体重/kg			身高/cm			体重/kg			身高/cm		
	P3	P50	P97	P3	P50	P97	P3	P50	P97	P3	P50	P97
0.0	2.62	3.32	4.12	47.1	50.4	53.8	2.57	3.21	4.04	46.6	49.7	53.0
0.5	6.80	8.41	10.37	64.0	68.4	73.0	6.34	7.77	9.59	62.5	66.8	71.2
1.0	8.16	10.05	12.37	71.5	76.5	81.8	7.70	9.40	11.57	70.0	75.0	80.2
1.5	9.19	11.29	13.90	76.9	82.7	88.7	8.73	10.65	13.11	76.0	81.5	87.4
2.0	10.22	12.54	15.46	82.1	88.5	95.3	9.76	11.92	14.71	80.9	87.2	93.9
2.5	11.11	13.64	16.83	86.4	93.3	100.5	10.65	13.05	16.16	85.2	92.1	99.3
3.0	11.94	14.65	18.12	89.7	96.8	104.1	11.50	14.13	17.55	88.6	95.6	102.9
3.5	12.73	15.63	19.38	93.4	100.6	108.1	12.32	15.16	18.89	92.4	99.4	106.8
4.0	13.52	16.64	20.71	96.7	104.1	111.8	13.10	16.17	20.24	95.8	103.1	110.6
4.5	14.37	17.75	22.24	100.0	107.7	115.7	13.89	17.22	21.67	99.2	106.7	114.7
5.0	15.26	18.98	24.00	103.3	111.3	119.6	14.64	18.26	23.14	102.3	110.2	118.4
5.5	16.09	20.18	25.81	106.4	114.7	123.3	15.39	19.33	24.72	105.4	113.5	122.0
6.0	16.80	21.26	27.55	109.1	117.7	126.6	16.10	20.37	26.30	108.1	116.6	125.4
6.5	17.53	22.45	29.57	111.7	120.7	129.9	16.80	21.44	27.96	110.6	119.4	128.6
7.0	18.48	24.06	32.41	114.6	124.0	133.7	17.58	22.64	29.89	113.3	122.5	132.1
7.5	19.43	25.72	35.45	117.4	127.1	137.2	18.39	23.93	32.01	116.0	125.6	135.5
8.0	20.32	27.33	38.49	119.9	130.0	140.4	19.20	25.25	34.23	118.5	128.5	138.7
8.5	21.18	28.91	41.49	122.3	132.7	143.6	20.05	26.67	36.69	121.0	131.3	141.9
9.0	22.04	30.46	44.35	124.6	135.4	146.5	20.93	28.19	39.41	123.3	134.1	145.1
9.5	22.95	32.09	47.24	126.7	137.9	149.4	21.89	29.87	42.51	125.7	137.0	148.5
10.0	23.89	33.74	50.01	128.7	140.2	152.0	22.98	31.76	45.97	128.3	140.1	152.0
10.5	24.96	35.58	52.93	130.7	142.6	154.9	24.22	33.80	49.59	131.1	143.3	155.6
11.0	26.21	37.69	56.07	132.9	145.3	158.1	25.74	36.10	53.33	134.2	146.6	159.2
11.5	27.59	39.98	59.40	135.3	148.4	161.7	27.43	38.40	56.67	137.2	149.7	162.1
12.0	29.09	42.49	63.04	138.1	151.9	166.0	29.33	40.77	59.64	140.2	152.4	164.5

年龄/岁	男						女					
	体重/kg			身高/cm			体重/kg			身高/cm		
	P3	P50	P97	P3	P50	P97	P3	P50	P97	P3	P50	P97
12.5	30.74	45.13	66.81	141.1	155.6	170.2	31.22	42.89	61.86	142.9	154.6	166.3
13.0	32.82	48.08	70.83	145.0	159.5	174.2	33.09	44.79	63.45	145.0	156.3	167.6
13.5	35.03	50.85	74.33	148.8	163.0	177.2	34.82	46.42	64.55	146.7	157.6	168.6
14.0	37.36	53.37	77.20	152.3	165.9	179.4	36.38	47.83	65.36	147.9	158.6	169.3
14.5	39.53	55.43	79.24	155.3	168.2	181.0	37.71	48.97	65.93	148.9	159.4	169.8
15.0	41.43	57.08	80.60	157.5	169.8	182.0	38.73	49.82	66.30	149.5	159.8	170.1
15.5	43.05	58.39	81.49	159.1	171.0	182.8	39.51	50.45	66.55	149.9	160.1	170.3
16.0	44.28	59.35	82.05	159.9	171.6	183.2	39.96	50.81	66.69	149.8	160.1	170.3
16.5	45.30	60.12	82.44	160.5	172.1	183.5	40.29	51.07	66.78	149.9	160.2	170.4
17.0	46.04	60.68	82.70	160.9	172.3	183.7	40.44	51.20	66.82	150.1	160.3	170.5
17.5	46.61	61.10	82.88	161.1	172.5	183.9	40.58	51.31	66.86	150.3	160.5	170.6
18.0	47.01	61.40	83.00	161.3	172.7	183.9	40.71	51.41	66.89	150.4	160.6	170.7

（北京儿科研究所，2009）

附录 D 不同年龄组小儿正常肾脏大小

附表 4 不同年龄组小儿正常肾脏大小   单位：cm

年龄	例数	右肾						左肾					
		长		宽		厚		长		宽		厚	
		均值	标准差	均值	标准差	均值	标准差	均值	标准差	均值	标准差	均值	标准差
新生儿	29	4.44	0.40	2.60	0.26	1.84	0.22	4.46	0.38	2.60	0.24	1.89	0.26
～1个月	28	5.44	0.35	3.14	0.27	2.33	0.25	5.42	0.35	3.14	0.29	2.33	0.32
～6个月	35	5.86	0.42	3.14	0.20	2.46	0.23	5.99	0.42	3.42	0.20	2.56	0.25
～1岁	30	6.40	0.29	3.55	0.18	2.69	0.32	6.48	0.25	3.57	0.15	2.73	0.24
～2岁	30	6.45	0.32	3.38	0.24	2.79	0.22	6.69	0.39	3.44	0.19	2.84	0.19
～3岁	30	6.83	0.38	3.40	0.17	2.85	0.20	6.95	0.40	3.48	0.21	2.99	0.27
～4岁	30	7.07	0.33	3.50	0.26	2.91	0.25	7.24	0.40	3.51	0.21	2.96	0.22
～5岁	30	7.25	0.40	3.75	0.36	3.06	0.31	7.32	0.40	3.83	0.34	3.14	0.30
～6岁	30	7.63	0.44	3.93	0.34	3.19	0.16	7.85	0.51	4.03	0.35	3.31	0.26
～7岁	30	7.96	0.56	3.94	0.24	3.22	0.23	8.20	0.53	4.17	0.24	3.32	0.24
～8岁	30	7.97	0.38	4.20	0.23	3.24	0.30	8.19	0.44	4.37	0.27	3.42	0.35
～9岁	31	7.82	0.42	4.09	0.29	3.27	0.25	8.08	0.44	4.22	0.25	3.39	0.25
～10岁	30	8.66	0.47	4.50	0.25	3.58	0.23	8.90	0.46	4.53	0.27	3.80	0.27
～11岁	30	9.76	0.53	4.60	0.31	3.49	0.31	8.95	0.49	4.70	0.33	3.66	0.30
～12岁	30	8.90	0.64	7.83	0.29	3.62	0.24	9.21	0.62	4.91	0.32	3.83	0.26
～13岁	30	9.64	0.54	7.85	0.36	4.01	0.30	9.92	0.60	5.11	0.35	4.08	0.33
～14岁	30	9.78	0.44	4.66	0.28	3.95	0.25	10.11	0.47	4.76	0.30	4.07	0.26
～15岁	31	10.13	0.57	4.96	0.33	4.14	0.23	10.38	0.51	5.00	0.28	4.23	0.25
～16岁	29	10.06	0.59	5.22	0.28	4.30	0.36	10.09	0.62	5.24	0.36	4.25	0.33
～17岁	29	10.55	0.50	5.28	0.42	4.50	0.35	10.34	0.51	5.76	0.37	4.35	0.38

（北京儿科研究所，1986）

附录 E 系统性红斑狼疮疾病活动指数－2000

附表 5 SLEDAI－2000 评分表

积分	项目	临床表现
8	癫痫发作	近期发作,除外代谢、感染、药物影响
8	精神症状	因为对现实的感知受到严重干扰从而影响正常活动能力,包括出现幻觉、言语不连贯、明显的联想散漫、思维贫乏、明显思维破裂,怪异、无序或紧张的行为。应除外尿毒症、药物影响
8	器质性脑病	精神的改变伴定向功能、记忆或其他智力功能损害;并反复出现不稳定的临床表现,无法对环境保持注意力,并至少同时包含以下 2 项:感知障碍、语无伦次、失眠或日间嗜睡,或心理活动增多、减少。 除外代谢、感染、药物影响
8	视觉受损	SLE 导致的视网膜病变,包括胞质体、视网膜出血,脉络膜浆液渗出或出血,或视神经炎。应除外高血压、感染、药物所致
8	颅神经异常	新发的涉及颅神经的感觉或运动神经病变
8	狼疮性头痛	严重持续性头痛;可能是偏头痛,但麻醉镇痛须无应答
8	脑血管意外	新发脑血管意外,排除动脉硬化影响
8	脉管炎	溃疡、坏疽、有触痛的手指小结节、甲周梗死、裂片形出血或经活检、血管造影证实的血管炎
4	关节炎	2 个以上关节疼痛并出现炎性体征(如压痛、肿胀、渗出)
4	肌炎	近端肌痛/无力伴 CPK/ALD 升高,或发生肌电图改变,或由活检证实
4	管型尿	颗粒管型或红细胞管型
4	血尿	>5 RBC/HPF,除外结石、感染或其他原因
4	蛋白尿	>0.5g/24h
4	脓尿	>5 WBC/HPF,除外感染影响
2	脱发	不规则的、斑驳样或广泛的脱发
2	皮疹	炎性皮疹
2	黏膜溃疡	口腔或鼻黏膜溃疡
2	胸膜炎	胸膜炎胸痛伴胸膜摩擦或积液,或胸膜增厚
2	低补体	CH50,C3 或 C4 值低于实验室检查正常值下限

积分	项目	临床表现
2	抗 ds-DNA 抗体增加	＞25％（farr 法测量）或抗 ds-DNA 抗体高于实验室测量的正常范围
2	心包炎	心包疼痛，并至少包含下列之一：心包摩擦、心包积液，或由心电图/超声心动图确诊
1	发热	＞38℃，需除外感染因素
1	血小板降低	＜100×10^{12}/L，需除外药物因素
1	白细胞减少	＜3×10^9/L，需除外药物因素

SLEDAI—2000：系统性红斑狼疮疾病活动指数—2000。上述计分为前 10 天内的症状与检查。

0～4 分：基本无活动；

5～9 分：轻度活动；

10～14 分：中度活动；

≥15 分：重度活动。

不同的评分，决定着不同剂量激素的使用与免疫抑制剂的使用。

附录 F 儿童肾内科临床常用计算公式

附表 6 儿童肾内科临床常用计算公式

体表面积	＜30kg	体重（kg）×0.035＋0.1
	≥30kg	1.05＋（体重－30）×0.02
呼吸脉搏	新生儿	40～50 次/min，120～140 次/min
	＜1 岁	30～40 次/min，110～130 次/min
	1～3 岁	25～30 次/min，100～120 次/min
	4～7 岁	20～25 次/min，80～100 次/min
	8～11 岁	18～20 次/min，70～90 次/min
血压	收缩压	80 ＋（年龄 × 2）（mmHg）
	舒张压	2/3 收缩压（mmHg）
	高血压	新生儿＞90/60 mmHg，学龄前儿童＞120/80 mmHg 学龄儿童＞130/90 mmHg（1 mmHg≈0.133 kPa）
身高/cm		出生 50 mm，1 岁 75 mm，2～12 岁身长＝年龄×5＋75
体重/kg		＜6 个月婴儿体重＝出生体重＋月龄×0.7；7～12 个月体重＝6＋月龄× 0.25；2～12 岁＝年龄×2＋7（或 8）
尿量	少尿	学龄期每日排尿量少于 400 mL，学龄前儿童少于 300 mL，婴幼儿少于 200 mL，新生儿小于 1 mL/(kg·h)
	无尿	少于 50 mL，新生儿小于 0.5 mL/(kg·h)
	多尿	尿量超过 2500 mL/d 或 50 mL/(kg·d)
内生肌酐清除率	CCr	尿肌酐（Cr）× 每分钟尿量（mL/min）÷血 Cr 浓度
	校正 CCr	CCr×1.73（m²）/小儿实测体表面积
Schwartz 公式 /[mL/(min·1.73m²)]	估算 CCr	身高（cm）÷ 血 Cr（μmol/L）×K 值
	K 值	0～18 个月正常婴儿 K 为 40，2～16 岁女孩及 2～13 岁 男孩 K 均为 49，14～16 岁男孩 K 为 62
水化计算公式	24～72 h 前开始	儿童 2000～3000 mL/(m²·d)，体质量小于 10kg 的婴儿水化液 200 mL/(kg·d)，为不含钾的等渗液，同时维持婴儿尿量大于 4 mL/(kg·h)，儿童除婴儿外尿量大于 100 mL/(m²·h)

326

参考文献

[1] 肖雷，王凤双，黄蓉. 常见肾脏疾病儿童的预防接种 [J]. 中国疫苗和免疫，2019，25 (06)：705－709.

[2] 管娜，姚晨，黄松明，等. 三聚氰胺污染奶粉相关泌尿系结石危险因素的多中心巢式病例——对照研究 [J]. 北京大学学报：医学版，2010，42 (6)：690－696.

[3] 中华医学会儿科学分会肾脏学组. 儿童激素敏感、复发/依赖肾病综合征诊治循证指南 (2016) [J]. 中华儿科杂志，2017，55 (10)：729－734.

[4] 杨帆，蒋小云. 儿童激素敏感、复发/依赖肾病综合征诊治循证指南 (2016) 解读 [J]. 中华儿科杂志，2017，55 (10)：738－742.

[5] 中华医学会儿科学分会肾脏学组. 激素耐药型肾病综合征诊治循证指南 (2016) [J]. 中华儿科杂志，2017，55 (11)：805－809.

[6] 高春林，夏正坤. 激素耐药型肾病综合征诊治循证指南 (2016) 解读 [J]. 中华儿科杂志，2017，55 (11)：810－812.

[7] 中华医学会儿科学分会肾脏病学组. 儿童常见肾脏疾病诊治循证指南 (试行) (四)：原发性 IgA 肾病诊断治疗指南 [J]. 中华儿科杂志，2010，48 (5)：355－357.

[8] 丁洁. 儿童常见肾脏疾病诊治循证指南 (试行) 解读 (四)：原发性 IgA 肾病诊断治疗 [J]. 中华儿科杂志，2010，48 (5)：358－360.

[9] 中华医学会儿科学分会肾脏病学组. 儿童常见肾脏疾病诊治循证指南 (二)：紫癜性肾炎的诊治循证指南 (试行) [J]. 中华儿科杂志，2009，47 (12)：911－913.

[10] 黄松明，李秋，郭艳芳. 紫癜性肾炎的诊治：儿童常见肾脏疾病诊治循证指南 (试行) 解读 (二) [J]. 中华儿科杂志，2009，47 (12)：914－916.

[11] 中华医学会儿科学分会肾脏病学组. 儿童常见肾脏疾病诊治循证指南 (试行) (六)：狼疮性肾炎诊断治疗指南 [J]. 中华儿科杂志，2010，48 (9)：687－690.

[12] 易著文. 儿童常见肾脏疾病诊治循证指南 (试行) 解读 (六)：狼疮性

肾炎诊断治疗［J］．中华儿科杂志，2010，48（9）：695－697．

[13] 中华医学会儿科学分会肾脏病学组．儿童常见肾脏疾病诊治循证指南（试行）（五）：儿童乙型肝炎病毒相关性肾炎诊断治疗指南［J］．中华儿科杂志，2010，48（8）：592－595．

[14] 周建华．儿童常见肾脏疾病诊治循证指南（试行）解读（五）：乙型肝炎病毒相关性肾炎诊断和治疗［J］．中华儿科杂志，2010，48（8）：596－598．

[15] 中华医学会儿科学分会肾脏病学组．儿童常见肾脏疾病诊治循证指南（试行）（七）：泌尿系感染诊断治疗指南［J］．中华儿科杂志，2010，48（11）：814－816．

[16] 徐虹，李晓忠．儿童常见肾脏疾病诊治循证指南（试行）解读（七）：泌尿系感染诊断治疗［J］．中华儿科杂志，2010，48（11）：817－819．

[17] 管娜．欧洲2015年儿童泌尿系感染诊治指南解读［J］．中华实用儿科临床杂志，2016，31（05）：337－340．

[18] 中国慢性肾脏病患者合并高尿酸血症诊治共识专家组．中国慢性肾脏病患者合并高尿酸血症诊治专家共识［J］．中华肾脏病杂志，2017，33（6）：463－469．

[19] 王世禄．儿童泌尿系统结石的诊断及治疗［J］．中国医药指南，2014，12（13）：72－73．

[20] 黄轶晨．儿童原发性膀胱输尿管反流专家共识［J］．临床小儿外科杂志，2019，18（10）：811－816．

[21] 刘文忠，谢勇，陆红，等．第五次全国幽门螺杆菌感染处理共识报告［J］．中华内科杂志，2017，56（07）：532－545．

[22] 张宏文，丁洁．遗传性肾病综合征的基因诊断［J］．临床儿科杂志，2011，29（10）：990－994．

[23] 王洽，柴艺汇，管连城．基于Arrowsmith从内分泌角度探讨肾虚证本质［J］．亚太传统医药，2017，13（19）：49－51．

[24] 周硕果．浅谈肾病综合征的中医辨治［J］．中医药临床杂志，2005（06）：562－563．

[25] 黄伟，王雪峰．小儿肾病综合征激素应用不同阶段的中医辨证论治［J］．中医儿科杂志，2008（05）：4－6．

[26] 王仲易，杜可，李晨，等．中医儿科临床诊疗指南·小儿遗尿症（修订）［J］．中医儿科杂志，2018，14（01）：4－8．

[27] 丁樱，孙晓旭，毕玲莉，等．过敏性紫癜中医诊疗指南 [J]．中医儿科杂志，2011，07（6）：1—4.

[28] 袁斌，王璐，赵长江．中医儿科临床诊疗指南·小儿急性肾小球肾炎（修订）[J]．中医儿科杂志，2016，12（06）：1—5.

[29] 翟文生，杨濛，袁斌．中医儿科临床诊疗指南·小儿泌尿道感染（修订）[J]．中医儿科杂志，2017，13（03）：5—9.

[30] 袁斌，王璐，赵长江．中医儿科临床诊疗指南·神经性尿频（制订）[J]．中医儿科杂志，2017，13（02）：1—4.

[31] 沈茜，刘小梅，姚勇，等．中国儿童单症状性夜遗尿疾病管理专家共识 [J]．临床儿科杂志，2014，32（10）：970—975.

[32] 儿童肾母细胞瘤诊疗专家共识 [J]．中华小儿外科杂志，2020，41（07）：585—590.

[33] 董丽萍，李春丽．小儿过敏性紫癜的饮食辨证调护 [J]．中西医结合心血管病电子杂志，2017，5（15）：5—6.

[34] 王莉，薛晚利，李红艳，等．深度水解蛋白奶粉对过敏性紫癜限制饮食儿童生长发育应用研究 [J]．陕西医学杂志，2016，45（11）：1537—1539.

[35] 肖小妹，陈亚运，王玲，等．利妥昔单抗在儿童原发性肾病综合征的应用进展 [J]．赣南医学院学报，2017，37（04）：669—672.

[36] 中华医学会糖尿病学分会．中国1型糖尿病诊治指南 [J]．糖尿病临床，2013，7（1）：6—21.

[37] 中国营养学会．中国居民膳食指南 [M]．拉萨：西藏人民出版社，2010.

[38] 许曼音，陆广华，陈道名，等．糖尿病学 [M]．上海：上海科学技术出版社，2010.

[39] 顾萍，徐薇．儿童1型糖尿病的饮食管理与碳水化合物计算 [J]．中国实用儿科杂志，2015，30（10）：729—732.

[40] 卢枚．重组人生长激素治疗肾病综合征患儿生长迟缓 [D]．南方医科大学，2019.

[41] 张妙，高岩．儿童肾病综合征相关生长迟缓及防治进展 [J]．国际儿科学杂志，2017，44（01）：24—27，31.

[42] 朱福兵，刘健，方利，等．刘健教授治疗系统性红斑狼疮经验 [J]．中国临床保健杂志，2015，18（01）：86—88.

［43］谢丽，许华．许华教授从瘀论治小儿过敏性紫癜肾炎经验［J］．中国中西医结合杂志，2019，39（08）：1012－1014.

［44］杨霁云．小儿肾脏病基础与临床［M］．北京：人民卫生出版社，2000.

［45］李辉，季成叶，宗心南，等．中国0～18岁儿童、青少年身高、体重的标准化生长曲线［J］．中华儿科杂志，2009（07）：487－492.

［46］邹爱英．中药导致肾损害研究概况［J］．天津药学，2010，22（06）：69－71.

［47］尹世强，邹爱英，刘秀书，等．中药导致肾损害相关性分析及预防［J］．天津药学，2013，25（04）：55－57.